치과 영양학

영양과 대사

Dental Nutrition

高橋信博, 江指隆年 外 원저
Japanese Association for Dental Hygienist's Education 감수

이영애 · 은정화 옮김

정문각

最新歯科衛生士教本 人體の構造と機能2 營養と代謝
全國歯科衛生士教育協議會 監修
醫歯藥出版株式會社(東京), 2010.

Title of the original Japanese language edition:
The Newest Series of Textbooks for Dental Hygienists
-Nutrition and Biochemistry.
Edited by Japanese Association for Dental Hygienist's Education

Korean edition
Published by
Jung Mun Kag
210-1, Daeheungdong, Mapoku, Seoul 121-070, Korea

〈집필자 소개〉

● 집필자(집필순, *대표저자)

髙橋　信博* 東北大学大学院歯学研究科口腔生物学講座口腔生化学分野教授
佐藤　　裕 東京歯科大学生化学講座准教授
阿部　昌子 仙台医療福祉専門学校歯科衛生学科学科長
江指　隆年* 神奈川工科大学応用バイオ科学部栄養生命科学科教授
花井　美保 茨城キリスト教大学生活科学部食物健康科学科准教授
酒井　映子 愛知学院大学心身科学部健康栄養学科教授

● 편 집

眞木　吉信 東京歯科大学社会歯科学研究室教授
藤原　愛子 静岡県立大学短期大学部歯科衛生学科教授
田村　清美 名古屋歯科衛生士専門学校教務主任

최신 치과위생사 교본의 감수에 앞서

치과위생사교육은 1949년에 시작된 이래 60년을 맞이하였습니다. 이 기간동안, 평균 수명과 인체 구성, 질병 구조 등의 변화, 또한 치과의학 · 치료기술의 발전 등을 배경으로 치과의료, 보건에 대한 사회적인 수요가 증가하고, 치과위생사 교육에 있어서도 질적 · 양적 충실이 요구되어 몇 번에 걸친 법제상의 정비와 개정 등이 이루어져왔습니다. 2005년 4월에는 고령화의 진전, 의료의 고도화 · 다양화 등 교육을 둘러싼 환경의 변화와 더불어, 더 높은 치과위생사의 질적향상을 도모하는 것을 목적으로 치과위생사 양성소 지정 규정의 개정이 이루어짐에 따라, 2010년부터 모든 양성기관에서 수업연수가 3년제 이상이 되었습니다.

21세기를 이끌어 갈 치과위생사에게 여러 가지 과제가 주어져 있습니다. 요즈음에는 건강 지향 의식이 높아지고 식육의 중요성이 대두되면서 생활습관병으로서의 치주질환, 전신질환, 섭식 · 연하장애를 가진 환자나 간호를 필요로 하는 고령자의 증가에 대하여, 지금까지 이상으로 예방이나 먹는 기능을 중시하여 구강과 전신의 관계를 고려해 대응해 가는 것, 또는 타 직종과의 연계가 요구되고 있습니다. 또한 치주치료의 진전이나 임플란트 등의 기술이 널리 보급됨에 따라 환자의 요구가 다양화되고 있으며, 이들의 유지 등에 관련된 새로운 지식의 습득도 필수입니다. 치과위생사에게는 이러한 환자의 여러 가지 요구에 맞춘 보다 수준 높은 지원을 가능케 하는 안목과 능력이 더욱 필요해지고 있으며, 이를 위해서는 업무의 기반이 되는 지식과 기술의 습득이 기본이 됩니다.

전국치과위생사교육협의회에서는 이러한 사회적 요청에 대응하기 위하여 1972년 본 협의회 최초의 편집서인「치과위생사 교본」, 1982년 수업 연한이 2년제화 된 시기의「개정 치과위생사 교본」, 1991년 치과위생사 시험의 통일화에 대응한「신치과위생사 교본」을 편집하였습니다. 그리고 지금, 후생노동청「치과위생사의 자질 향상에 관한 검토회」에서 제시된 내용 및 상기 지정 규칙 개정을 발판삼아, 본 협의회 감수의 전면 개정판「최신 치과위생사 교본」을 발간하기에 이르렀습니다.

본 시리즈는 치과위생사 교육의 실천에 오랜 기간 종사하고, 또한 치과의료에 있어서 치과위생사의 역할 등에 관하여 조예가 깊은 전국의 치과대학, 치의학부, 의학부, 치과위생사 양성기관, 기타 관계기관의 제일선에서 활약하고 계신 선생님들이 집필하여 주셨고, 동시에 내용 · 기술에 관한 감수를 거쳐 치과위생사를 목표로 하는 학생이 이해하기 쉽도록 배려되어 있습니다. 본 협의회는 이후의 치과위생사 교육의 발전을 위하여 본 시리즈가 교육의 현장에서 충분히 활용되고, 나아가서는 국민의 건강 및 우리나라의 치과의료 · 보건의 향상에 큰 기여를 할 것이라고 기대하고 있습니다.

마지막으로, 본 시리즈의 감수에 있어서 많은 조언과 지원 · 협력을 해 주신 선생님들, 또한 전국의 치과위생사 양성기관의 관계자 여러분께 진심으로 감사 드립니다.

2010년 10월
전국 치과위생사 교육협의회 회장
松井恭平

발간사

오늘날, 치과위생사는 고령화 사회에 따른 의료문제의 변화와 치과위생사의 활동영역 확대 등의 흐름 속에서 커다란 전환기를 맞이하고 있습니다. 기초가 되는 교육에서 요구되는 내용도 변화되고 있으며, 사회의 요구에 대응할 수 있는 교육의 필요성에서 2005년 4월에 치과위생사 양성소 지정 규칙이 개정되어, 치과위생사의 수업연한은 2년 이상에서 3년 이상으로 연장되어, 2010년 4월부터는 전 학교가 3년 이상이 되었습니다.

또한, 「일본치과위생학회」가 2006년 11월에 설립되어, 치과위생사에게도 학술연구와 의료 · 보건 현장에 있어서의 활약의 성과를 발표할 장과 기회가 비약적으로 확대되었습니다. 게다가 변화하는 치과위생사를 둘러싼 환경에 충분히 대응할 수 있는 치과위생사 자신의 스킬 증대 또한 요구되고 있습니다.

「최신 치과위생사 교본」은 위의 사항을 반영하여, 이전 시리즈인 「신치과위생사 교본」의 내용을 다시 보고, 현재의 치과위생사에게 필요한 최신 내용을 포함하기 위해서, 2003년에 편집위원회가 조직되어 검토를 진행해 왔습니다만, 발족 이래, 사회의 변화를 배경으로, 여러 독자분의 요망이 편집위원회에 전달되었습니다. 그래서 편집위원회의 발전계승을 목적으로 각 분야에서 치과위생사 교육에 관계된 위원을 초빙하여 2008년부터 편집위원의 구성을 새롭게 하고, 다시 편집방침과 기존의 교본을 포함한 내용을 재검토함으로써 발행체제를 강화하였습니다.

본 시리즈는 「생각하는 치과위생사」를 키워나가는 것에 일조하기 위하여, 읽기 쉽고 이해하기 쉬운 교본이 되도록 고려하였습니다. 또한 도달 목표를 명시하고 용어 설명과 치과위생사에 있어서 중요한 내용을 별도 항목으로 기재하는 등 새로운 체재를 채용하고 있습니다.

또한 중요하다고 생각되는 항목에 관해서는 타 분야의 교본과 중복하여 기재되어 있습니다만, 과목간의 정합성을 이루도록 노력하고 있습니다.

이 「최신 치과위생사 교본」이 교육에서 충분히 활용되고, 치위생과 학생의 지식습득 및 매일의 임상 · 임상실습에 도움이 되길 바라마지 않습니다.

2010년 10월
최신 치과위생사 교본 편집위원회

松井恭平* 合場千佳子 遠藤圭子 栗原英見 高阪利美
白鳥たかみ 高見佳代子 田村清美 畠中能子 藤原愛子
前田健康 眞木吉信 松田裕子 山田小枝子
(* 편집위원장, 오십음 순)

머리말

본서, 최신 치과위생사 교본「인체의 구조와 기능 2 영양과 대사」는 처음 생화학을 배우고 그 지식을 기반으로 영양학을 배운다는 컨셉트로 만들어진 교과서이다.

이전 판인 신치과위생사 교본「영양지도 · 생화학」에서는 영양학을 먼저 배우고, 생화학은 그 이해를 돕기 위한 목적으로 영양학 뒤에 배웠다. 치과위생사는 구강이라는 음식물의 초입부터 건강을 생각하는 전문직이며, 직무의 하나로써 영양지도를 행하기 때문에 영양학을 주체로 배우는 것은 지극히 당연한 것이었다.

그러나 최근들어 영양학은 급속하게 생화학적 기반을 요구하고 있다. 음식물로 섭취한 영양소를 우리들은 어떠한 방식으로 소화 · 흡수하여 에너지를 획득하고 필요한 물질을 합성하는지를 이해하기 위해서는 생화학이라는 지식이 필요하게 된다. 또한 치과의학이 건강과학의 한 영역으로 명확히 인식되고 있는 오늘날에는 구강을 전문으로 취급하는 치과위생사라고 하더라도, 사람이라는 생명 전체의 형태나 기능을 이해하는 것이 요구되고 있다. 이러한 상황 속에서 영양학과 생화학의 순서를 바꾸어 먼저 생화학을 습득하고, 이어서 생화학에서 얻은 지식을 기반으로 영양학을 습득하는 것은 지극히 당연한 순서일 것이다.

본 교본에서는 이전의 목차를 개선하여 제I편「생명활동의 개요」, 제II편「치아와 구강의 생화학」, 이어서 제III편「영양의 기초」, 제IV편「식생활과 음식물」로 하였다. 이로써 생화학을 통하여 얻은 지식을 효과적으로 영양학의 학습에 연결하는 것이 가능해지며, 고난도의 내용을 보다 쉽게 이해할 수 있게 될 것이라고 생각한다.

구체적으로는, 제I편에서는 생화학의 개요, 곧 신체를 구성하고 있는 각종 구조물의 분자 단위의 이해부터, 체내의 동적 활동으로서의 에너지 대사 및 물질 대사 그리고 유전자 및 세포 내의 정보전달 작용을 배우고, 제II편에서는 구강에 특징적인 치아, 치주조직, 타액, 치태를 대상으로 하여 그 구성성분과 발생하는 현상, 특히 치아우식과 치주병을 생화학적으로 학습한다. 제III편에서는 영양의 기초, 곧 풍요롭게 식량이 공급되고 있는 현재에 있어 왜 영양학을 배우지 않으면 안 되는가 라는 기본을 이해하고, 이어서 일본인의 식생활 · 영양소 섭취상황의 올바른 점과 나쁜 점, 영양소의 소화 · 흡수, 일본인의 식사섭취기준, 각종 영양소의 영양적 작용을 학습한다. 제IV편에서는 실제 식생활에 관련된 항목이다. 바람직한 식생활, 국민의 건강과 영양실태, 조리와 라이프 스타일, 각종 식품의 성분과 분류 · 성질 등을 학습한다.

생화학, 영양학 모두 발전이 급속하며 현저하다. 본 교본에서는 기본적인 사항을 중심으로 평이한 문장으로 기재하여 새로운 식견이나 이해하기 어려운 용어에 관해서는 용어 해설란에 개별적으로 해설하는 등 학생의 이해도에 따라 학습할 수 있도록 고안하였다. 또한 일러스트나 Coffee Break를 사이에 넣어, 습득해야 할 항목의 단순

나열이 아닌, 각 항목이 유기적으로 연관되어 있는 「읽기 좋은 교과서」를 목표로 하였다. 또한 본 교본은 한 분의 선생님이 통론으로서 사용하는 것 뿐만이 아니라, 전반부를 생화학 담당 선생님이, 후반부를 영양학 선생님이 사용하는 등 교과과정에 맞추어 사용하는 것 또한 가능하다.

본 교본이 치위생과 학생들에게는 물론, 임상 현장에서 치과위생사로서 활약하고 있는 분들의 「학습의 길잡이」가 되길 기대한다.

2010년 10월

집필자 대표 高橋信博

江指隆年

역자 머리말

최근에는 질병관리에 있어서 단순한 질병의 관리보다는 질병을 가진 사람에게 관심을 두게 되면서 과거와 달리 질병관리 과정에서 영양 · 식사관리에 대한 비중이 커지고 있다.

구강질환은 질병의 발생과정에 있어서도 식사 관련성이 높은 질환이며, 질환으로 인한 구강기능의 장애로 인하여 음식물 섭취에 제한을 초래한다. 음식물 섭취는 생명유지 및 건강관리를 위한 가장 기본적인 수단이다.

구강질환은 대부분의 사람들이 경험하는 다빈도 질환이며, 한 번 이환되면 원래 상태로 되돌릴 수 없는 비가역적 질환이기도 하며, 그 치료를 위한 비용 부담 또한 매우 큰 질환이다. 다행히 구강질환은 관리를 통해 예방할 수 있는 질환이며, 바람직한 식사관리를 통해 상당부분 예방이 가능하다.

구강건강의 유지 및 증진을 위한 식사관리를 위해서는 구강의 특성 · 기능과 식생활 환경 및 구강 관련 생화학에 대한 이해가 요구된다.

치과위생사는 구강 및 구강질환에 대한 지식을 가지고 환자를 직접 대면하는 위치에 있으므로 치과영양학에 대한 이해를 더한다면, 구강질환 관리를 위한 식사관리를 가장 효율적으로 수행할 수 있는 직종이다.

본 교재는 우리나라와 식생활 환경이 비슷하고, 치과위생사 교육에 있어서 영양학 비중이 큰 일본의 최신 치과위생사 교본 중 2011년에 발행된 '영양과 대사'를 근간으로 해서 한국인 영양소섭취기준을 참고로 우리나라 실정에 맞게 조정하여, 생명활동의 기초를 이해하기 위해 생체 구성과 소화 · 흡수에 대해 공부하고 치아 및 구강 관련 생화학을 익힌 뒤 기초영양학 및 식생활과 식품에 대해 공부하여 종합적인 식사관리를 할 수 있도록 구성하였다.

본 교재가 치과영양학을 공부하는 치위생과 학생들을 비롯해서 구강진료 현장에서 영양 · 식사관리를 하고자 하는 치과 의료인들에게 도움이 되기를 바라며, 영양 · 식사지도라는 치과위생사의 업무영역 확장에 밑거름이 될 수 있기를 기대하는 바이다.

본 교재가 출간되기까지 애써 주신 도서출판 정문각 임직원 여러분께 감사드린다.

2012년 1월
역자 씀

차 례

≪≪CONTENTS

서언 : 영양과 대사 ········ 1

❶ 생화학과 영양학 ········ 1

❷ 치과위생사가 생화학 · 영양학을 배우는 의의 ········ 2

제1편 생명활동의 개요

제1장 생체의 구성요소 ········ 6

❶ 세포의 역할 ········ 6

1. 세포의 크기와 구조 ········ 6
2. 정보전달 ········ 8
3. 세포의 분화 ········ 9

❷ 생체에 있어서의 물 ········ 9

1. 생체 내 물의 분포 ········ 9

클론 기술과 생명 윤리 ········ 9

2. 물의 성질 ········ 10
3. 물의 해리와 수소이온 농도 ········ 11
4. 산과 알칼리(염기) ········ 11
5. 완충작용과 완충액 ········ 12

❸ 생체 구성성분과 영양소 ········ 12

1. 신체를 구성하는 성분과 화학반응 ········ 12

태양과 지구와 바다와 생명 ········ 13

2. 당질의 구조와 종류 ········ 14
3. 지질의 구조와 종류 ········ 16

당질의 구조 ········ 16

4. 단백질의 구조와 역할 ········ 18
5. 비타민 ········ 20

비타민의 발견과 이름의 유래 ········ 20

6. 무기질 ········ 21

제2장 생체에 있어서의 화학반응 ········ 23

❶ 소화와 흡수 ········ 23

1. 당질의 소화와 흡수 ········ 24
2. 지질의 소화와 흡수 ········ 24
3. 단백질의 소화와 흡수 ········ 25

❷ 산소의 운반과 이산화탄소의 배출 ········ 25

❸ 대 사 ········ 26

1. 효소의 역할 ········ 26
2. 에너지 대사와 아데노신3인산(ATP) ········ 26

대사증후군 ········ 27

제3장 당질과 지질의 대사 ········ 29

❶ 에너지 대사 ········ 29

❷ 당질 대사와 에너지 생성 ········ 30

1. 해당과정 ········ 30
2. 글리코겐의 합성과 분해 ········ 31
3. 피루브산부터 아세틸 CoA의 생산과 구연산회로 31

산화와 환원 ········ 32

4. 전자전달계 ········ 33
5. 당질의 대사에 의해 얻어지는 에너지량 ········ 33

동 · 식물과 지구 온난화 ········ 34

이름으로 보는 생화학 연구의 역사 - 해당과정과 구연산회로 - ········ 35

기아 대응형 인류와 다이어트 ········ 35

❸ 지질 대사와 에너지 생성 ········ 35

1. 지방산의 산화(β 산화) ········ 35
2. 지방산의 산화에 의해 얻을 수 있는 에너지량 36

생명은 어째서 따뜻할까? ········ 36

3. 지방의 합성 ········ 37

제4장 단백질과 아미노산의 대사 ········ 38

❶ 단백질의 가수분해 ········ 38

❷ 아미노산의 대사분해 ········ 38

1. 탈 아미노반응 ········ 38
2. 탈 탄산반응 ········ 38

페닐케톤뇨증이라는 선천성 대사 이상증 ········ 39

❸ 단백질의 합성 ········ 40

1. DNA와 유전자 ········ 40

2. 단백질의 합성 ········· 40
암모니아 처리 공장으로서의 요소회로 ········· 41

제5장 생체의 항상성 유지 ········· 44
❶ 항상성(homeostasis)이란? ········· 44
1. 혈액의 완충능 ········· 44
2. 혈당치 ········· 45
❷ 호르몬계와 자율신경계 ········· 45
당질 대사장애 -당뇨병- ········· 46

제II편 치아와 구강의 생화학

제1장 치아와 치주조직의 생화학 ········· 48
❶ 치아와 치주조직 ········· 48
❷ 결합조직 ········· 49
1. 결합조직의 구성과 기능 ········· 49
2. 섬유상 단백질 ········· 49
엘라스틴 결합 마이크로 피브릴 ········· 51
3. 프로테오글리칸 ········· 51
4. 접착성 단백질 ········· 53
5. 콜라겐의 합성 ········· 54
6. 세포외 기질의 분해 ········· 54
❸ 치 아 ········· 55
1. 치아의 조성 ········· 55
2. 치아의 무기성분 ········· 55
3. 치아의 유기성분 ········· 58
흡착이온층과 수화층 ········· 58

제2장 경조직의 생화학 ········· 62
❶ 혈청 내 칼슘과 인산 ········· 62
❷ 석회화의 기구 ········· 63
1. 기질소포에 의한 콜라겐성 석회화 ········· 63
포화, 과포화 ········· 63
2. 치아와 골의 석회화의 특징 ········· 64
석회화의 기전 - 밀어올리기설과 핵 형성설 - ········· 66
❸ 골의 생성과 흡수 ········· 67
1. 골아세포와 파골세포 ········· 67
파골세포 활성화 기구 ········· 68
2. 혈청 칼슘 조절 호르몬 ········· 69
❹ 치아의 탈회와 재석회화 ········· 72
1. 치아의 탈회와 킬레이트 작용 ········· 72

제3장 타액의 생화학 ········· 76
❶ 타액의 조성과 기능 ········· 76
1. 무기질 ········· 77
'치아우식은 밤에 일어난다' 는 건 사실일까? ········· 79
2. 유기질 ········· 80
혈액형 활성이란? ········· 81
3. 저분자량 성분 ········· 82
코르티솔과 스트레스 ········· 82

제4장 치태의 생화학 ········· 84
❶ 치태의 생물활성 ········· 84
1. 치태의 종류 ········· 84
2. 치태의 형성 ········· 85
3. 치태에 의한 당으로부터의 산 생성 ········· 86
치태와 바이오필름 ········· 86
치태 pH 측정법 ········· 87
❷ 치태에 의한 치아우식 유발기구 ········· 88
1. 당 ········· 88
2. 치 태 ········· 90
3. 치 아 ········· 91
4. 타 액 ········· 91
5. 식생활 ········· 91
6. 치아우식 예방법 ········· 94
Turku sugar study ········· 95
❸ 치태에 의한 구취 유발기구 ········· 97
❹ 치태에 의한 치주질환 유발기구 ········· 98
1. 세균 활성 ········· 98
2. 생체방어 기구와 염증반응 ········· 100
3. 리포다당(LPS) ········· 102
파골세포에 의한 골흡수의 구조 ········· 104
성숙 콜라겐의 생물학적 반감기와 골의 개조 ········· 104

제III편 영양의 기초

제1장 영양의 기초지식 ········· 108
❶ 식생활과 영양 ········· 108
1. 영양학을 배우는 이유 ········· 108
2. 영양 섭취 상황 ········· 109
❷ 영양소의 소화 및 흡수 ········· 110
1. 소화작용의 종류 ········· 110

2. 소화작용의 기구 ··· 111
3. 영양소의 소화 ··· 111
4. 영양소의 흡수 ··· 112
5. 영양소의 역할 ··· 115
단백질의 역할 ··· 116

제2장 식사섭취기준 ··· 118
❶ 기초대사 ··· 118
1. 기초대사량 ··· 118
2. 기초대사량에 영향을 주는 인자 ··· 118
❷ 에너지 필요 추정량 ··· 119
1. 식품의 에너지 함량 ··· 119
2. 개인의 총 에너지 소비량 (에너지 필요 추정량)의 산출법 ··· 120
3. 지방 에너지 비율에 대하여 ··· 122
4. 운동에 의한 에너지 소비량의 증가 ··· 122

제3장 영양소의 작용 ··· 124
❶ 당질의 영양적 의미 ··· 124
1. 당질의 종류 ··· 124
2. 당질의 영양적 의미 ··· 127
❷ 단백질의 영양적 의미 ··· 129
1. 단백질의 종류 ··· 130
2. 단백질의 영양적 의미 ··· 132
❸ 지질의 영양적 의미 ··· 136
1. 지질의 종류 ··· 136
2. 지질의영양적 의미 ··· 138
❹ 비타민의 영양적 의미 ··· 140
1. 비타민의 종류 ··· 140
2. 비타민의 영양적 의미 ··· 140
비타민 K와 와파린 ··· 145
❺ 무기질의 영양적 의미 ··· 145
1. 무기질의 종류 ··· 145
2. 무기질의 작용과 결핍증 · 과잉증 ··· 146
❻ 물의 영양적 의미 ··· 152
1. 물의 작용과 대사 ··· 153
2. 물의 필요량과 급원 ··· 154
❼ 식이섬유의 영양적 의미 ··· 155
1. 식이섬유의 작용 ··· 155
2. 식이섬유의 섭취량과 급원 ··· 156

제IV편 식생활과 식품

제1장 식생활과 건강 ··· 160
❶ 국민의 건강과 영양의 현 상황 ··· 160
1. 식생활의 변천 ··· 160
2. 국민 영양의 현 상황과 과제 ··· 160
❷ 바람직한 식생활 ··· 163
1. 식사구성안 ··· 163
2. 식사 환경 ··· 166
3. 식사 계획 ··· 166
❸ 생애주기별 영양과 조리 ··· 169
1. 성장기의 영양과 조리의 특성 ··· 169
2. 성인기의 영양과 조리의 특징 ··· 171
3. 고령기의 영양과 조리의 특성 ··· 173
영양공급법 ··· 174

제2장 음식물과 건강 ··· 177
❶ 식품의 성분과 분류 ··· 177
1. 식품 성분표 ··· 177
2. 식사계획에 이용하는 식품 분류 ··· 179
❷ 음식물의 물성 ··· 180
1. 음식물의 맛 ··· 180
2. 식품의 물성 · 텍스처 ··· 182

부록 - 2010년 한국인 영양섭취기준 ··· 185
찾아보기 ··· 202

서언 영양과 대사

-생화학으로 배우는 것, 영양학으로 배우는 것-

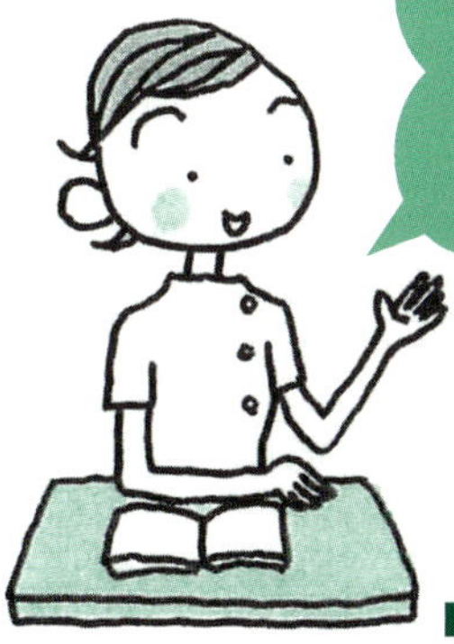

학습목표

❶ 영양학 및 생화학을 배우는 목적을 이해한다.
❷ 영양학 및 생화학을 배우는 의의를 이해한다.

1 생화학과 영양학

영양이란, 건강한 생명활동을 유지 · 증진하기 위해 필요한 물질을 식품으로 외부로부터 받아들여 이용하는 현상이다. 식품에 포함되어 있는 필요한 물질을 영양소라고 한다. 영양학이란, 식품이나 식생활부터 영양을 생각하는 학문을 말한다.

한편, 영양소는 신체를 구성하는 물질이기도 하다. 3대 영양소라고 불리는 당질, 지질, 단백질과 이들 물질에 비타민, 무기질을 포함시킨 5대 영양소는 우리들이 살아가는 데 있어 빠뜨릴 수 없는 영양소이며, 우리들은 이들 영양소에서 생명 유지에 필요한 에너지를 얻음과 동시에 신체에 필요한 물질을 합성한다. 새로이 체내에서 합성된 물질은 우리들의 신체에 특징적인 물질이지만 역시 당질, 지질, 단백질이 주체이다. 이것은 지구에 살아 있는 모든 생명체는 공통된 물질로 구성되어 있다는 것, 그리고 다른 생명체를 영양원으로서 섭취하며 살아 간다는 것을 생각해 보면 쉽게 이해할 수 있을 것이다.

영양이나 영양소라는 단어는 빈번히 사용되지만, 그 본질을 설명하는 것은 어렵다. 그 이유는 우리들의 신체를 구성하는 물질(생체 구성성분)이나 영양소가 체내에서 변화하는 양상이나 에너지가 생성되는 과정의 생명현상은 눈에는 보이지 않는 다양한 화학반응이 복잡하게 얽혀 있으며, 구체적으로 이미지화하는 것이 어렵기 때문이다.

생명현상을 분자 단위까지 분해하고, 화학반응으로 보는 학문을 생화학이라고 한다. 생체 구성성분이나 영양소를 화학물질로 인식하고, 나아가 그것들의 체내에서의 분해과정, 이에 동반되는 에너지 생성과정, 그리고 필요로 하는 물질을 합성하는 과정을 대사라고 부르는 화학반응으로 인식함으로써 비로소 그 본질을 이해하는 것이 쉬워진다. 생화학에 의한 생명현상의 이해는 영양학을 배우는 데 있어 대단히 중요하다.

2 치과위생사가 생화학 · 영양학을 배우는 의의

본서에서는 제I편에서 생화학의 기초를 배우고, 생명현상을 생화학적으로 이해한다. 제II편에서 구강의 특징적인 치아, 치주조직, 타액, 치태에 대하여 그 구성성분과 여기서 발생하는 현상을 생화학적으로 학습한다. 구강은 음식물이 체내로 들어오는 입구이며, 치아우식처럼 영양소와 직접 관계 있는 질환이 존재한다. 구강은 생화학과 영양학이 밀접하게 관여하는 현장이라고 할 수 있을 것이다.

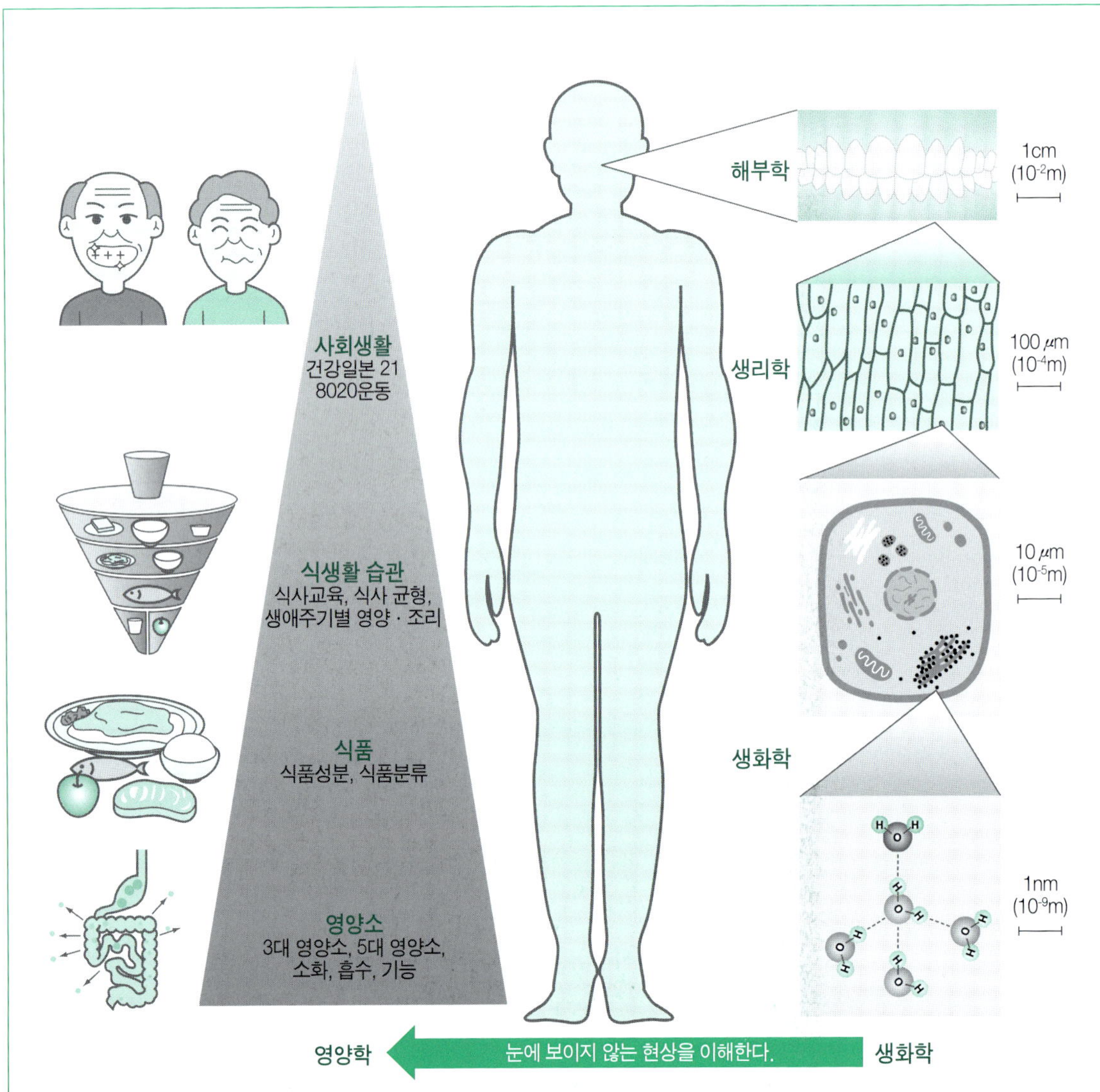

[그림] 생화학과 영양학

제III편부터는 영양학에 대하여 학습한다. 앞서 생화학으로 학습한 지식과 사고방식은 영양학을 배우는 데 있어 크게 도움이 될 것이다. 그리고 5대 영양소의 기본적인 역할에 대하여 학습하고, 나아가 물의 영양적 의미와 식이섬유에 대해서도 학습한다. 제IV편에서는 식생활을 식품성분과 식품분류, 생애주기별 영양과 조리, 식생활습관 등 더욱 식생활에 밀착한 관점에서 학습한다.

구강은 음식물이 들어오는 입구이며, 음식물은 치아우식과 같은 직접적인 구강질환과 관계가 있다. 구강의 건강을 유지 · 증진하는 역할을 맡는 치과위생사에게 있어서 생화학 · 영양학을 배우는 의의는 매우 크다고 할 수 있다.

제 I 편

생명활동의 개요

제 1 장 생체의 구성요소

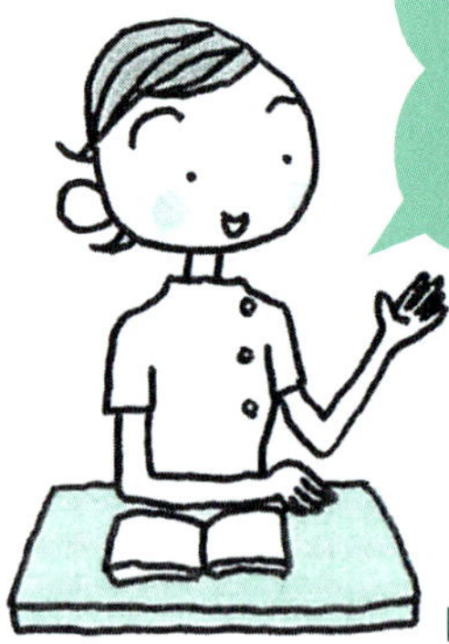

학습목표

❶ 생명의 기본인 세포의 구조와 세포소기관의 작용을 이해한다.
❷ 생체의 반응에 필요한 물의 작용을 이해한다.
❸ 생체 구성성분과 영양소에 대하여 이해한다.

1 세포의 역할

생물의 기본 단위는 세포이다. 같은 작용을 하는 세포가 모여 조직이 되어 독자적인 기능을 한다. 예를 들면 다수의 작은 돌기를 가진 소장세포는 더욱 넓은 표면적을 제공하여 영양소의 흡수 효율을 높인다. 긴 축삭을 가진 신경세포는 네트워크를 구성함으로써 전기자극이나 신경물질을 전달한다. 수축기능을 가진 근육세포는 일제히 수축하는 것으로 운동기능을 나타낸다.

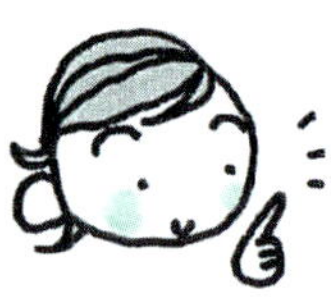

세포
1665년 영국의 Hooke에 의하여 세포(cell)라는 단어가 처음으로 사용되었다. 당시 Hooke가 현미경으로 관찰한 것은 코르크의 파편으로 규칙적으로 배열된 작은 구획을 발견하였다. 이후 독일의 식물학자 Schleiden과 동물학자 Schwann의 현미경에 의한 동식물의 연구로부터 세포는 모든 생물의 구성 단위라는 사고방식이 확립되었다.

1. 세포의 크기와 구조

세포는 매우 작기 때문에 육안으로 보는 것은 어렵다. 세포의 종류에 따라 크기는 다르지만 수십 μm 정도이며 세포는 여러 가지 구성체(세포소기관)를 갖고 있다(그림 I-1-1).

1) 핵

핵은 세포의 중앙에 위치해 있으며, 핵막으로 둘러싸인 소기관으로 내부에 핵소체(핵인)를 가지고 있다. 핵에는 유전정보를 담당하는 디옥시리보핵산(DNA)이 히스톤(단백질)과 결합하여 염색체로서 존재한다. 세포분열 시 염색체는 유사분열하여 DNA(유전정보)를 분열세포(딸세포)에게 전달한다.

2) 세포막

세포막은 외부와 경계를 형성하는 인지질이중층으로 구성되어 있다. 당사슬을 가

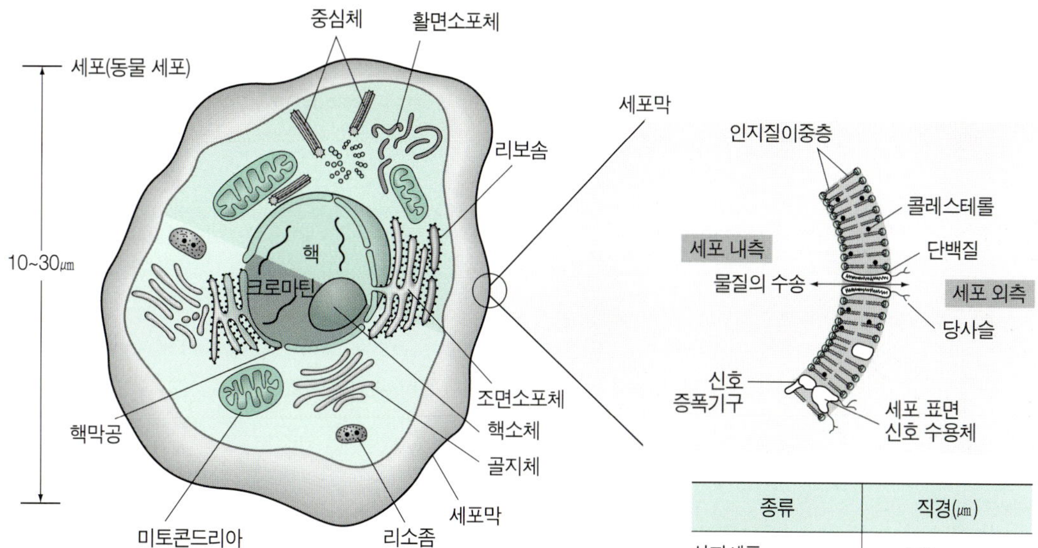

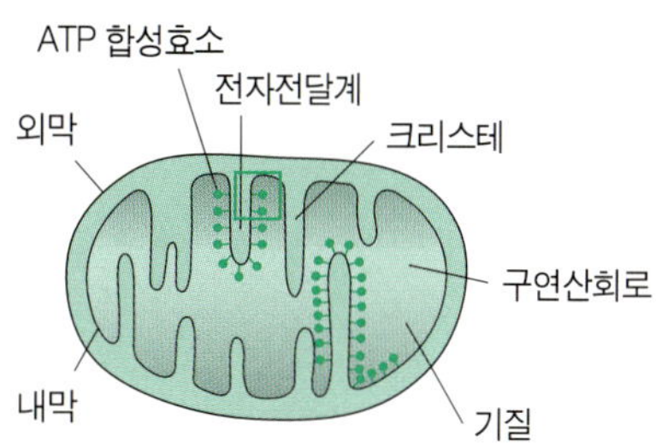

종류	직경(㎛)
상피세포	100
지방세포	94
상아아세포	45~50(길이)
간세포	20
적혈구	7.5
핵	10
미토콘드리아	1~2
리보솜	0.02
헤모글로빈	0.0064
난백알부민	0.004
리신(아미노산)	0.0012(길이)
물 분자(H_2O)	0.0004

(단위, ㎛=1/1,000㎜)

[그림 I-1-1] **세포의 크기와 구조**

진 단백질이 들어 있어 특정 물질의 수송과 정보(신호)전달체계로써 작용한다.

3) 미토콘드리아 (그림 I-3-4 참조)

미토콘드리아는 구연산회로와 전자전달계를 가지며 아데노신3인산(ATP)을 생성하는「에너지 생산의 중심」이다. 내막과 외막으로 구분되며 내막은 크리스테(소조)라는 돌기가 있다.

4) 소포체

소포체는 세포질 전체에 걸쳐 넓게 퍼져 있는 주머니 형태의 구조물로 막 표면에 작은 입자(리보솜)가 부착되어 있는 것은 조면소포체이며, 단백질 합성 장소인 리보솜은 핵으로부터 전달된 전령 RNA(mRNA)의 정보에 따라 아미노산을 배열하여 단백질을 합성한다. 리보솜이 부착되지 않은 것은 활면소포체라고 하며, 지질대사를 주된 기능으로 한다.

5) 골지체

골지체는 편평한 주머니 모양의 구조단위가 중복되어 형성되는 구조물이다. 조면 소포체에서 보내진 단백질은 골지체에서 당이 첨가되어 당 단백질이 되어 소포에 싸여 세포 밖으로 분비된다.

6) 리소좀(용해소체)

리소좀은 당이나 단백질의 가수분해효소를 포함하며, 이물질이나 소모된 세포성분을 산성의 조건하에서 소화 · 분해한다. 리소좀의 소화기관으로서의 활동은 대식세포나 백혈구 등 포식작용이 활발한 세포에서 발달되어 있다.

7) 중심체

중심체는 세포분열 시 중심적 역할을 하는 세포소기관이다.

8) 세포골격

세포골격은 묶음 형태나 그물 형태의 구조이며, 세포의 형태를 결정하고 세포 운동의 주체가 된다.

2. 정보전달 (그림 I-1-2)

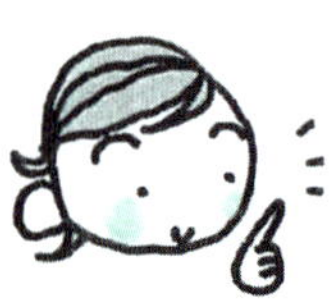

호르몬
대표적인 신호물질이며, 혈액에 의해 표적세포에 전달된다. 이 방법은 '내분비'라고 불리며, 멀리 있는 곳에 넓게 신호를 보내는 방법에 적합하다.

세포나 조직은 세포 간의 정보전달을 수행하고 주변과 조화된 기능을 발휘한다. 세포는 여러 가지 화학물질을 신호물질로 방출하고, 그러한 신호물질에 특이적인 수용체를 가진 세포는 수용체로 신호물질을 수신하여 반응한다.

신호물질로는 히스타민 등의 화학물질, 호르몬, 신경전달물질(노르아드레날린, 아세틸콜린 등)이 있으며, 그 대부분은 혈액이나 조직액에 방출되어 표적세포로 보내진다(세포가 접착하는 것도 신호가 된다). 표적세포에서는 희미한 신호도 단계적으로 증폭하여 효소의 활성화나 필요한 물질을 합성한다.

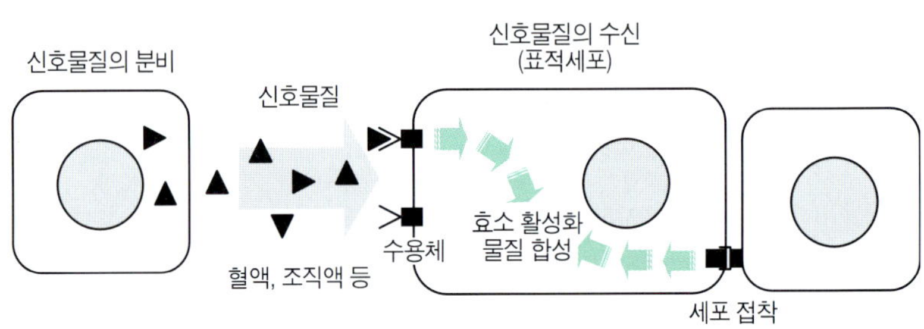

[그림 I-1-2] 세포의 신호물질과 신호 수용체

3. 세포의 분화

한 개의 수정란이 세포분열(난분열)에 의해 다세포가 되고, 나아가 개개의 세포가 독자적인 형태나 기능을 가진 특수화된 세포(신경세포나 법랑질아세포 등)가 되는 것을 세포분화라고 한다. 분화한 세포는 각각의 목적에 특화된 성질을 가진다. 예를 들면 적혈구세포가 합성하는 단백질의 80%는 헤모글로빈이며, 눈의 수정체 세포가 합성하는 단백질의 90%는 크리스탈린이라고 불리는 것이다. 모두 정확하게 복제된 동일한 유전자(DNA)를 가지나, 분화된 세포에서는 필요한 유전자만이 기능하고 있다.

2 생체에 있어서의 물

「생명은 물에서 태어났다」라고 할 정도로 물은 우리의 생명유지에 불가결한 물질이다.

1. 생체 내 물의 분포

성인의 인체를 차지하는 물의 양은 체중의 60% 정도이며, 35%가 세포내액, 25%가 세포외액으로 존재한다. 세포외액은 혈장 4.5%, 소화액 1.5%, 조직간질액 19%로 나누어진다. 혈액량은 체중의 1/13(7~8%)이며, 혈장은 혈액으로부터 혈구성분(적혈구, 백혈구, 혈소판)을 제외한 것이다.

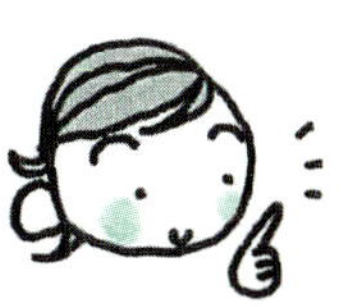

나이와 수분량
인체의 물의 양은 신생아에서는 체중의 약 80%, 고령자에서는 약 50%가 된다.

생체 내에서 물은 음식물에 포함되는 물과 세포 내의 대사에 의하여 생성되는 대사수로부터 섭취된다. 한편 노폐물을 소변으로 배출(약 1,500mL/일)하거나, 체온조절 등을 목적으로 폐나 피부로부터 증발(약 900mL/일)하기 때문에 물은 생체로부터 항상 사라지고 있다. 그러므로 사라진 물을 보충하는 것은 생명유지에 꼭 필요하다.

COFFEE BREAK

클론 기술과 생명 윤리

만약 분화된 세포를 분화하기 전의 상태로 리셋(reset)할 수 있다면, 그 세포는 신체의 모든 부분을 생성할 수 있는 능력을 가진 수정란과 같아진다. 1996년 양의 유선세포의 핵을, 핵을 제거한 난자세포(배아세포)에 이식함으로써 리셋하고 그 세포로부터 양을 탄생시켰다. 태어난 양은 유선세포를 제공한 양과 완전히 동일한 유전자를 가진 '클론' 이었다. 포유류의 클론 기술은 그 이후 급속하게 진보하고 있지만, 윤리적인 문제로 인간에의 응용은 허가되고 있지 않다.

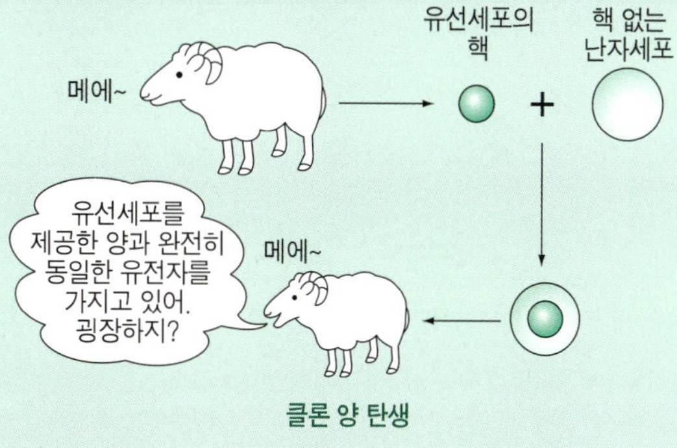

2. 물의 성질

쌍극자
같은 크기의 플러스, 마이너스 성질을 가지는 것을 쌍극자라고 한다. 물 분자는 같은 크기의 플러스 전하(δ+가 2개)와 마이너스 전하(2δ–가 1개)를 가진 쌍극자이다.

비열
물질 1g의 온도를 1℃ 상승시키는 데 필요한 열량을 말한다. 물 1g을 1기압하에서 14.5℃에서 15.5℃로 상승시키는 열량은 1칼로리(cal)이며, 물의 비열은 1칼로리/g · ℃로 계산된다. 1칼로리는 국제단위인 줄(J)로는 4.184J에 해당된다.

1) 쌍극자와 수소 결합

물 분자(H－O－H)의 전자 분포에는 치우침이 있어 산소 원자가 약간 마이너스로, 수소 원자가 약간 플러스로 하전된 쌍극자를 형성한다. 그렇기 때문에 정전기력으로 서로를 끌어들여 수소 결합을 형성한다(그림 I-1-3).

2) 수용성

「물에 녹는다」는 것은 녹은 물질이 물 분자와 안정된 수소 결합을 형성하는 것이다. 식염 등의 염류는 이온화하여 수소 결합을 형성하고, 이온화하지 않는 물질은 분자 내의 수산기 등과 수소 결합을 형성하여 용해된다(그림 I-1-3).

3) 높은 비열

물은 데우기 어렵고, 식히기도 어렵다. 생체는 60%가 물로 이루어져 있어 외부 온도변화의 영향을 덜 받고, 일정한 체온을 유지하기 쉽다. 따라서 생체 내 환경이 일정하게 유지되어 화학반응이 일정한 상태에서 이루어진다.

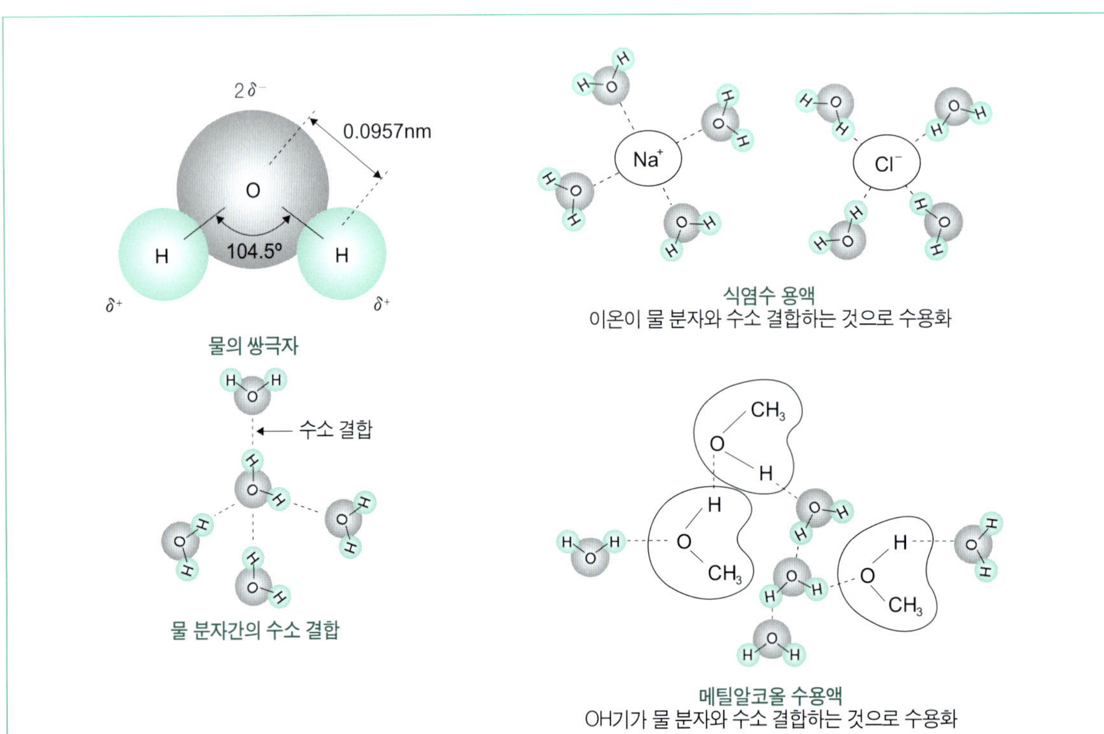

[그림 I-1-3] 물의 쌍극자와 수소 결합

[H+] > 1.0 × 10-7M 산성(pH < 7)
[H+] = 1.0 × 10-7M 중성(pH = 7)
[H+] < 1.0 × 10-7M 알칼리성(pH > 7)

생체액 등	pH
혈액	7.4
타액	5.6~7.0
위액	1.0
소변	4.8~7.5
우유	6.8
식초	3.5
증류수	5.5*

* 공기 중의 이산화탄소가 용해되어 탄산이 되기 때문
($CO_2 + H_2O \rightarrow H_2CO_3 \rightarrow H^+ + HCO_3^-$)

[그림 I-1-4] **$[H^+]$와 pH 및 각종 생체액 등의 pH**

3. 물의 해리와 수소이온 농도

순수한 물(H_2O)은 H_3O^+(하이드로늄 이온 : H^+)와 OH^-(수산기)에 약간 해리되며 이온 농도는 25℃에서 똑같이 1.0×10^{-7}M이다. 하이드로늄 이온은 편의상 수소이온(H^+)으로 표현한다.

$$2H_2O \rightleftharpoons H_3O^+ + OH^- \qquad [H^+] = [OH^-] = 1.0 \times 10^{-7}M$$

$[H^+]$ $[OH^-]$는 몰 농도(M)를 가리킨다.

수용액 속에서 H^+가 1.0×10^{-7}M인 경우에는 중성 용액, 이보다 높을 경우에는 산성 용액, 낮을 경우에는 알칼리성(염기성) 용액이라고 한다.

수용액의 H^+ 농도를 표현하는 척도를 pH라고 하며 다음과 같이 표현한다.

$$pH = -\log_{10} [H^+]$$

$[H^+]$는 몰 농도(M)를 가리킨다.

pH는 7이 중성, 7보다 작으면 산성, 7보다 크면 알칼리성이다. 혈액은 약알칼리성이며 생체액에 의해 그 값은 달라진다(그림 I-1-4).

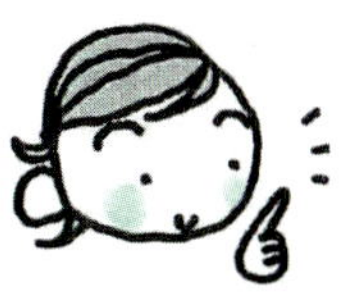

물의 이온 농도와 pH

물의 H^+ 농도$[H^+]$와 OH^- 농도$[OH^-]$의 곱을 이온적(Kw)이라고 하며, 항상 1.00×10^{-14}이다. 따라서 0.001M(1mM)의 NaOH의 pH는 다음과 같다. NaOH의 $[OH^-]$는 10^{-3}M이므로 $[H^+] = Kw/10^{-3} = 10^{-14}/10^{-3} = 10^{-11}$이 되어 $pH = -\log_{10}(10^{-11}) = 11$이 된다.

산과 알칼리의 정의

산 · 알칼리(염기)의 정의는 Arrhenius(스웨덴, 1884년)에 의한 것이다. 이후 Brønsted(덴마크, 1923년)는 H^+를 공여하는 물질(H^+ 공급체)을 산, H^+를 받아들이는 물질(H^+ 수용체)을 염기라고 정의하여 수소를 가진 모든 물질의 반응에 대한 설명이 가능하도록 하였다. 이 정의에서 산과 염기는 상대적인 것이 되며, 예를 들면, 암모니아의 반응($NH_3 + H_2O \rightleftharpoons OH^- + NH_4^+$)에서는 NH_3는 H^+를 받아들이는 염기로, 물은 H^+를 방출하는 산으로 위치 지어진다.

4. 산과 알칼리(염기)

산은 H^+를 방출하는 물질, 알칼리(염기)는 OH^-를 방출하는 물질이라고 정의된다.

염산이나 아세트산 등은 H^+를 방출하기 때문에 산이며, 수산화나트륨이나 암모니아는 OH^-를 방출하기 때문에 알칼리이다.

염산 $HCl \longrightarrow H^+ + Cl^-$

아세트산 $CH_3COOH \rightleftharpoons H^+ + CH_3COO^-$

수산화나트륨 $NaOH \longrightarrow OH^- + Na^+$

암모니아 $NH_3 + H_2O \rightleftharpoons OH^- + NH_4^+$

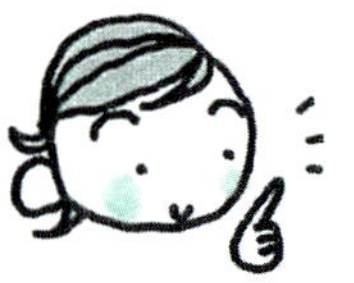

탄산의 더 큰 완충능력
H^+가 증가하면 서서히 반응 2는 더 이상 왼쪽으로 진행되지 않게 된다. 하지만, 탄산은 반응 1의 역반응에 의하여 이산화탄소와 물로 분해할 수 있다. 이산화탄소가 기체로서 체외로 배출되면 반응 2는 다시 왼쪽으로 진행할 수 있게 되어, 완충작용은 지속된다. 혈액에는 이산화탄소를 폐로부터 방출하는 것으로 타액에는 구강 내에서 직접 이산화탄소를 방출하는 것으로 완충작용의 증강을 이룬다.

5. 완충작용과 완충액

생체 내의 반응은 pH에 따라 변화하기 때문에 생체액의 pH는 항상 적절하게 유지될 필요가 있다. 외부로부터 산이나 알칼리가 유입되더라도 pH가 크게 변하지 않는 작용을 완충작용이라고 하며, 생체액은 완충작용을 가진 완충액이다.

혈액의 pH를 7.4로 유지하는 완충작용은 주로 탄산(H_2CO_3)에서 유래한다. 탄산은 이산화탄소(CO_2)가 물(H_2O)에 녹아 생성되며, 일부는 해리되어 중탄산이온(HCO_3^-)이 된다.

$$CO_2 + H_2O \longrightarrow H_2CO_3 \quad \cdots\cdots\cdots\cdots \quad \text{반응 1}$$
$$H_2CO_3 \rightleftharpoons H^+ + HCO_3^- \quad \cdots\cdots\cdots\cdots \quad \text{반응 2}$$

혈액에 산(H^+)이 유입되면 '반응 2'는 왼쪽으로 진행되어, HCO_3^-는 H^+를 소비하여 H_2CO_3가 되어 pH 저하를 막는다(산 중화). 한편 알칼리(OH^-)가 유입되면 '반응 2'는 오른쪽으로 진행되어 H_2CO_3는 H^+를 생성하고 H^+는 OH^-를 소비하여 H_2O가 되어 pH 상승을 막는다(알칼리 중화). 중탄산이온은 타액에도 존재하며, 타액의 pH 유지작용과 산 중화에 의한 치아우식 예방작용을 발휘한다.

3 생체 구성성분과 영양소

1. 신체를 구성하는 성분과 화학반응

신체를 구성하는 성분은 당질, 지질, 단백질, 핵산, 무기질, 물로 크게 나눌 수 있다. 사람은 이러한 생체 구성성분을 외부로부터 영양소로 섭취하여야 한다. 당질, 지질, 단백질을 3대 영양소라고 부르며, 여기에 무기질과 비타민을 더하여 5대 영양소라고 한다(그림 I-1-5).

음식물로 섭취된 영양소는 그대로 신체의 구성성분이 되는 것이 아니라, 일단 소화기관에서 소화 · 분해된 후 소화기관으로부터 흡수되어 신체에 필요한 생체 구성성분으로 재구축(합성)된다. 당질은 당질로부터, 지질은 지질로부터, 단백질은 단백질로부터 합성되는 경우가 많지만 모두가 그렇다고는 할 수 없다. 단 것을 많이 먹으면 살이 찐다는 것은 당질로부터 지질이 합성된다는 알기 쉬운 예이다. 핵산은 각 영양소에서 유래하는 여러 가지 물질을 원료로 하여 합성된다.

또한 생체 구성성분의 일부 특히, 당질과 지질은 세포 내에서 분해되어 인체 활동에 필요한 에너지를 생성한다. 에너지는 생명 유지를 위해 필요한 동시에 신체에 필요한 물질의 합성에도 필요하다.

생체 내 화학반응의 대부분은 수용액에서 이루어지기 때문에 물은 필수이다. 그래

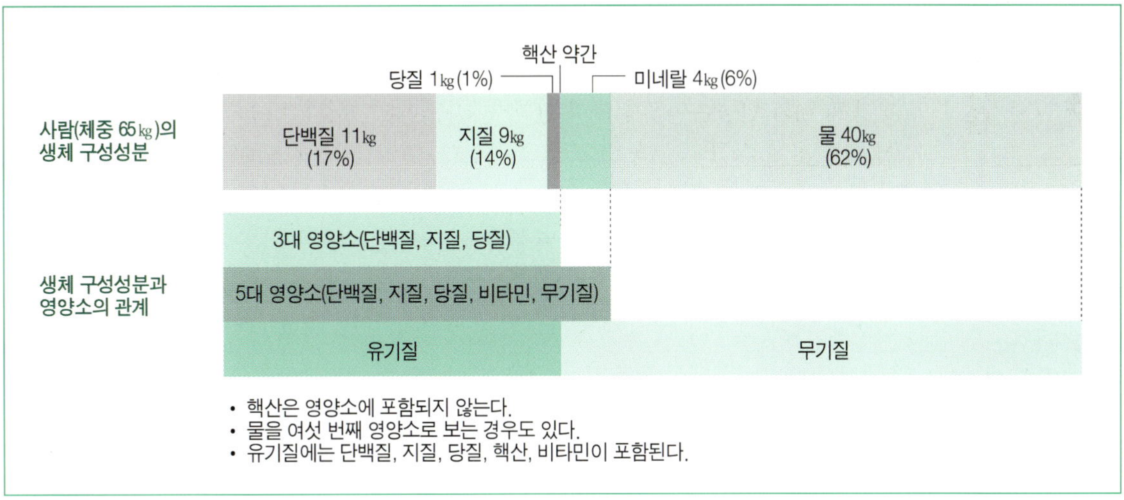

[그림 I-1-5] **생체 구성성분과 영양소의 관계**

COFFEE BREAK

태양과 지구와 바다와 생명

우주 공간에 떠도는 먼지나 가스가 서서히 모여들면서 천천히 회전을 시작하고, 시간이 흘러 그 중심부는 밝게 빛나기 시작하였다. 이것이 태양의 탄생이다. 태양 주변의 먼지와 가스는 서로 모여 수많은 작은 혹성(미혹성)이 되었다. 미혹성은 서로 부딪혀 합해져서 서서히 성장하였고, 지구를 비롯한 현재의 혹성들이 되었다고 한다. 약 46억 년 전의 일이다. 서로 부딪힐 때 생성되는 막대한 에너지에 의하여 당시의 지구는 바위가 녹아내린 열사의 혹성이었으며, 수분의 대부분은 수증기 상태로 대기를 떠돌고 있었다. 혹성들의 충돌이 줄어들면서 서서히 지구 표면이 식었고, 대기 중의 수증기는 물방울이 되어 지상에 내리기 시작하였다. 아마도 끝을 알 수 없었던 호우였을 것이다. 하지만 비는 그쳤고, 구름 사이로 태양빛이 스며들었을 때 지표면에는 광대한 바다가 펼쳐져 있었다.

바다는 천천히 흐르면서 수많은 물질을 수용하였고, 또한 여러 가지 화학물질을 생성하였다. 화학반응의 끝없는 시행착오에서 약 40억 년 전 드디어 생명이 탄생하였다. 최초의 생물은 현재의 세균과 같은 작은 것이었지만 점차 다세포 생물이 등장하고, 약 6억 년 전의 '캄브리아기 폭발' 이라고 불리는 생물의 다양화를 거쳐, 현대의 우리들로 이어지는 생명이 탄생하였다.

당시 바다만이 생물이 살아갈 수 있는 환경이었지만 생물의 일부는 육지로 진출하였다. 무겁게 느껴지는 중력, 피부를 태우는 태양의 자외선, 자비라고는 찾을 수 없는 건조와 악전고투 하면서 육상에서의 생활이 시작되었다. 하지만 생물은 태어난 고향인 바다의 일부를 신체에 담아 오는 것을 잊지 않았다. 우리들의 체액, 곧 조직액이나 혈액의 성분은 원시 바다와 닮아 있다고 한다.

우리들이 때때로 바다를 그리워하는 것은 우리들의 체내에 존재하는 바다가 그렇게 느끼기 때문일지도 모른다.

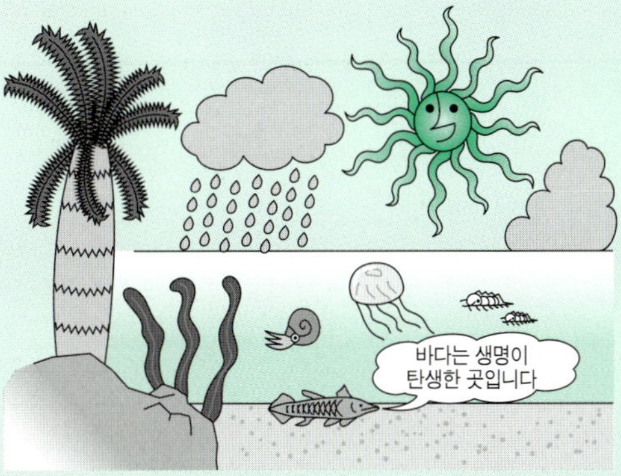

서 물을 6번째 영양소로 보는 경우도 있다.

소화, 분해, 합성 등의 화학반응은 효소가 작용하여 진행된다. 효소에 의한 화학반응은 대부분 비타민의 보조를 받아 진행된다. 또한 효소반응은 호르몬 등의 화학물질(신호물질)에 의하여 더욱 고도로 조절된다. 효소는 단백질로부터 만들어지고, 효소의 종류는 생물에 따라서 조금씩 다르기 때문에 신체에 필요한 효소는 직접 합성하지 않으면 안 된다. 필요한 효소를 포함하는 단백질의 설계도는 모두 핵산에 기록되어 있다.

소화 · 흡수로부터 에너지 생산과정을 포함한 생체 내의 화학반응과 그 조절에 대해서는 제2, 3, 4장에서 학습한다.

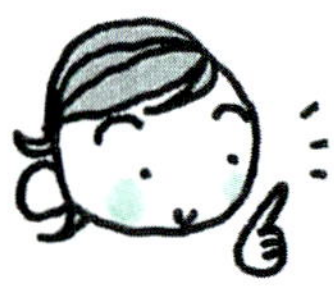

D-글루코오스와 D-프룩토오스

사슬구조의 글루코오스나 프룩토오스(그림 I-1-6)에 있어서 밑에서 2번째의 탄소(C^5)의 오른쪽에 수산기(−OH)가 결합한 구조를 D체라고 하며, 이것과는 반대로 왼쪽에 수산기가 결합한 것을 L체라고 한다. 우리는 주로 D체의 당을 이용하여 살아가고 있다.

2. 당질의 구조와 종류

당질은 탄소의 수화물, 즉 $C_n(H_2O)_n$이라는 화학구성을 이루어 탄수화물이라고도 한다. D-글루코오스(포도당)나 D-프룩토오스(과당)는 대표적인 당질이다. 당질이 가지는 알데히드기나 케톤기는 멀리 떨어진 부위의 수산기(−OH)와 반응하기 쉬우며, 사슬 구조에서 환상 구조로 변한다. 이때 5번 탄소에 수산기가 결합하는 방법은 두 가지가 있으며, α형과 β형이 출현한다(그림 I-1-6).

D-글루코오스처럼 하나의 당질을 단당이라고 한다. 단당은 글리코시드 결합이라

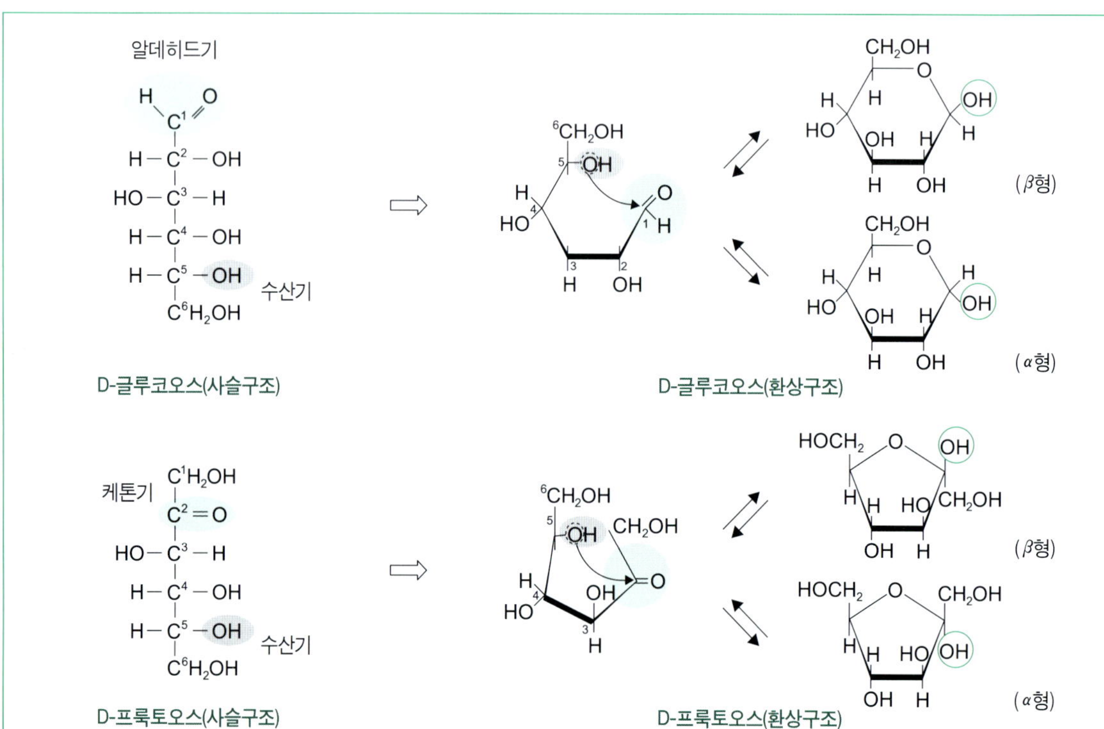

[그림 I-1-6] D-글루코오스(포도당)와 D-프룩토오스(과당)의 사슬구조와 환상구조

는 탈수결합에 의해 서로를 연결한다. 단당이 2분자 결합한 것을 2당, 다수 결합한 것을 다당이라고 한다(그림 I-1-7). 또한 단당이 복수분자 결합한 것을 올리고당이라고 할 때도 있다.

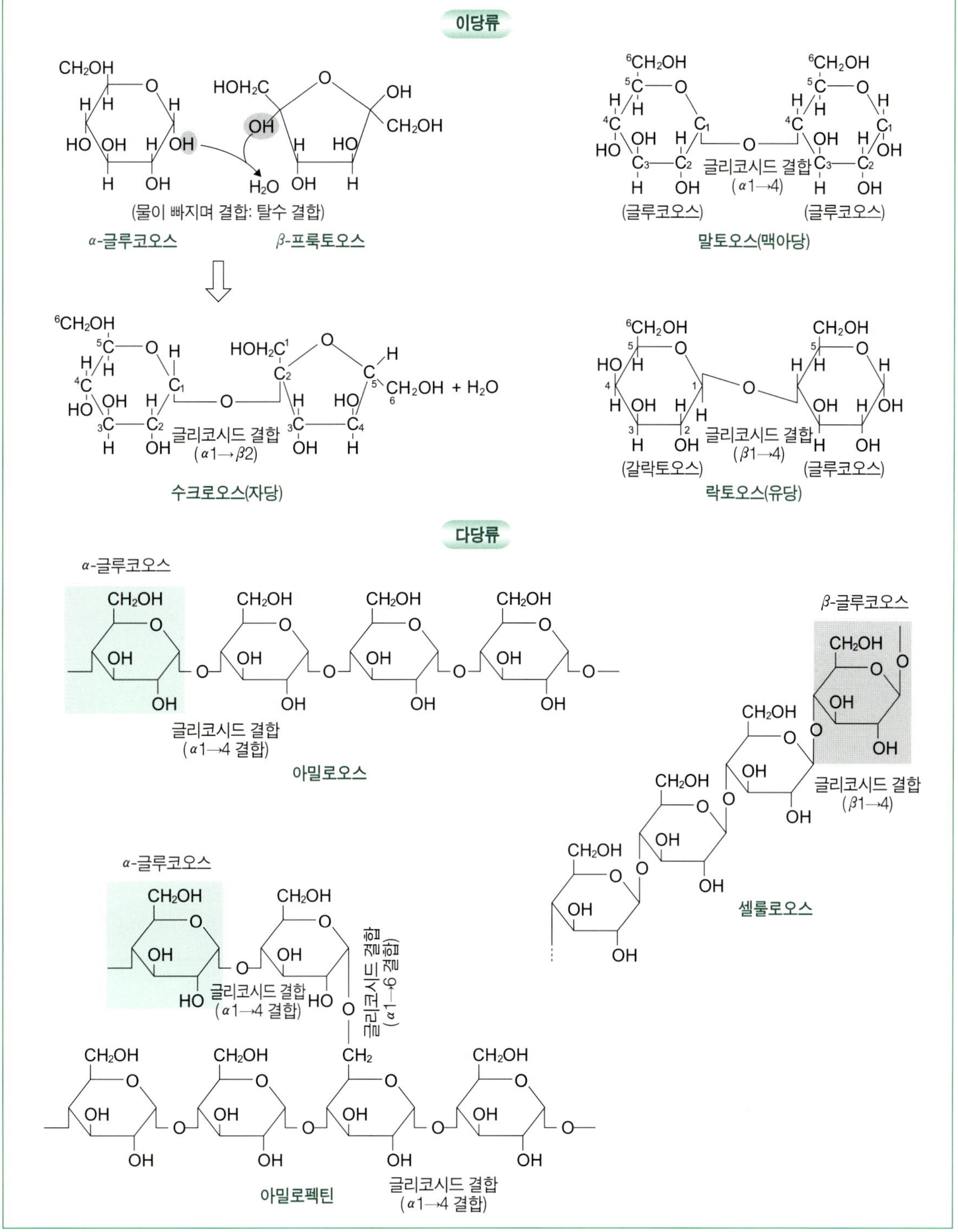

[그림 I-1-7] **이당류 및 다당류**

수크로오스(자당)는 α형 글루코오스의 1번 탄소와 β형 프룩토오스의 2번 탄소가 글리코시드 결합(α1→β2 결합)한 이당이다. 마찬가지로 말토오스(맥아당)는 α형 글루코오스의 1번 탄소와 4번 탄소가 글리코시드 결합(α1→4 결합)한 이당, 락토오스(유당)는 β형 갈락토오스의 1번 탄소와 글루코오스의 4번 탄소가 글리코시드 결합(β1→4 결합)한 이당이다(그림 I-1-7).

전분은 쌀, 보리, 감자, 옥수수 등 우리가 평소 섭취하는 다당이다. 그 주성분은 글루코오스가 글리코시드 결합(α1→4 결합)한 아밀로오스와 α1→4 결합에서 분지된 α1→6 결합을 가진 아밀로펙틴이다. 아밀로오스는 200~1,000개, 아밀로펙틴은 5,000~수만 개의 α-글루코오스로 구성된 거대분자이다. 우리 몸에 축적된 글리코겐은 전분의 아밀로펙틴과 유사한 구조를 가진 α-글루코오스의 다당이다.

한편 식이섬유의 주성분인 셀룰로오스는 β-글루코오스가 β1→4 결합한 다당이다. 사람은 전분이나 글리코겐을 효소로 분해하여 글루코오스로 이용할 수 있지만, 셀룰로오스 분해효소를 가지고 있지 않기 때문에 셀룰로오스를 구성하는 글루코오스는 이용할 수 없다.

3. 지질의 구조와 종류

지질이란 물에 잘 녹지 않고(소수성) 기름이나 유기용매인 에테르, 클로로포름, 벤젠 등에 녹는(지용성) 유기물로, 단순지질, 복합지질, 스테롤로 나누어진다.

단순지질의 대부분은 생체 내에 저장되어 에너지 공급원이 되는 중성지방(트리글리세리드)이며, 글리세린(글리세롤)에 각종 지방산이 결합한 구조를 가진다. 식품을 구성하는 주된 지질 성분이기도 하다(그림 I-1-8).

지방산에는 포화지방산과 불포화지방산이 있다. 포화지방산은 팔미트산과 같은 탄화수소 부분($-(CH_2)_{14}CH_3$)의 탄소는 모두 단일 결합으로 결합되어 있으며, 수소가 충

COFFEE BREAK

당질의 구조

당질을 구성하기 위한 탄소에는 그림 I-1-6처럼 번호가 부여되어 있다. 따라서 글리코시드 결합하는 당질의 종류와 결합부위의 탄소의 번호를 표기하는 것으로 그림 I-1-7처럼 실제의 결합 상황을 명확하게 전달하는 것이 가능하다.

수크로오스는 α형 글루코오스의 1번 탄소와 β형 프룩토오스의 2번 탄소에 글리코시드 결합이 형성되어 있기 때문에 'α1→β2 결합'이라고 표현한다.

α형끼리 또는 β형끼리의 결합인 경우에는 2번째의 당의 종류를 생략할 수 있다. 예를 들면, 말토오스에서는 'α1→α4 결합'을 생략하여 'α1→4 결합'이라고 표기할 수 있다.

또한 결합을 의미하는 '→'은 ','으로 표현하는 것도 가능하여 'α1, 4 결합'이라고 표기하는 것도 가능하다.

그리고 락토오스는 'β1→4 결합'이라고 표기하지만, 2번째의 당인 글루코오스는 반드시 β형일 필요는 없다. 이것이 의미하는 것은 2번째 글루코오스는 α형이든 β형이든 상관없다는 것이다.

분히 결합되어 있다(포화상태). 한편 불포화지방산은 올레인산과 같이 탄화수소 부분의 일부에 이중 결합으로 결합된 탄소가 있으며, 그 부분에 수소의 결합은 결여되어 있다(불포화상태)(그림 I-1-8).

불포화지방산의 일부는 체내에서 합성할 수 없다. 음식물로부터 섭취하지 않으면 안 되는 불포화지방산인 리놀산, α-리놀렌산, 아라키돈산을 필수지방산이라 한다.

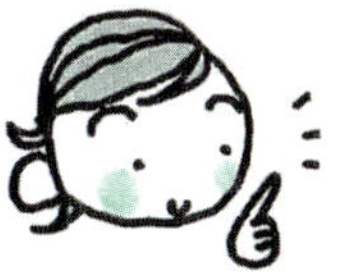

아라키돈산
리놀산에서 생성하는 것이 가능하지만, 생성량이 매우 적기 때문에 필수지방산으로 분류되어 있다.

복합지질은 글리세린에 지방산 외에 인산, 당, 콜린, 아미노산, 단백질 등이 결합한 것으로 인지질 또는 당지질이라고 불린다.

생체막, 즉 세포막이나 세포소기관을 둘러싸는 막의 주성분은 인지질이다. 인지질에는 인산이 결합되어 있고, 그 부분이 친수성(수용성)이다. 그 결과 인지질은 소수성과 친수성을 가지는 양친매성이 되며 생체막의 인지질이중층을 형성한다(그림 I-1-8).

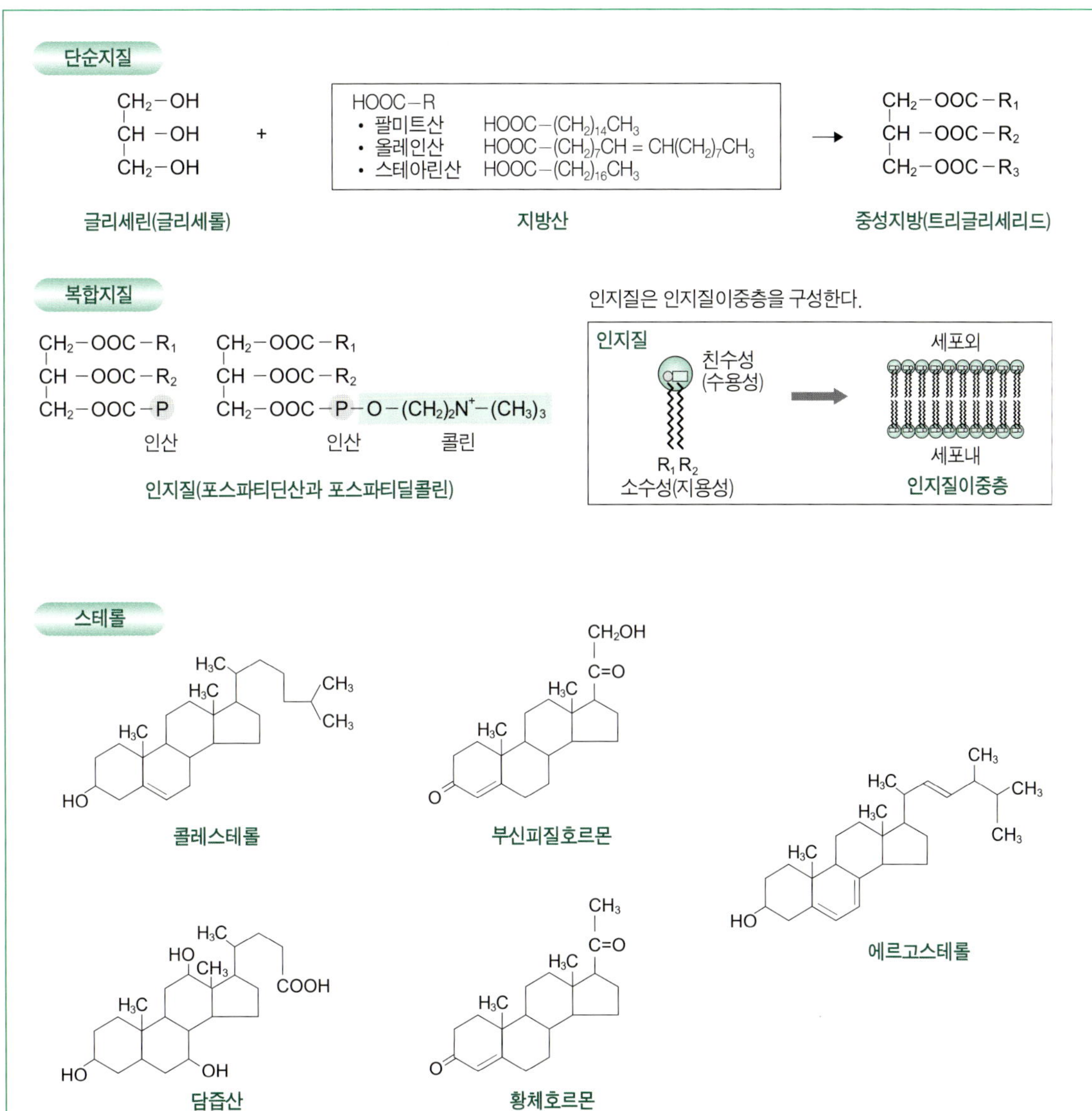

[그림 I-1-8] 지질의 종류

스테롤에는 콜레스테롤, 에르고스테롤(비타민 D 전구체), 담즙산, 스테로이드호르몬(부신피질호르몬이나 성 호르몬 등) 등이 있으며, 생체 내에서 여러 가지 역할을 하고 있다.

4. 단백질의 구조와 역할

단백질은 아미노산이 펩티드 결합한 고분자이다. 단백질을 구성하는 아미노산은 20종의 L-α아미노산으로 α-탄소의 4개의 가지에 아미노기, 카르복실기, 수소, 측쇄(R)가 결합한 공통 구조를 가진다. 아미노산은 서로의 아미노기와 카르복실기가 펩티드 결합이라는 탈수 결합으로 결합하여 긴 사슬의 고분자(펩티드 사슬)가 된다(그림 I-1-9, 10).

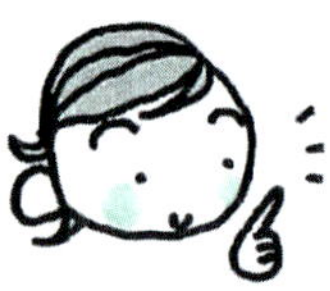

α-탄소
카르복실기(COOH기)가 결합되어 있는 탄소를 α-탄소라고 하며 거기에서 멀어질수록 β-탄소, γ-탄소…라고 부른다. α-아미노산은 α-탄소에 아미노기가 결합해 있으므로 이렇게 불리게 되었다.

단백질의 아미노산 배열수와 배열순서를 1차구조라고 한다. 아미노산 배열이 정해지면 아미노산 측쇄가 서로 영향을 주고 받아 단백질의 여러 곳에서 α-나선구조, α-시트 구조, 삼중나선 구조 등의 입체구조 형태를 띤다. 이것을 2차구조라고 한다. 2차구조는 단백질 전체의 입체구조에 영향을 주며, 단백질에 독자적인 입체구조(3차구조)를 생성한다. 이 단백질이 철 등의 금속을 포함한 소분자(헴 등)와 결합하고 복수 분자가 모여 고도의 기능을 발휘한다(4차구조)(그림 I-1-11).

예를 들면 적혈구에 포함된 산소 운반에 관계하는 헤모글로빈이라는 단백질은 독자적인 입체구조(3차구조) 형태를 띠며, 헴이라고 불리는 철을 포함한 물질과 결합한 2종류의 단백질(α단백질, β단백질)이 2분자씩 모여 4차구조를 형성하고 있다. 4분자의 단백질로 구성되기 때문에 사량체라고 한다. 또한 2차구조, 3차구조, 4차구조를 총칭하여 고차구조라고 한다.

이와 같이 단백질의 성질이나 기능은 1차구조인 아미노산의 배열수와 배열순서에 의해 정해진다. 단백질의 1차구조의 정보는 유전자(DNA)에 기록되어 있다.

20종의 아미노산의 결합으로 생성되는 다양한 단백질은 생체 내에서 여러 가지 역

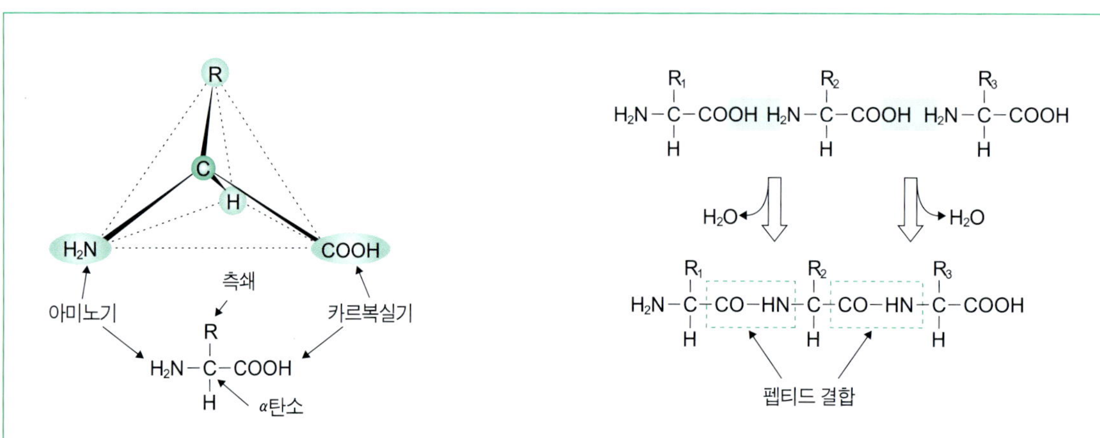

[그림 I-1-9] 아미노산의 기본 구조와 펩티드 결합

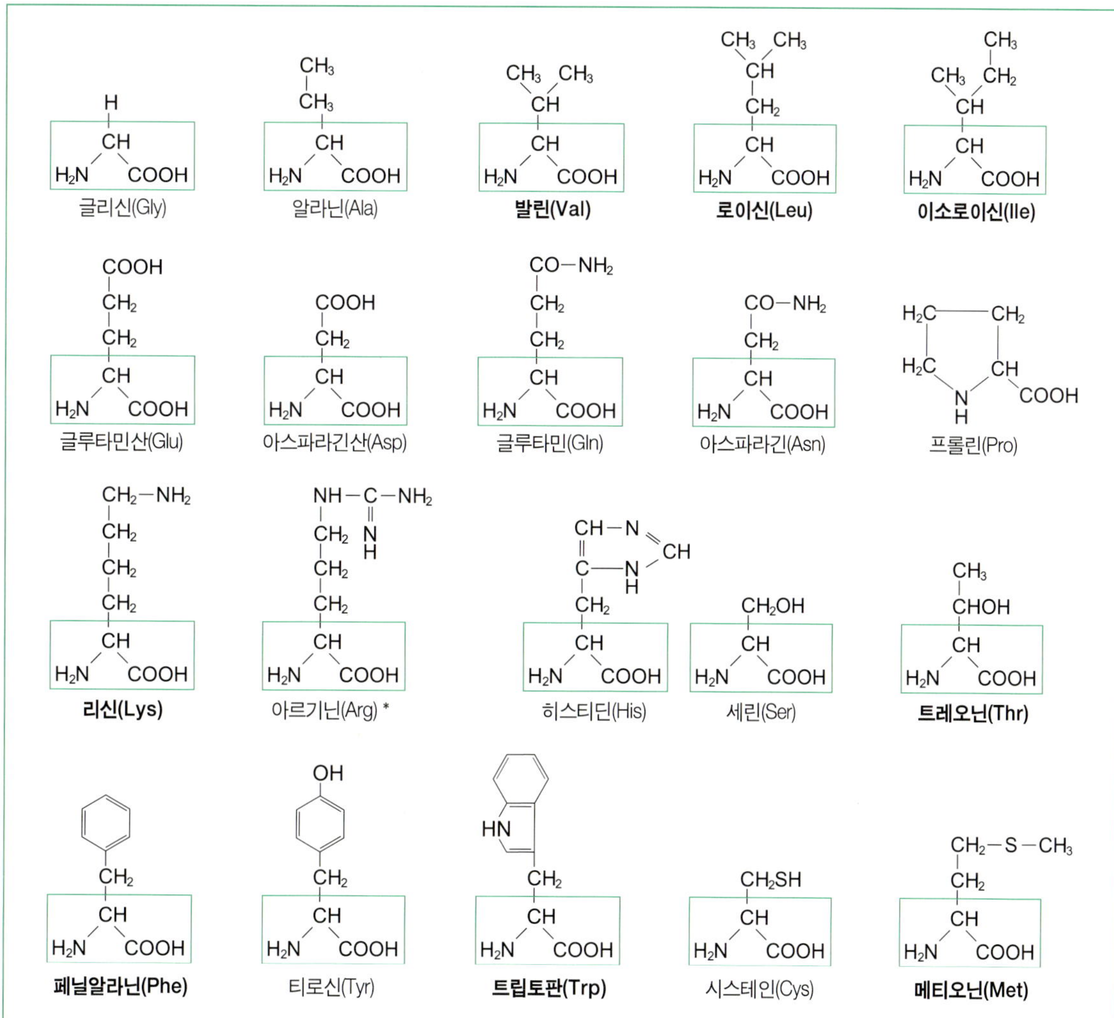

[그림 I-1-10] 아미노산의 종류(□는 공통구조, 진하게 표기-필수 아미노산)
* 조건부 필수 아미노산(유아기)

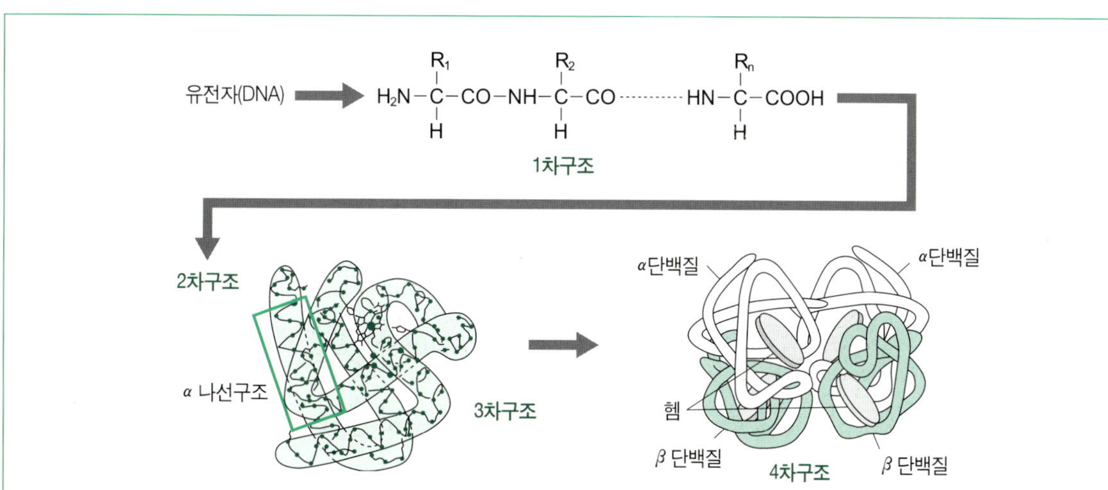

[그림 I-1-11] 단백질의 구조

[표 I-1-1] 단백질의 역할

단백질의 역할	
생체반응의 촉매	효소
생체물질의 수송	헤모글로빈(산소), 트랜스페린(철), 호르몬의 수송 등
생체물질의 저장	미오글로빈(산소), 페리틴(철) 등
생체 방어	면역항체 등
정보전달과 수용	단백질형 호르몬과 그 수용체, 신경전달물질 등
운동	근육 단백질(액틴, 미오신) 등
생체 구성	콜라겐, 엘라스틴, 케라틴

할을 한다(표 I-1-1). 단백질은 신체를 구성하는 구성단백질(콜라겐, 엘라스틴, 케라틴)과 그 외 기능성 단백질로 구분된다.

5. 비타민

비타민은 수용성과 지용성으로 나뉜다. 수용성 비타민(비타민 B_1, 비타민 B_2, 비타민 B_6, 비타민 B_{12}, 니아신, 비타민 C, 엽산, 비오틴, 판토텐산)의 대부분은 효소의 작용을 돕는 보조효소로서 기능한다. 또한 체내에 축적되지 않고 소변으로 배설된다. 지용성 비타민(비타민 A, 비타민 D, 비타민 E, 비타민 K)은 각각 독자적인 기능을 가진다. 체지방 등에 녹아 체내에 축적되기 쉽기 때문에 비타민제 등에 의한 과잉 섭취에 주의할 필요가 있다.

COFFEE BREAK

비타민의 발견과 이름의 유래

각기(Beriberi : 지각이상, 운동마비, 건반사소실, 심계항진, 부종 등의 증상을 가진다)는 일본에 옛날부터 있었던 병으로 메이지 초기 일본 해군은 항해마다 다수의 각기 환자가 발생하였다. 당시의 군의대감 高木兼寬(동경 자혜회 의과대학의 창설자)는 이것이 음식물에서 유래한다고 생각하여 1882~1884년에 실험을 하였다. 각각 약 300명의 병사를 태운 군함 2척에, 1척에는 기존처럼 흰 쌀을 기본으로 한 식량을 주고, 다른 1척에는 흰 쌀의 일부를 보리, 야채, 어류, 육류, 연유로 바꾸어 같은 조건에서 항해를 하였다. 결과는 명백하여 전자의 경우 2/3가 각기에 걸렸으나, 후자는 겨우 14명의 환자만이 발생하였다. 1897년에는 Eijkman이 흰 쌀만으로 새를 키우면 특수한 경련을 일으키고 사망하는데, 미당으로 이에 대한 예방 치료가 가능한 것을 보고하였다.

1910년 鈴木梅太郎은 세계 최초로 미당으로부터 유효물질을 분리하여 그것을 벼의 학명인 oryza에서 따온 오리자닌(oryzanin)으로 명명하였다. 비슷한 시기에 Funk도 비슷한 물질을 발견하였고, 그것이 일종의 아민이었기 때문에 'vita(생명을 의미하는 라틴어)'에 'amine'를 접속하여 'vitamine'이라고 명명하였다(1911년). 그 이후에도 여러 가지 비타민이 발견되었고, 아민이 아닌 것 또한 포함되었다. 1920년 Drummond는 vitamine의 어미인 e를 빼고, 이러한 물질 전체를 'vitamin'이라고 부르기로 하였다.

6. 무기질

인체를 구성하는 무기질은 약 40종류가 있으며, 체내 존재량이 많은 것부터 순서대로 칼슘, 인, 황, 칼륨, 나트륨, 염소, 마그네슘을 다량원소라고 한다. 한편 철, 아연, 구리, 요소, 망간, 코발트, 불소, 셀레늄 등 체내 존재량이 철과 같거나 그 이하인 무기질을 미량원소라고 한다. 생체의 형태 유지나 효소반응에 필요하며, 주된 기능은 골조직이나 치아의 형성, 근육 수축이나 신경 자극, 생체액이나 세포 내의 완충작용, 삼투압 유지, 소화액의 구성성분, 효소의 보조인자, 혈액응고이다. 무기질은 생체를 태우면 재가 되어 남기 때문에 회분이라고도 한다.

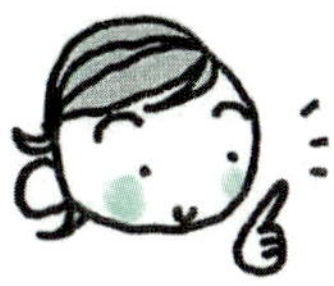

무기질과 유기질

무기질에 대응하는 용어는 유기질이다. 유기질은 탄소를 포함하는 생체 구성물질이며 당질, 지질, 단백질 등 대부분의 생체 구성물질은 유기질에 포함된다. 탄소를 포함하지 않는 물질을 무기질이라고 한다. 한편 이산화탄소(CO_2)나 다이아몬드(C)는 탄소를 포함하지만 관례로서 유기질에 포함하지 않는다.

1장 ◆ 생체 구성요소의 요점

❶ 세포는 생명의 기본 단위이다.

❷ 세포의 크기는 수십 ㎛이며, 세포막에 둘러싸인 여러 가지 세포소기관이 있다.

❸ 세포는 화학물질을 신호로 방출하고, 표적세포는 그것을 수용체로 받아들여 반응한다.

❹ 세포는 분화하여 그 목적에 특화된 기능을 발휘한다.

❺ 물은 생명유지에 불가결하며, 생체의 60%를 차지한다.

❻ pH는 $pH = -\log_{10}[H^+]$로 정의된다($[H^+]$는 몰 농도(M)을 가리킨다).

❼ 생체액은 완충작용을 가지며, 혈액이 pH 7.4로 유지되는 것은 주로 혈액에 포함된 중탄산이온(HCO_3^-)에 의한 것이다.

❽ 영양소는 생체 구성성분과 공통이다. 3대 영양소는 당질, 지질, 단백질이며, 여기에 비타민과 무기질을 더한 것이 5대 영양소이다.

❾ 당질은 탄수화물이라고도 하며 단당, 이당, 다당으로 나뉜다.

❿ 지질은 소수성으로 지용성이며, 저장 에너지원인 중성지방, 생체막의 지질이중층을 구성하는 인지질, 콜레스테롤 등이 존재한다. 또한 지질을 구성하는 지방산에는 포화지방산과 불포화지방산이 있다.

⓫ 단백질은 20종의 L-α 아미노산이 펩티드 결합한 고분자이며 생체 내에서 여러 가지 기능을 가진다.

⓬ 비타민은 수용성과 지용성으로 나뉘며, 수용성 비타민의 대부분은 보조효소로서 작용한다. 지용성 비타민은 각각 독자적인 기능을 가진다.

제 2 장 생체에 있어서의 화학반응

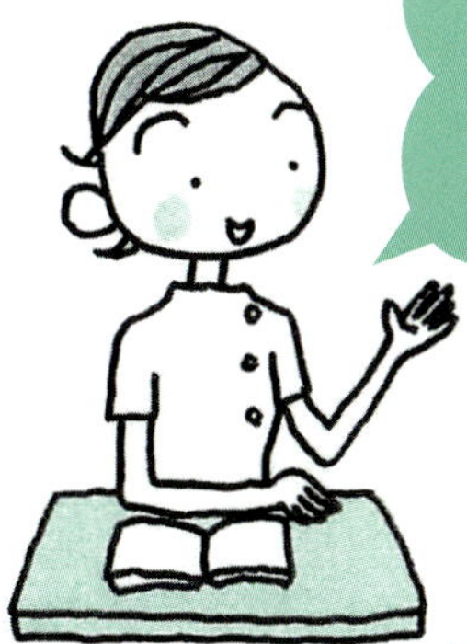

학습목표

❶ 소화기관에서 일어나는 영양소의 소화 · 흡수에 대하여 이해한다.
❷ 산소의 운반과 이산화탄소의 배출에 대하여 이해한다.
❸ 세포 내에서 일어나는 대사(에너지 대사, 분해, 합성)에 대하여 이해한다.

생체는 끊임없이 화학반응을 일으켜 생명을 유지한다. 그 반응은 시험관 내의 반응과 마찬가지로 물리화학의 법칙을 따른다.

우리들은 섭취한 음식물을 소화기관에서 소화하여 불필요한 물질은 배출한다. 소화기관은 외부와 통하기 때문에 엄밀하게 판단하면 체외이며, 결국 소화는 체외에서 이루어진다고 볼 수 있다. 영양소는 소화기관으로부터 흡수되어 체내로 들어온다. 세포로 들어온 영양소는 세포 내에서 분해되어 에너지가 생산된다. 그 과정에서 산소가 소비되고 이산화탄소와 물이 생성된다. 생성된 에너지는 생명 유지와 활동에 이용됨과 동시에 신체 구성에 필요한 물질의 합성에도 사용된다(그림 I-2-1).

1 소화와 흡수

식품을 구성하는 고분자(당질, 지질, 단백질)는 매우 크기 때문에 그대로는 체내로

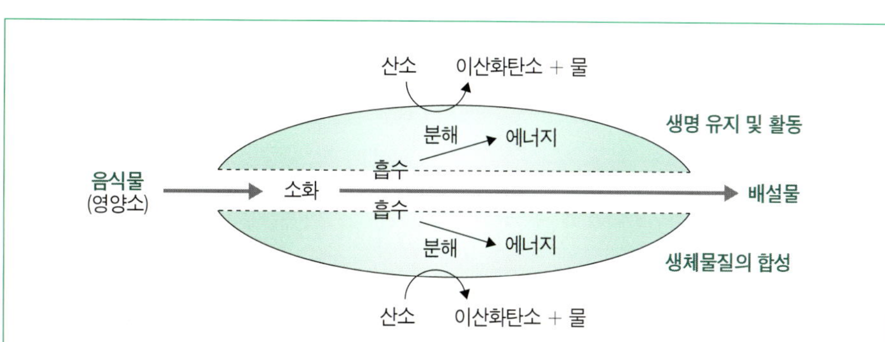

[그림 I-2-1] **생체에서의 소화, 흡수, 대사(에너지 대사, 분해, 합성)**

[표 I-2-1] 각 영양소의 소화효소

분비액(분비량)	소화효소(적정 pH)	당질의 소화	단백질의 소화	지질의 소화
타액 (약 1,500mL/일)	타액 α-아밀라아제 (6.6~6.8)	전분→말토오스 올리고당		
위액 (약 2,500mL/일)	펩신(1.0~2.0) ↑ 염산에 의한 활성화 (펩시노겐)		단백질→펩티드	
	레닌(4.0)		카세인→우유응고	
췌장액 (약 1,500mL/일)	트립신(8.0) ↑ 엔테로펩티다아제 트립신에 의한 활성화 (트립시노겐)		단백질→펩티드	
	키모트립신(8.0) ↑ 트립신에 의한 활성화 (키모트립시노겐)		단백질→펩티드	
	카르복시펩티다아제 ↑ 트립신에 의한 활성화 (프로아미노펩티다아제)		펩티드→저분자 펩티드 아미노산	
	췌장액 α-아밀라아제(7.1)	전분→말토오스 올리고당		
	리파아제(8.0)			중성지방→지방산 모노글리세리드
소장액 (약 500mL/일)	아미노펩티다아제		펩티드→저분자 펩티드 아미노산	
	디펩티다아제		디펩티드→아미노산	
	수크라아제(5.0~7.0)	수크로오스→글루코오스 프룩토오스		
	말타아제(5.8~6.2)	말토오스→글루코오스		
	락타아제(5.4~6.0)	락토오스→글루코오스 갈락토오스		

흡수될 수 없다. 따라서 소화기관에서 분비되는 소화효소에 의해 분해되어 저분자가 된다. 이것을 소화라고 한다(표 I-2-1). 소화로 얻어진 저분자는 소장의 융모막을 통해 체내로 이동한다. 이것을 흡수라고 한다.

1. 당질의 소화와 흡수

당질은 타액 α-아밀라아제나 췌장액 α-아밀라아제에 의해 이당이나 올리고당으로 분해되고, 소장 융모막에 존재하는 수크라아제, 말타아제, 락타아제 등에 의해 단당으로 분해됨과 동시에 혈액으로 흡수된다.

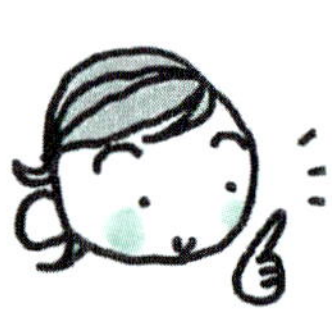

2. 지질의 소화와 흡수

중성지방(트리글리세리드)은 췌장액의 리파아제에 의해 지방산과 모노글리세리드로 분해되어 소장 융모막으로 흡수된다. 간에서 분비되는 담즙은 중성지방의 소화·흡수를 도와준다.

모노글리세리드
중성지방(트리글리세리드)에서 두 곳의 지방산이 분리된 것으로 아실글리세롤이라고도 한다.

지방산과 모노글리세리드는 점막세포 내에서 다시 중성지방이 되고, 나아가 단백질이나 콜레스테롤과 함께 카일로마이크론(지단백)을 형성한다. 카일로마이크론은 림프관에 흡수되어 림프관으로부터 흉관을 거쳐 혈액으로 이동하고 지방세포나 간으로 이동한다. 지방세포에 보내진 중성지방은 저장 에너지원이 된다.

3. 단백질의 소화와 흡수

단백질은 위액의 펩신, 췌장액의 트립신, 키모트립신에 의해 펩티드로 분해되고, 나아가 소장액의 디펩티다아제 등에 의하여 아미노산으로 분해되어 소장 융모막에서 혈액으로 흡수된다. 단백질 소화효소의 대부분은 신체를 구성하는 단백질을 분해하는 일이 없도록 필요에 따라 활성화된다(표 I-2-1).

2 산소의 운반과 이산화탄소의 배출

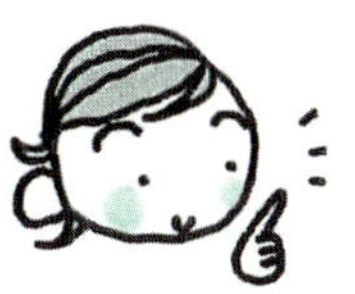

혈구성분
적혈구(약 500만개/1mm^3), 백혈구(4,000~8,000개/1mm^3), 혈소판(15~40만개/1mm^3)으로 구성된다.

혈액은 액체성분(혈장성분)과 세포성분(혈구성분)으로 구성된다. 영양소는 소화 · 흡수된 후 혈액의 혈장에 녹아 온몸의 세포로 운반된다. 한편 영양소로부터 에너지를 생산하기 위해 필요한 산소는 혈구성분의 한 종류인 적혈구에 의해 운반된다.

적혈구는 헤모글로빈을 대량으로 보유하고 있다. 헤모글로빈은 글로빈에 헴이 결합한 단백질 4분자로 구성(사량체)되어 있다. 헴 1분자에는 Fe^{2+}가 1개 포함되어 있으며, 산소는 Fe^{2+}에 결합되어 운반된다. 헤모글로빈 1분자는 4분자의 산소를 결합할 수 있다. 적혈구의 헤모글로빈은 산소분압이 높은 폐(100mmHg)에서 산소를 받아서 산소분압이 낮은 말초조직(20~40mmHg)으로 산소를 방출한다(그림 I-2-2).

조직의 호흡에 의해 생성된 이산화탄소는 적혈구에 들어가 적혈구가 가진 탄산탈수효소에 의해 탄산이 되고, 이 때 생성된 수소이온에 의해 헤모글로빈으로부터 산소가 방출된다. 혈액이 폐에 도달하면 산소분압이 올라가 모든 반응이 역으로 진행되어 이산화탄소가 폐로부터 배출된다(그림 I-2-2).

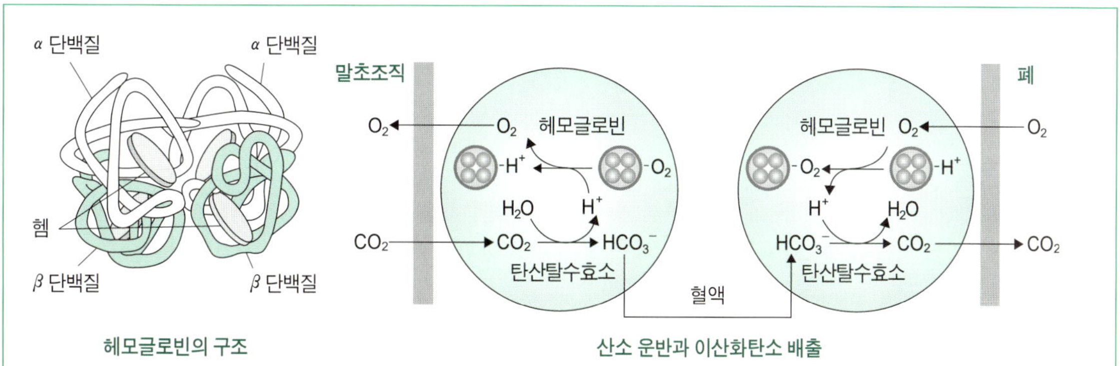

[그림 I-2-2] 헤모글로빈의 구조와 산소 운반 및 이산화탄소 배출

❸ 대 사

생체 내에서 일어나는 화학반응을 대사라고 한다. 대사는 효소에 의해 일어난다. 세포는 체내에 흡수된 물질을 받아들여 효소의 작용으로 분해하고, 이 과정에서 에너지를 얻는다. 얻은 에너지는 생명유지나 활동에 사용됨과 동시에 생체 구성물질의 합성에도 사용된다. 에너지의 생성과 이용에 관한 일련의 과정을 에너지 대사라고 한다.

1. 효소의 역할

효소는 단백질로 구성되어 있으며 화학반응의 속도를 높이는 촉매작용을 한다. 열쇠와 자물쇠의 관계처럼 효소의 활성 중심에 결합한 기질은 촉매작용을 받아서 생성물이 된다. 효율적인 효소반응이 이루어지기 위해서는 기질과 효소의 활성 중심과의 결합을 도와 주는 보조효소나 금속이온이 필요하다(그림 I-2-3).

효소마다 촉매하는 대사반응이 정해져 있으며 기질을 엄격하게 구별한다. 이것을 기질특이성이라고 한다. 효소마다 적정 pH와 적정 온도는 다르지만 대부분의 효소는 중성 pH이면서 체온과 비슷한 온도에서 잘 기능한다.

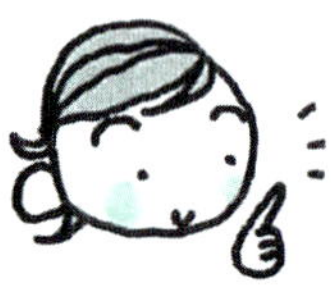

촉매작용
촉매는 화학반응의 속도를 빠르게 하지만, 화학반응의 평형을 바꾸지는 않는다. 반응이 평형이 될 때까지의 시간을 단축시킬 뿐이다. 더욱이 촉매는 기질을 생산물로 변화시키지만 자신은 변화하지 않기 때문에 소량으로도 효과적으로 기능을 하게 된다. 촉매는 화학반응의 '중매인'으로 볼 수 있다. 연결(반응)은 권하지만 자신은 타인의 의견에 영향을 받지 않는(자신은 변하지 않는) 것처럼 매우 냉정한 인연을 만들어 가고 있다고 할 수 있다.

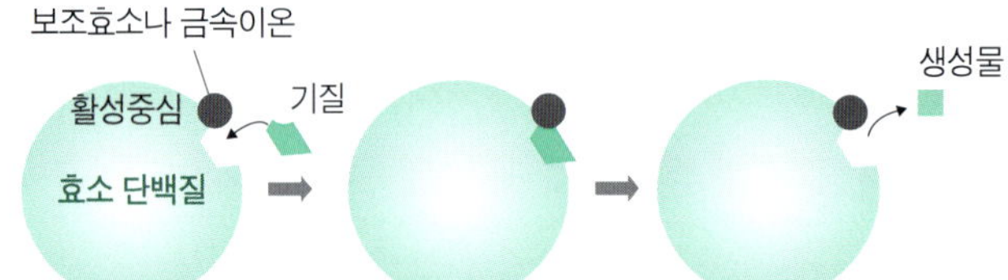

[그림 I-2-3] 효소

2. 에너지 대사와 아데노신3인산(ATP)

세포내에서 대사, 즉 효소라는 촉매에 의한 화학반응으로 영양소가 분해되면 영양소에 포함된 에너지가 방출된다. 이 에너지의 대부분은 ATP에 저장된다(그림 I-2-4). ATP는 고에너지 인산 결합에 화학에너지를 축적한 비교적 작은 분자이며, ATP가 ADP나 AMP로 분해될 때의 화학에너지를 이용하여 여러 가지 생명활동이 이루어진다. 생명활동에 필요한 여러 가지 반응에 에너지를 공급하기 때문에 에너지 화폐라고도 불린다. 생체 내에서는 Mg^{2+}와 복합체를 형성하고 있다.

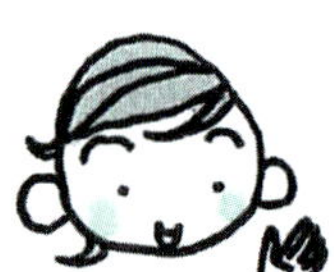

ATP, ADP, AMP
ATP는 아데노신(Adenosine: A)에 3개의 인산(phosphate: P)이 결합된 것이다. 그리스어로 3개를 나타내는 접두어는 tri-이므로 Adenosine Tri-Phosphate (ATP)라고 한다. ADP는 인산이 2개(di-), AMP는 인산이 1개(mono-) 결합되어 있다.

ATP가 만들어지는 방법에는 두 가지가 있다. 하나는 물질의 분해과정에서 방출되

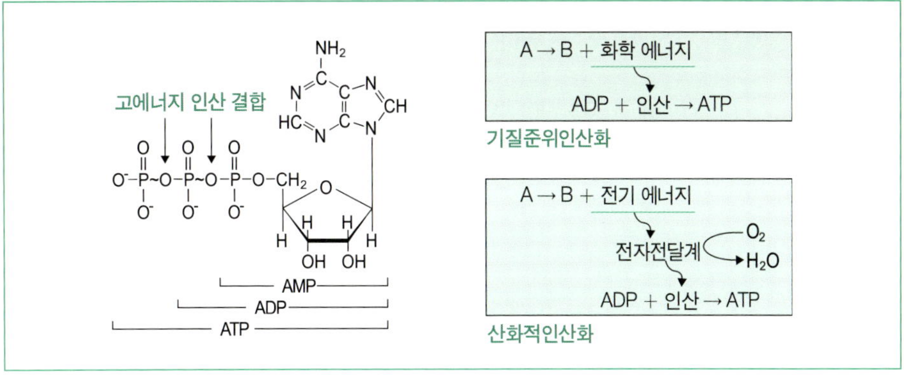

[그림 I-2-4] **아데노신3인산(ATP)과 ATP 생산기구**

는 화학에너지를 직접 수용하여 ATP를 합성하는 것으로 기질준위인산화라고 한다. 또 다른 하나는 물질 분해에 사용되는 전기 에너지를 전자 전달계를 통하여 ATP 합성에 이용하는 것으로 산화적인산화라고 한다(그림 I-2-4). 이 과정에서 산소가 소비되고 물이 생산된다.

COFFEE BREAK

대사증후군

배둘레 남성 85cm 이상, 여성 90cm 이상으로 ① 혈압 130/85mmHg 이상, ② 혈중지방 : 중성지방 150mg/dL이상 또는 HDLc 40mg/dL 미만, ③ 혈당 110mg/dL 이상의 세 가지 항목 중에서 두 가지 이상을 충족한 사람을 '대사증후군' 이라고 명명하였다(일본 비만학회, 2005년).

중성지방이 많으면 내장지방이 늘어난다는 점에서 신체에 나쁘다는 것은 이해가 가지만, 같은 지방인 HDLc가 낮으면 문제가 된다는 것이 흥미롭다. HDLc는 HDL(고비중 리포 단백질)이라는 물질에 결합한 콜레스테롤을 말하는 것으로 혈관에 부착된 콜레스테롤을 제거하는 효과가 있어 '좋은 콜레스테롤' 로도 불린다.

대사증후군의 진단기준에 대해서는 아직 논의가 더 필요한 것 같지만, 비만이 고혈압이나 당뇨병과 함께 동맥경화를 촉진하고 심근경색 등의 심혈관질환의 위험률을 높인다는 것은 부정할 수 없는 것이다.

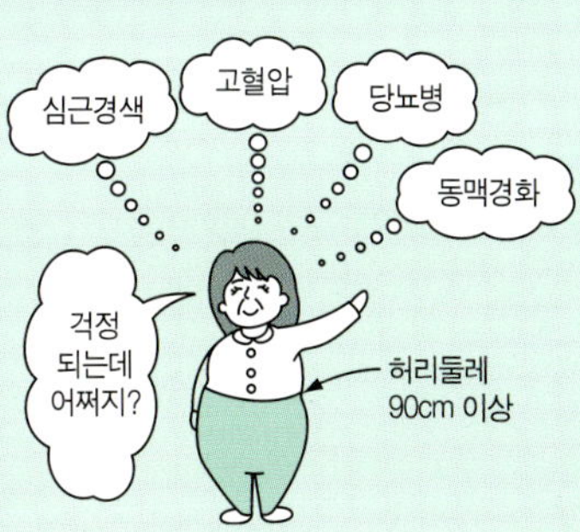

2장 ◆ 생체에 있어서의 화학반응의 요점

❶ 소화기관에서 음식물을 구성하는 고분자(당질, 지질, 단백질)를 소화하고 소화로 얻어진 저분자는 소장 융모막을 통해 체내로 흡수된다.

❷ 산소는 적혈구의 헤모글로빈과 결합하여 조직으로 운반되고 생성된 이산화탄소는 탄산탈수효소의 작용으로 탄산이 되고, 폐에서 다시 이산화탄소로 전환되어 배출된다.

❸ 당질은 단당까지 소화되어 소장에서 혈액으로 흡수된다.

❹ 지질은 지방산과 모노글리세리드까지 소화되며, 소장에서 림프관에 흡수되어 림프관에서 흉관을 거쳐 혈액으로 이동한다.

❺ 단백질은 아미노산 상태까지 분해되며 소장에서 혈액으로 흡수된다.

❻ 생체 내, 특히 세포 내의 화학반응을 대사라고 한다.

❼ 효소는 화학반응의 반응속도를 높이는 촉매작용을 하며, 기질특이성을 가진다.

❽ 에너지의 생성과 이용에 관련된 일련의 화학반응을 에너지 대사라고 한다.

❾ 대사에 의해서 얻어진 에너지는 ATP에 저장된다.

❿ ATP는 고에너지 인산 결합을 가진 저분자이며, 에너지 화폐라고도 불린다.

⓫ ATP는 기질준위인산화 및 산화적인산화로 생성된다.

제 3 장 당질과 지질의 대사 – 주요 에너지 기질 –

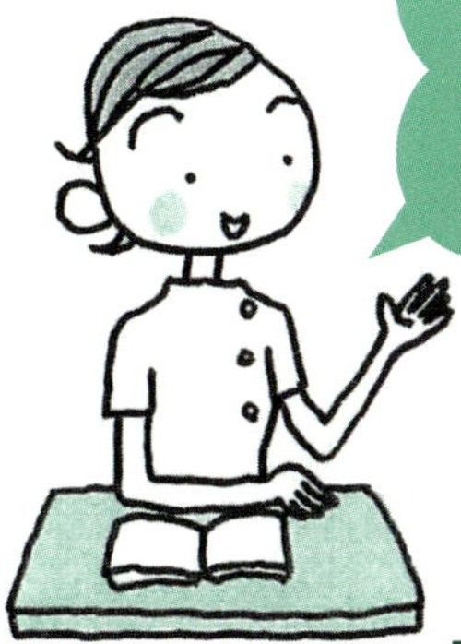

학습목표

❶ 에너지 대사를 이해한다.
❷ 주요 에너지 기질인 당질의 대사를 이해한다.
❸ 주요 에너지 기질인 지질의 대사를 이해한다.

1 에너지 대사

에너지 대사란 3대 영양소인 당질, 지질, 단백질이 음식물로 체내에 섭취되어 효소의 활동에 의해 운동 에너지나 체온 유지 등의 에너지원으로 이용되는 과정을 말한다. 건강한 사람에게 있어서 당질과 지질은 중요한 에너지원이며, 단백질은 에너지원

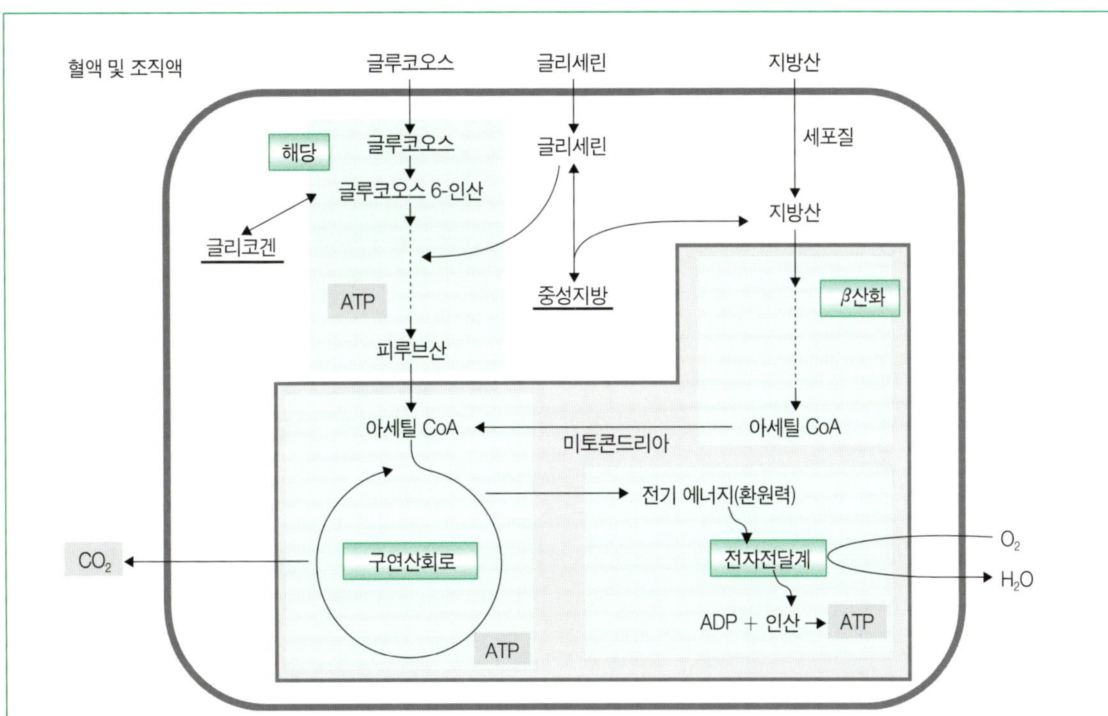

[그림 I-3-1] 에너지 대사의 개념도

보다는 신체의 구성성분으로 사용된다.

식사 중처럼 에너지 기질이 충분하게 공급되고 있을 때에는 당질과 지질도 체내에 축적이 된다. 글루코오스는 글리코겐으로 변환되어 간이나 근육에 저장되고 지방산은 중성지방으로 변환되어 체내의 지방세포에 축적된다.

식간 시간처럼 에너지 수요가 높아지면 글리코겐은 글루코오스로, 중성지방은 글리세린과 지방산으로 분해되어 에너지 기질로 이용된다(그림 I-3-1). 글루코오스는 구연산회로와 전자전달계라는 일련의 대사과정을 거쳐서 에너지(ATP)를 생성한다. 이 과정에서 산소를 소비하고 이산화탄소와 물을 방출한다. 지방산은 β-산화를 거쳐 구연산회로에 합류하고, 글리세린은 해당과정에 합류하여 대사를 거쳐 에너지(ATP)를 생성한다.

이러한 대사과정 중 해당과정 · 글리코겐 합성이나 분해 · 중성지방 합성과정은 세포질에, 구연산회로 · 전자전달계 · β-산화는 미토콘드리아에 존재한다.

2 당질 대사와 에너지 생성

1. 해당과정 (그림 I-3-2)

세포에 흡수된 글루코오스는 글루코오스 1분자당 2분자의 ATP에 의해 인산화되어(반응 ①, ③) 프룩토오스 1,6-인산이 되고 이어서 글리셀알데히드 3-인산과 디히드록시아세트인산으로 분해된다(반응 ④). 이 과정에서 탄소 6원자의 6탄당인 글루코오스는 탄소 3원자의 3탄당 2분자가 된다. 디히드록시아세트인산은 글리셀알데히드 3-인산으로 변하기 때문에(반응 ⑤) 이후 2분자의 글리셀알데히드 3-인산이 대사된다.

2분자의 글리셀알데히드 3-인산은 또다시 대사를 거쳐 최종적으로 2분자의 피루브산이 된다. 이 과정에서 인산이 ADP에 전달되어 합계 4분자의 ATP가 생성된다(반응 ⑦, ⑩). 이처럼 대사물질에 포함된 인산이 ADP에 직접 전달되어 ATP가 생성되는 것을 기질준위인산화에 의한 ATP 합성이라고 한다. 최초의 과정에서 2분자의 ATP가 소비되었기 때문에 2분자의 ATP를 얻은 것이 된다. 나아가 글리셀알데히드 3-인산이 산화되는 과정에서 전기 에너지(환원력)를 얻어 2분자의 NADH + H^+가 생성된다(반응 ⑥). 여기까지의 대사과정을 해당과정이라고 한다. 산소를 필요로 하지는 않으며 반응은 모두 세포질에서 이루어진다.

산소가 충분할 경우에는 이어서 피루브산은 아세틸 CoA가 되어 구연산회로에서, NADH + H^+는 전자전달계에서 대사된다. 한편 산소가 부족한 경우 구연산회로나 전자전달계는 기능하지 않는다. 그 결과 피루브산은 NADH + H^+로 환원되어 유산(젖산)이 된다.

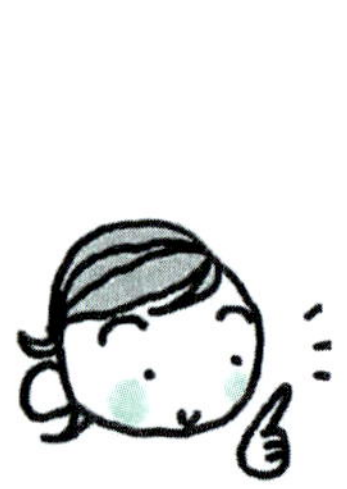

NAD^+
비타민의 일종인 나이아신의 유도체로 산화환원반응의 하나인 탈수소반응의 촉매효소(탈수소효소)의 보조효소이다. 효소반응으로 환원력을 얻은 경우 NAD^+는 NADH + H^+로 환원되고, 반대로 기질에 환원력을 준 경우 NADH + H^+는 NAD^+로 산화된다.

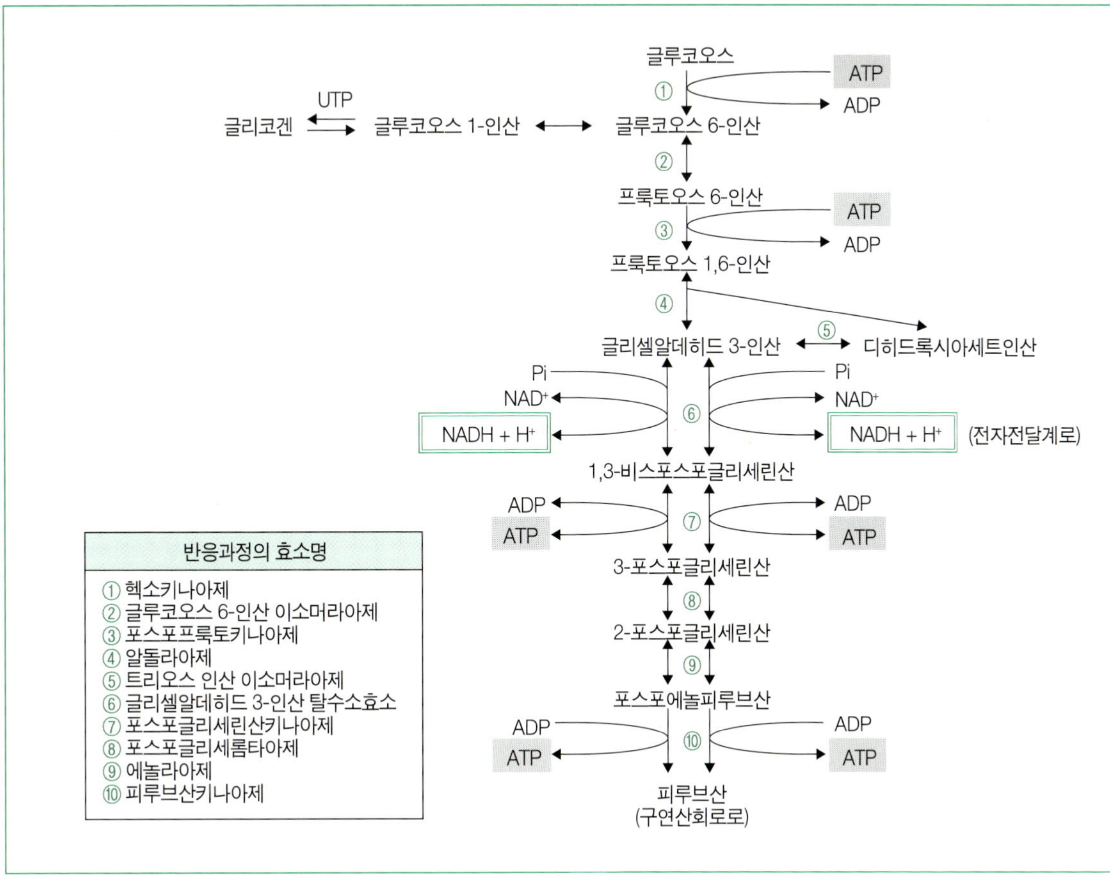

[그림 I-3-2] **해당과정과 글리코겐 대사**

2. 글리코겐의 합성과 분해

식사 때처럼 글루코오스가 과잉 공급될 경우에는 글루코오스 6-인산에서 글루코오스 1-인산을 거쳐 글루코오스의 다당인 글리코겐이 합성된다(그림 I-3-2). 이때 합성 에너지로 ATP에서 유래한 UTP가 사용된다. 글리코겐은 간이나 근육세포에 저장되었다가 식간 등 에너지를 필요로 하는 경우에 분해되어 다시 해당과정에 합류하여 대사된다.

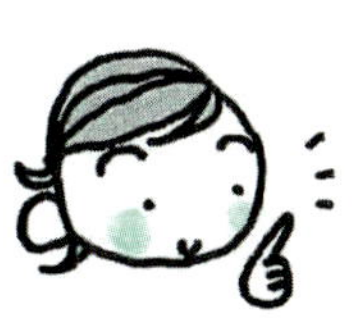

FAD
비타민 B_2의 유도체이며, NAD^+와 마찬가지로 산화환원반응을 촉매하는 효소의 보효소이다. 환원력을 얻었을 경우 FAD는 $FADH_2$로 환원되고, 반대로 환원력을 준 경우에는 $FADH_2$는 FAD로 산화된다.

3. 피루브산으로부터 아세틸 CoA의 생산과 구연산회로

해당과정에서 얻어진 피루브산은 1분자의 NADH + H^+(환원력)와 1분자의 이산화탄소를 생산하고 아세틸 CoA가 된다(반응 (A))(그림 I-3-3).

아세틸 CoA는 옥살로아세트산과 축합하여 구연산이 되어(반응 ①) 구연산회로에 들어간다. 구연산회로를 한 바퀴 도는 동안 2분자의 이산화탄소(반응 ③, ④), 3분자의 NADH + H^+(환원력)(반응 ③, ④, ⑧) 및 1분자의 $FADH_2$(환원력)(반응 ⑥)가 생산되고 다시 옥살로아세트산으로 돌아간다. 반응 ⑤에서는 GTP를 거쳐 1분자의 ATP가 기질준위인산화에 의해 생산된다.

이 과정을 통하여 피루브산은 완전히 이산화탄소와 환원력으로 분해된다. 환원력(NADH + H^+, $FADH_2$)는 이어서 전자전달계에서 대사된다.

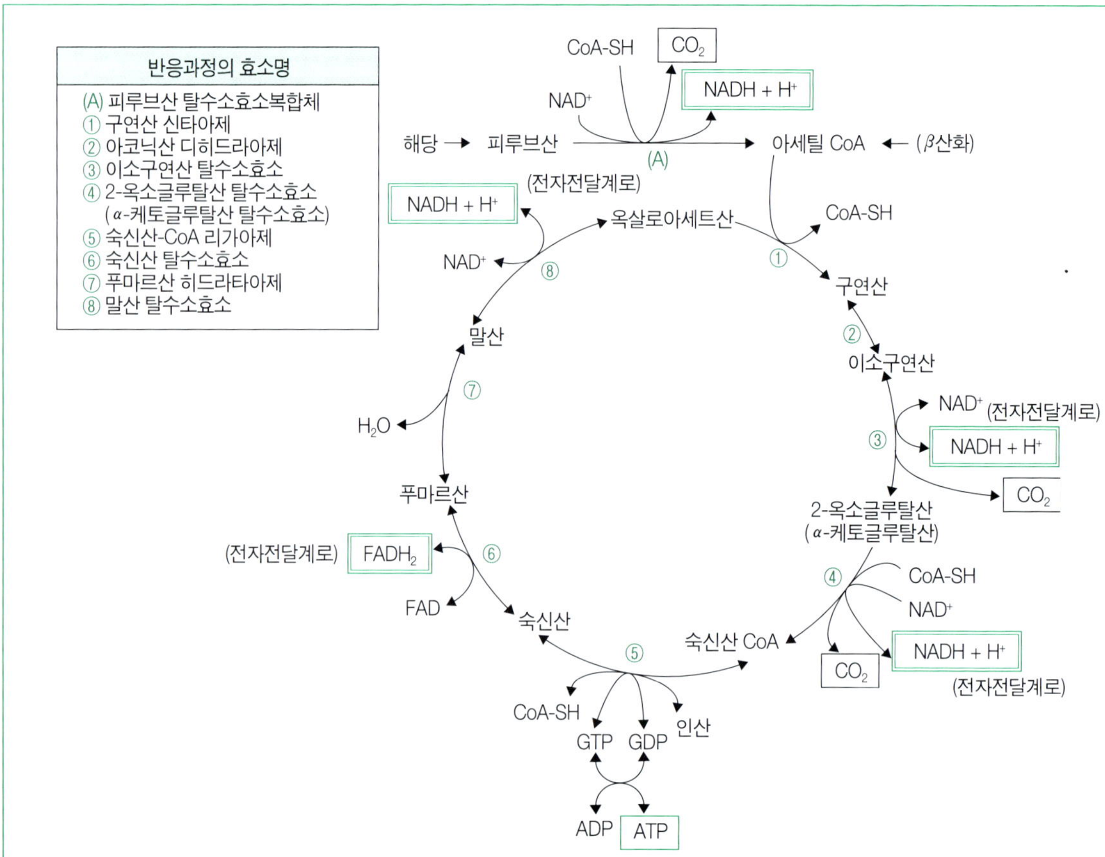

[그림 I-3-3] 피루브산으로부터 아세틸 CoA의 생산과 구연산회로

COFFEE BREAK

산화와 환원

원래 산화란 '물질이 산소와 결합하는 것' 환원이란 '물질이 산소를 빼앗기는 것' 을 의미하였다. 이후 산소의 수수(授受)보다는 수소의 수수를 보는 쪽이 예외 없이 설명할 수 있다는 것이 알려져 산화란 '수소를 빼앗기는 것', 환원이란 '수소가 주어지는 것' 이라고 이해되기 시작하였다. 수소를 수수할 경우에는 전자의 수수가 이루어진다는 점에서 현재는 산화란 '전자를 빼앗기는 것', 환원이란 '전자가 주어지는 것' 이라고 정의되고 있다. 물질이 산화되어 전자를 빼앗길 때 방출되는 에너지는 전기 에너지로 「환원력」이라고 불린다.

4. 전자전달계

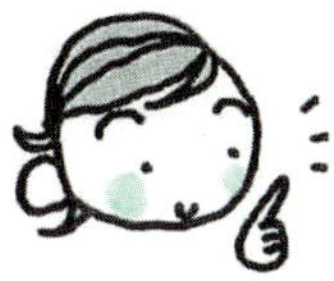

'약' 의 의미
해당과정과 구연산회로에서는 기질준위인산화로 ATP가 생성되는데 그 과정에서 1분자의 반응에 따라 생성된 ATP 양은 정확하게 1분자이다. 그러나 전자전달계에서 일어난 산화적인산화에는 1분자의 NADH + H^+와 $FADH_2$에서 생성된 ATP 양은 정확하게 정해지지 않고 '약'이 붙는다. 이것은 NADH + H^+와 $FADH_2$의 환원력으로 만들어진 수소이온 농도는 주변 환경의 영향을 받기 쉽기 때문이다.

해당과정, 피루브산의 산화 및 구연산회로에서 얻어진 환원력은 전자전달계에 전달된다. 전자전달계는 미토콘드리아의 내막에 존재하는 일련의 효소군이며, 받아들인 환원력의 에너지를 이용하여 외막과 내막 틈새의 수소이온을 퍼내어 내막을 경계로 하여 수소이온 농도구배를 구성한다(그림 I-3-4). 환원력은 최종적으로 산소와 결합하여 물이 된다($NADH + H^+ + 1/2\ O_2 \rightarrow NAD^+ + H_2O$; $FADH_2 + 1/2\ O_2 \rightarrow FAD + H_2O$).

수소이온은 농도가 높은 쪽에서 낮은 쪽을 향하여 ATP 합성효소계를 지나고, 이 과정에서 ATP가 합성된다. 이 ATP 합성과정을 산화적인산화라고 하며, 1분자의 NADH + H^+에서 약 3분자, 1분자의 $FADH_2$에서 약 2분자의 ATP가 합성된다.

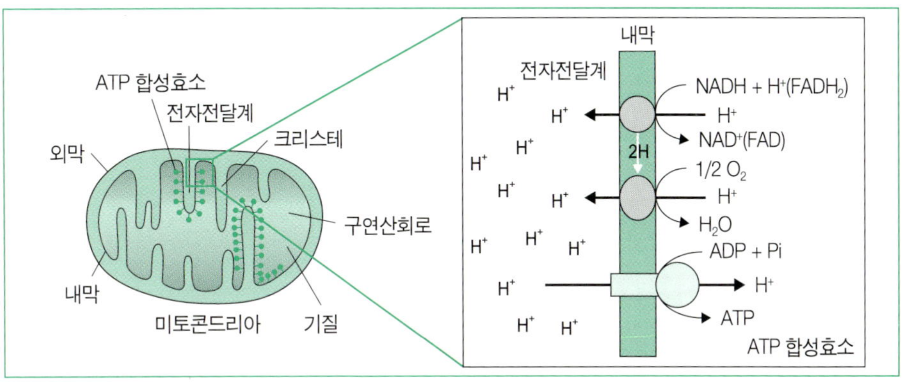

[그림 I-3-4] **전자전달계**

5. 당질의 대사에 의해 얻어지는 에너지량

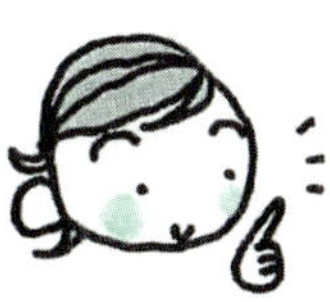

NADH의 수송 코스트
해당과정에 의해 생산된 NADH + H^+는 세포질로부터 전자전달계에 있는 미토콘드리아에 들어가야 한다. NADH + H^+는 미토콘드리아를 둘러싼 생체막을 통과할 수 없기 때문에 다른 물질에 환원력을 전달하여 미토콘드리아 내부로 전달할 수 밖에 없다. 이 과정에서 환원력은 어느 정도 소실되고, ATP 생산 효율도 어느 정도 떨어질 수 밖에 없다.

1분자의 글루코오스는 해당과정, 피루브산의 산화, 구연산회로 및 전자전달계를 거쳐 최종적으로 6분자의 산소를 소비하고 6분자의 이산화탄소와 6분자의 물이 된다($C_6H_{12}O_6 + 6O_2 \rightarrow 6H_2O + 6CO_2$).

이 과정에서 해당과정에서는 플러스 마이너스 2분자의 ATP가, 구연산회로에서는 2분자의 아세틸 CoA에서 2분자의 ATP가 기질준위인산화에 의해 생성된다(표 I-3-1). 나아가 해당과정에서 얻어진 2분자의 NADH + H^+, 2분자의 피루브산의 산화로 얻은 2분자의 NADH + H^+, 구연산회로에서 얻은 6분자의 NADH + H^+와 2분자의 $FADH_2$의 환원력이 전자전달계에 전달된다. 전자전달계에서는 산화적인산화에 의해 1분자의 NADH + H^+에서 약 3분자, 1분자의 $FADH_2$에서 약 2분자의 ATP가 생성되어 합계 약 34분자의 ATP가 생성된다.

이렇게 하여 글루코오스 1분자로부터 합계 약 38분자(4분자 + 약 34분자)의 ATP가 생성된다는 계산이 나오지만, 세포의 종류와 세포가 놓인 환경에 따라 그 수는 달라진다.

[표 I-3-1] 글루코오스 1분자로부터의 ATP 생산량

대사경로	ATP 생산량(반응)	환원력(반응) → 전자전달계의 ATP 생산량
해당과정 글루코오스 → 2 × 피루브산	−1 (1 × ①) −1 (1 × ③) +2 (2 × ⑦) +2 (2 × ⑩)	+2 × NADH + H^+ (2 × ⑥) → 약 6
피루브산의 산화 2 × 피루브산 → 2 × 아세틸 CoA + 2 × CO_2		+2 × NADH + H^+ (2 × (A)) → 약 6
구연산회로 2 × 아세틸 CoA → 2 × 3 × CO_2	+2 (1 × ⑤)	+2 × NADH + H^+ (2 × ③) → 약 6 +2 × NADH + H^+ (2 × ④) → 약 6 +2 × $FADH_2$ (2 × ⑥) → 약 4 +2 × NADH + H^+ (2 × ⑧) → 약 6
ATP 생산량(소계)	4	약 34

○ 안의 숫자는 그림 I-3-2, 3의 효소명에 대응한다.

COFFEE BREAK

동·식물과 지구 온난화

동물 세포는 당질이나 지질을 대사 분해하여 에너지를 얻지만, 당질과 같은 에너지원은 도대체 어떻게 만들어졌을까?

지구에 생명이 탄생한 것은 지금부터 약 40억 년 전이라고 하는데 당시에는 당질과 같은 양질의 영양소는 그다지 많지 않았다. 생명의 탄생으로부터 오랜 시간이 지난 약 32억 년 전「엽록체」라는 소기관이 생겨난다. 엽록체는 태양의 빛 에너지로 이산화탄소와 물로부터 당질을 합성하는「광합성」을 할 수 있었다. 태양전지와 화학 합성공장이 합체한 것과 같은 획기적인『발명』이었다. 이때 처음으로 당질의 대량 생산이 가능해졌고, 광합성을 하는 생물은「식물」로서 지구상에서 번성하기 시작하였다. 또한 광합성 과정에서 산소가 대량으로 발생하고, 이윽고 대기 중의 산소농도가 증가하여 현재의 산소농도(21%)에 이르렀다.

인류는 동물 세포의 후예로서 식물 세포가 만들어낸 대량의 당질을 영양원으로 살아가고 있다. 당질의 대사분해 과정은 광합성과는 반대의 반응, 곧 산소를 이용하여 당질을 분해하고 에너지를 획득하며 이산화탄소와 물을 배출한다. 나아가 인류는 고도의 문명을 만들어내어 화석연료를 대량 소비함으로써 풍족한 생활을 할 수 있게 되었으나, 동시에 대량의 이산화탄소를 배출하게 되었다.

지금 지구 온난화가 큰 이슈가 되고 있다. 그 원인에 대해서는 아직 충분히 해명되지 않았지만 지구 온난화와 더불어 이산화탄소가 늘어나고 있는 것은 사실이다. 대기 중 산소의 예와 같이 지구환경에 대한 생물의 영향이 크다는 것을 잊어서는 안 될 것이다. 이산화탄소를 흡수하고 당질이라는 우리에게 필요 불가결한 영양소를 만들고, 산소까지 생성해 주는 식물을 우리는 조금 더 이해하고 소중히 할 필요가 있다.

그들은 말이 없고 움직이지 않는다. 하지만 지구의 환경을 그 근본부터 지탱하고 있는 것이다.

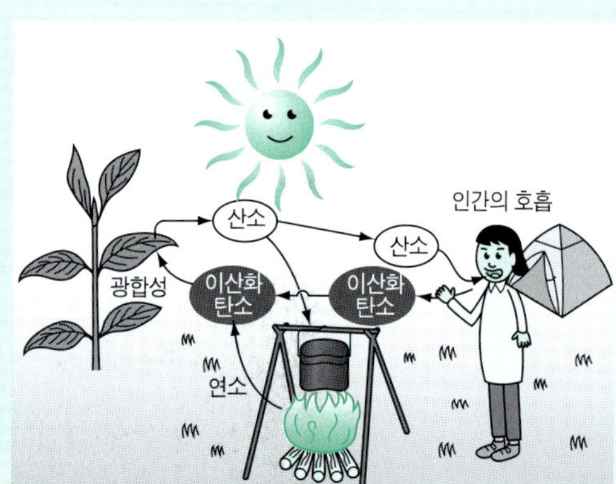

COFFEE BREAK

이름으로 보는 생화학 연구의 역사 – 해당과정과 구연산회로 –

해당과정의 전체 해명은 수많은 생화학자에 의해서 이루어졌다. 그 중에서도 독일의 생화학자 Embden과 Meyerhof의 공헌이 큰 부분을 차지하여 해당과정을 Embden-Meyerhof 경로라고 부르는 경우가 많다. 또한 글리코겐 대사에 대한 공헌이 지대한 폴란드의 생화학자 Parnas를 추가하여 Embden-Meyerhof-Parnas 경로라고 부르는 경우도 있다.

한편, 구연산회로는 발견자의 이름으로부터 Krebs 회로라고도 불린다. 또한 구연산과 그 유도체인 이소구연산은 그 분자구조에 카르본산(－COOH)을 3개 가지는 트리카르본산(Tri-Carbonic Acid; TCA)이기 때문에 TCA 회로라고도 불린다.

COFFEE BREAK

기아 대응형 인류와 다이어트

인류의 역사는 기아와의 싸움이라고도 할 수 있다. 그런 가운데 우리의 신체는 다가올 기아에 대비하여 에너지를 저장하는 구조를 진화시켜 왔다. 글리코겐과 지질은 둘 다 저장 에너지원이지만, 글리코겐이 간이나 근육이라는 한정된 조직에만 저장되는 것에 비하여 지질은 신체의 어느 곳에도 저장이 가능하고, 단위 중량당 에너지 발생량도 당질의 약 2배이다(당질 1g당 4kcal에 비하여, 지질 1g 당 9kcal). 지질 저장을 기아 대책의 최우선으로 하는 것은 매우 합리적이라고 할 수 있다. 지질을 저장하는 것, 즉「뚱뚱해진다」는 것은 인류의 생명을 연장하기 위한 중요 과제였던 것이다.

포식의 시대라고 일컬어지는 수십 년, 선진국에 살고 있는 우리는 지금까지 경험한 적이 없는 풍부한 식품에 둘러싸여 필요 이상의 지질을 축적하고「비만」이라는 현대병에 걸려가고 있다. 게다가 식량의 확보가 곤란했던 시대에는 수렵이나 음식물을 얻기 위해 싫어도 운동을 해야 했던 것에 비해, 문명의 진보로 인하여 음식물을 쉽게 얻을 수 있게 되면서 점차 운동량도 줄어들고 있다. 이것이 비만에 박차를 가하고 있다. 기아의 시대가 길었던 인류에게 있어서 다이어트는 그리 쉬운 일이 아닌 것이다.

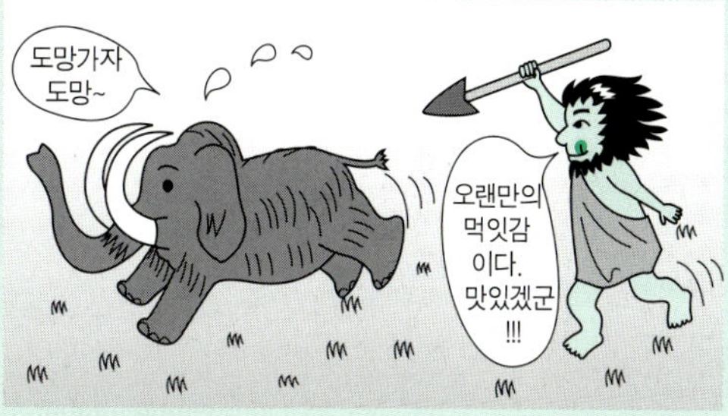

3 지질 대사와 에너지 생성

1. 지방산의 산화(β 산화)

지방산은 카르니틴과 결합하여 미토콘드리아로 이동한 후 β위의 탄소가 2회 산화하여 환원력(NADH + H^+와 $FADH_2$)이 생성된 후 아세틸 CoA가 생성된다. 이 과정에서 지방산은 탄소 2원자가 줄어들고, 새로이 β위 탄소가 산화되는 것이다. 이것을 반복함으로써 지방산은 아세틸 CoA를 생성하면서 탄소 2원자씩 줄어들어 최종적으

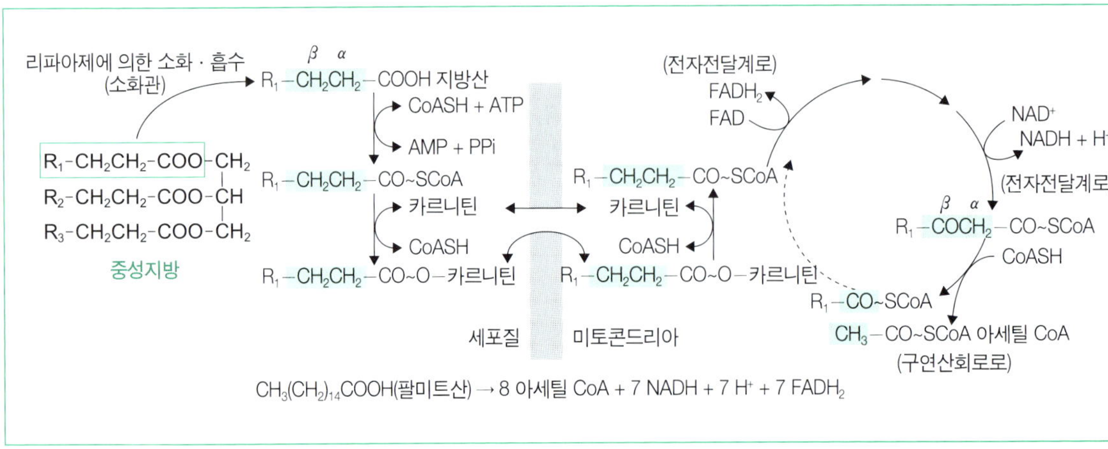

[그림 I-3-5] **지방산의 대사(β산화)**

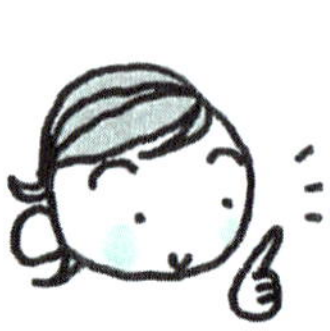

로 자기 자신이 아세틸 CoA가 되어 반응이 종료된다. 이 과정을 β산화라고 한다. 아세틸 CoA는 구연산회로에, 환원력은 전자전달계에 보내져 대사가 이루어진다(그림 I-3-5).

β 산화
카르복실 결합을 가진 탄소로부터 2번째 탄소(β 위의 탄소)의 산화를 의미한다. 카르복실기에서 가장 멀리 떨어진 탄화수소의 마지막 탄소는 ω위의 탄소(ω는 그리스 문자의 마지막 글자 : 오메가)라고 부른다.

2. 지방산의 산화에 의해 얻을 수 있는 에너지량

지방산으로부터 얻을 수 있는 에너지량은 지방산이 가진 탄화수소의 길이에 따라 다르다. 팔미트산의 경우 7회의 β산화로 7분자의 아세틸 CoA가 생성되고 자기 자신도 최종적으로 아세틸 CoA가 되기 때문에 총 8분자의 아세틸 CoA가 생성된다. 또한 그 과정에서 7분자의 NADH + H^+와 $FADH_2$가 각각 생성된다. 이것을 기준으로 계산하면 합계 약 131분자의 ATP가 생성되는 것이다. 지방산이 CoASH와 결합하기 위해서는 2분자의 ATP가 소비되므로 최종적으로 129분자의 ATP가 생성된다.

COFFEE BREAK

생명은 어째서 따뜻할까?

생명현상은 물질 연소의 일종인데, 매우 천천히 일어나는 연소이다. 일반적으로 물질이 타고 있는 경우에는 급속하게 물질과 산소가 결합하여 고열과 빛이라는 에너지를 단시간에 폭발적으로 발생시킨다. 한편 생명은 물질을 천천히 태워 그 과정에서 얻은 화학에너지로 ATP를 합성하거나, 얻어진 환원력을 NADH + H^+ 등의 형태로 확보한다. 환원력은 전자전달계에서 ATP 생성에 이용된 후 산소에 전달되어 물이 되고, 생물의 연소과정은 종료된다. 생명이 따뜻한 것은 이처럼 천천히 연소가 이루어지고 있기 때문이다.

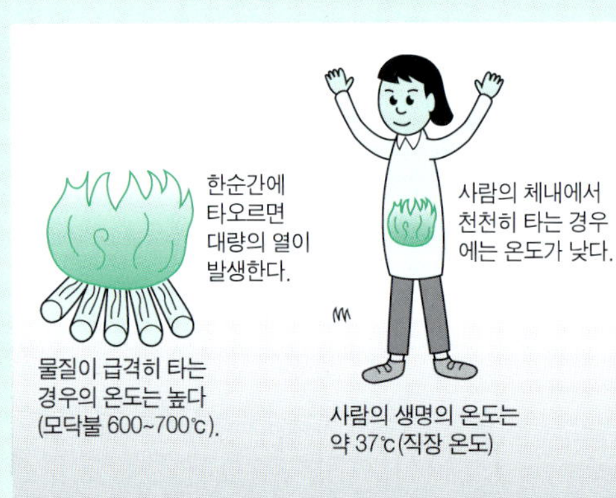
한순간에
타오르면
대량의 열이
발생한다.
물질이 급격히 타는
경우의 온도는 높다
(모닥불 600~700℃).
사람의 체내에서
천천히 타는 경우
에는 온도가 낮다.
사람의 생명의 온도는
약 37℃(직장 온도)

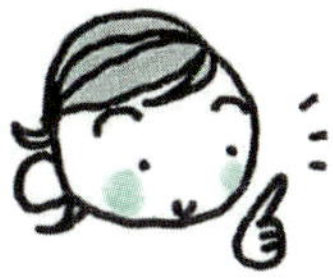

ATP와 AMP

지방산이 CoASH(코엔자임 A)와 결합하는 과정에서 소비되는 ATP는 평소와는 다르게 AMP로 분해된다. AMP는 ATP로부터 인산을 2개 피로인산(PPi)이라는 형태로 잃었으므로 ATP로 돌아가기 위해서는 AMP + 2ATP → ATP + 2ADP로 2개의 ATP가 필요해진다. ATP가 AMP로 분해되는 경우에는 '2분자의 ATP'라고 생각할 수 있는 것이다.

3. 지방의 합성

지방은 아세틸 CoA를 원료로 합성된다. 합성에는 다량의 ATP가 필요하지만 에너지원이 충분할 경우에는 적극적으로 합성된다. 아세틸 CoA는 당질로부터도 생성되기 때문에 지질 뿐만 아니라 당을 대량으로 섭취해도 지방이 합성되어 비만을 일으키게 된다.

3장 ◆ 당질과 지질의 대사의 요점

❶ 글루코오스는 해당과정, 구연산회로, 전자전달계라는 일련의 대사과정을 거쳐 ATP를 생성한다. 그 과정에서 산소를 소비하고, 이산화탄소를 방출한다.

❷ 지방산은 산화를 거쳐 아세틸 CoA가 되어 구연산회로에 합류하고, 글리세린은 해당과정에 합류하여 대사가 이루어진다.

❸ 에너지가 충분할 경우 글루코오스는 글리코겐으로 간이나 근육에, 지방산은 중성지방으로 체내의 지방세포에 축적된다.

❹ 해당과정 · 글리코겐 대사 · 지방산 합성은 세포질에서, 구연산회로 · 전자전달계 · β 산화는 미토콘드리아에서 일어난다.

제 4 장 단백질과 아미노산의 대사
- 다양한 기능을 가지는 생체분자 -

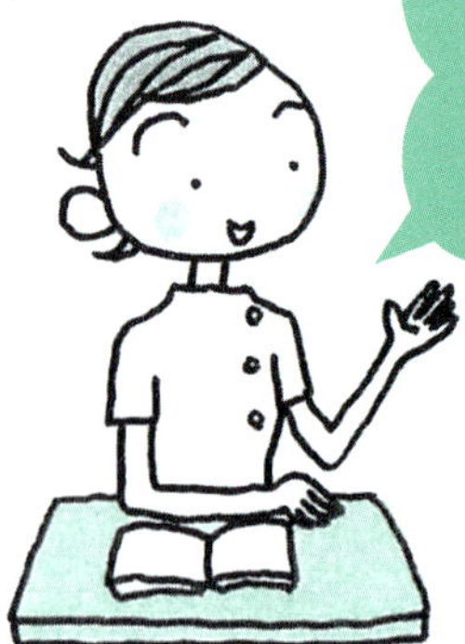

학습목표

❶ 단백질이 소화되어 아미노산으로 흡수되는 것을 이해한다.
❷ 아미노산의 대사 분해과정을 이해한다.
❸ 아미노산을 재료로 하여 단백질이 합성되는 과정을 이해한다.

1 단백질의 가수분해

단백질은 각종 소화효소에 의해 아미노산으로 분해되어 흡수된다. 체내의 총 유리 아미노산을 아미노산 풀이라고 하며, 여러 가지 물질을 합성하는 재료가 된다.

2 아미노산의 대사분해

1. 탈 아미노반응

아미노산의 아미노기(그림 I-1-9 참조)는 2-옥소산(α-케토산)에 전달되어 2-옥소산은 아미노산이 된다. 이 반응을 아미노기 전이반응이라고 한다. 또한 아미노산은 산화적 탈 아미노반응에 의해 암모니아와 2-옥소산이 된다(그림 I-4-1).

암모니아는 독성이 강하기 때문에 곧바로 간으로 보내져 간세포의 요소회로에서 독성이 낮은 요소로 변환되어 소변을 통해 배설된다. 한편, 2-옥소산은 구연산회로에 합류하여 당질이나 지질과 마찬가지로 에너지원으로 대사된다(그림 I-4-1).

2. 탈 탄산반응

아미노산의 카르복실기 부분이 탈 탄산반응을 받으면 각종 생체 아민이 생성된다(그림 I-4-2). 각각의 아미노산은 독자적인 대사를 받아 생체에 필요한 물질의 원료가 된다(그림 I-4-1).

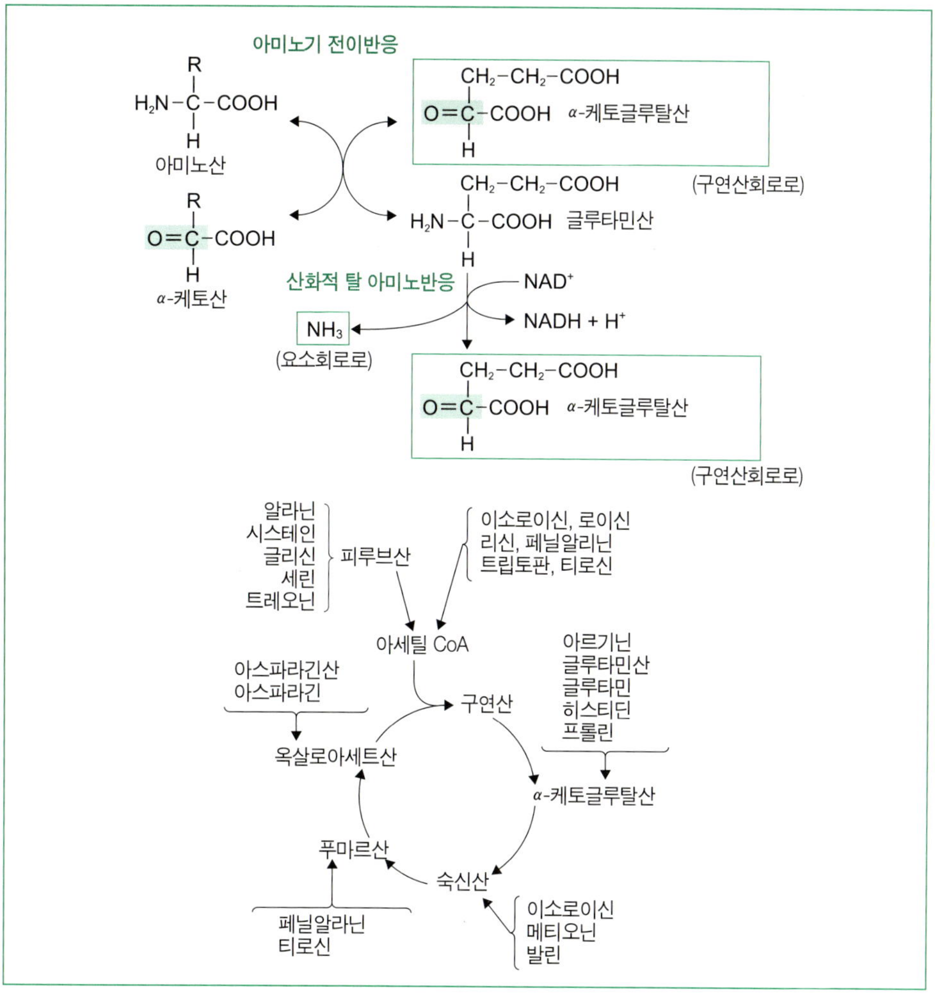

[그림 I-4-1] 아미노산의 탈 아미노반응

COFFEE BREAK

페닐케톤뇨증이라는 선천성 대사 이상증

선천적으로 대사 효소가 결여되어 있거나 작용이 불충분하여 체내의 대사가 제대로 이루어지지 않아, 필요없는 물질이 축적되거나 필요한 물질이 부족하여 발육장애, 지적장애, 의식장애 등 전신에 영향을 주는 질환을 선천성 대사 이상증이라고 한다.

페닐케톤뇨증은 페닐알라닌 대사효소의 결핍이나 기능부전으로 일어나는 선천성 대사 이상증이다. 체내에 페닐알라닌이 축적되고, 축적된 페닐알라닌은 평상시와는 다른 대사경로로 대사되어, 페닐케톤이라는 일련의 물질(페닐피루브산, 페닐아세트산, 페닐유산 등)로 바뀌어 소변으로 배설된다. 이 질환의 주요 증상은 지적장애인데 발육기에 페닐알라닌 제한 식사를 하는 것으로 발생을 막을 수 있다. 최근에는 평생 식사요법을 하는 것이 좋다고 알려지고 있다. 혈중 페닐알라닌 농도의 관리에 유의하면 건강한 사람과 같은 생활을 할 수 있다.

치아우식의 원인이 되지 않는 인공 감미료인 아스파탐은 페닐알라닌과 아스파라긴산으로 만들어져 있다. 그러므로 페닐케톤뇨증 환자는 주의가 필요하다.

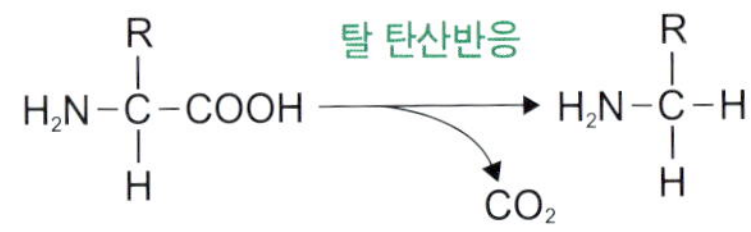

아미노산	생체 아민
글루타민산 히스티딘	γ-아미노부티르산(GABA) 히스타민

[그림 I-4-2] 아미노산의 탈 탄산반응

[표 I-4-1] 아미노산에서의 생성물

아미노산	생성물
메티오닌	*S*-아데노실메티오닌
티로신	도파민, 노르아드레날린 아드레날린, 멜라닌
트립토판	세로토닌, 니코틴산

3 단백질의 합성

단백질은 20종의 아미노산이 결합하여 생성되나, 각종 단백질의 아미노산 배열은 유전자에 그 정보가 기록되어 있다.

1. DNA와 유전자

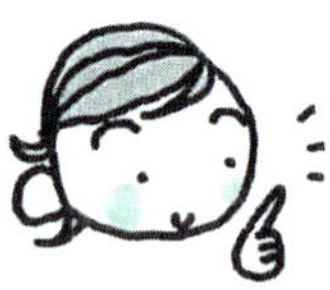

mRNA의 성숙
DNA에서 전사된 직후의 mRNA는 정확하게는 mRNA의 전구체라고 하며, 필요한 정보(엑슨이라고 한다)뿐만 아니라 불필요한 정보(인트론이라고 한다)도 포함되어 있다. 그 후, 엑슨만을 연결해가는 스프라이싱, 캡 구조의 부가, 폴리 A테일의 부가라는 3개의 프로세스를 걸쳐 완성된 mRNA(성숙 mRNA)가 된다.

세포의 핵에는 핵산이 존재하며, 핵산에는 DNA와 RNA가 있다. DNA는 아데닌(A), 구아닌(G), 티민(T), 시토신(C)의 4종의 염기가 배열된 2중 나선구조를 가진다(그림 I-4-3-a) 4종의 염기 중 3개의 염기가 한 조가 되어 1개의 아미노산을 의미한다. 따라서 DNA는 아미노산 배열을 가리키는 단백질의 설계도라고 할 수 있다. DNA의 염기배열은 세포에서 세포로 또는 부모로부터 자식에게로 전달되는 유전정보이며, 이것을 유전자라고 한다.

DNA를 구성하는 염기는 아데닌(A)에는 티민(T)이, 구아닌(G)에는 시토신(C)이 수소 결합에 의해 결합된다(그림 I-4-3-a). 따라서 2중 나선의 한쪽이 있으면, 그것을 주형으로 복제할 수 있다. 이렇게 서로를 보완하며 결합하는 성질을 상보성이라고 한다. 세포분열 시 유전자는 모두 복제되어 새로운 세포에 전달된다.

코 돈
4종의 염기를 3개 사용하여 표기 할 수 있는 코돈은 4 × 4 × 4 = 64로 단백질을 구성하는 20종의 아미노산 모두에 적용할 수 있다. 만약, 2개의 염기로 코돈을 표현한다면 4 × 4 = 16으로 20종의 아미노산을 전부 표현할 수 없다.

2. 단백질 합성

단백질 합성은 다음과 같이 진행된다(그림 I-4-3-b).

1) DNA를 주형으로 한 mRNA 합성(전사)

세포 핵 내부에서 DNA의 염기배열은 mRNA에 전사된다. 이때, mRNA는 DNA의 염기배열과 상보적이지만, 티민 대신 우라실(U)이 이용된다. DNA 염기배열을 주형

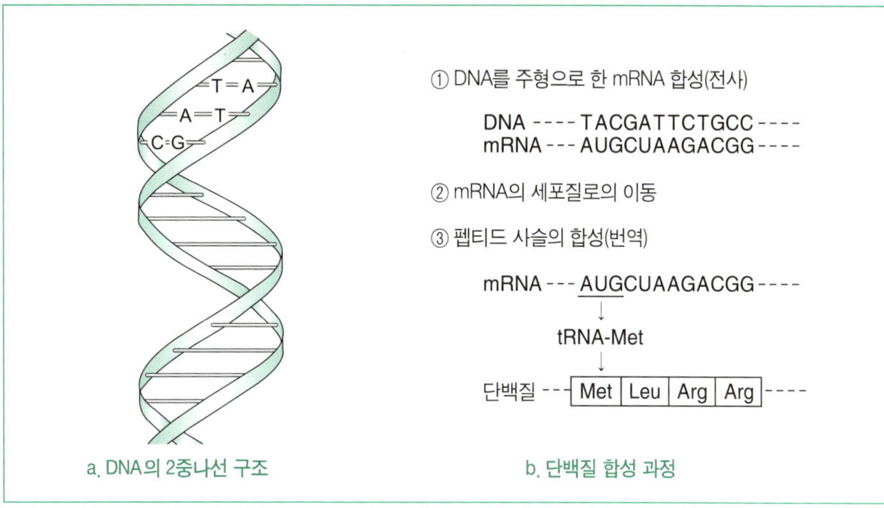

[그림 I-4-3] **단백질의 합성**

으로 한 mRNA 염기배열은 DNA와 마찬가지로 3개의 염기로 1개의 아미노산을 가리키고 있으며, 3개의 염기 한 조를 코돈이라고 한다(표 I-4-2). 코돈은 20종의 아미노산을 의미하는 것 외에 해독 시작 부분을 알려주는 개시코돈과 해독 종료 부분을 알리는 종결코돈이 있다.

COFFEE BREAK

암모니아 처리 공장으로서의 요소회로

세포, 특히 뇌세포는 암모니아의 독성에 약하다. 때문에 아미노산의 대사에 의해 생성된 암모니아를 끊임없이 간으로 옮겨, 간의 「요소회로」에서 독성이 낮은 요소로 바꾸지 않으면 안 된다. 간의 기능이 나빠지면 혈중 암모니아 농도가 높아져 뇌세포가 장애를 받아 '간성 혼수' 라는 혼수상태에 빠지고, 죽음에 이르는 경우도 있다.

요소회로는 ATP의 에너지를 이용하여 암모니아를 이산화탄소나 오르니틴과 결합하여 최종적으로 아르기닌으로 만들고, 아르기닌의 일부를 요소로 잘라내어 다시 오르니틴으로 되돌리는 일련의 반응이다. 암모니아라는 독극물을 요소로 안전하게 처리하기 위해서 인체는 막대한 에너지를 소비하고 있다는 것을 알 수 있다. 쓰레기 처리는 공짜가 아니라는 것이다.

암모니아 처리법은 동물 종에 따라서 다르다. 물고기는 암모니아를 그대로 체외로 배출한다. 바다나 강이라는 대량의 물속에서 사는 동물이기 때문에 가능한 방법이다. 한편, 파충류나 조류는 알 속에서 성장하기 때문에 요소를 소변으로 체외로 배출할 수 없다. 그 대신 암모니아를 물에 잘 녹지 않는 '요산' 이라는 물질로 바꾸어 알 속에 가두어 둔다. 태어난 후에도 요소를 배출할 필요가 없기 때문에 '소변' 을 보지 않는다. 따라서 다량의 물을 필요로 하지 않으며, 소변을 모을 필요도 없기 때문에 체중이 가벼운 것이다. 그것이 새가 하늘을 자유롭게 날 수 있는 이유 중 하나일 것이다.

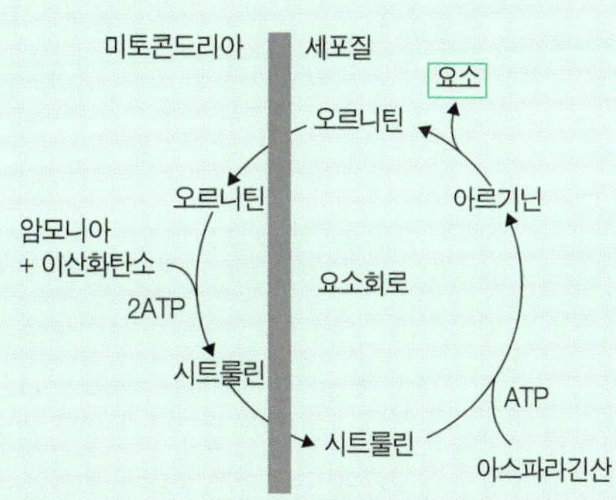

요소회로

[표 I-4-2] **코돈표**

코돈	아미노산	코돈	아미노산	코돈	아미노산	코돈	아미노산
UUU	Phe	UCU	Ser	UGU	Cys	UAU	Tyr
UUC		UCC		UGC		UAC	
UUA	Leu	UCA		UGA	종료	UAA	종료
UUG		UCG		UGG	Try	UAG	
CUU		CCU	Pro	CGU	Arg	CAU	His
CUC		CCC		CGC		CAC	
CUA		CCA		CGA		CAA	Gln
CUG		CCG		CGG		CAG	
AUU	Ileu	ACU	Thr	AGU	Ser	AAU	Asn
AUC		ACC		AGC		AAC	
AUA		ACA		AGA	Arg	AAA	Lys
AUG*	Met	ACG		AGG		AAG	
GUU	Val	GCU	Ala	GGU	Gly	GAU	Asp
GUC		GCC		GGC		GAC	
GUA		GCA		GGA		GAA	Glu
GUG		GCG		GGG		GAG	

* 개시코돈을 겸함. 아미노산의 약칭은 그림 I-1-10 참조.

2) mRNA의 핵으로부터 세포질로의 이동

mRNA는 핵막공을 빠져나가 세포질로 이동하여 소포체에 결합한 리보솜과 결합하여 단백질 합성의 장소를 형성한다.

3) 펩티드 사슬의 합성(번역)

ATP의 에너지를 이용하여 아미노산이 tRNA와 결합한다.

mRNA의 개시코돈에 tRNA-아미노산이 결합하여 mRNA의 번역, 즉 단백질 합성이 시작된다. 개시코돈은 AUG로 메티오닌(Met)이 최초의 아미노산이 된다. 다음 코돈에 대응하는 tRNA-아미노산이 리보솜에서 앞의 아미노산에 결합한다. 이것을 반복함으로써 펩티드 사슬이 연장되어 간다.

mRNA의 종결코돈이 인식되면 펩티드 사슬의 연장이 종료되고 합성된 단백질이 리보솜으로부터 이탈한다.

4장 ◆ 단백질과 아미노산 대사의 요점

❶ 단백질은 아미노산으로 분해되어 체내 아미노산 풀에 보존된다.

❷ 아미노산은 아미노기 전이반응과 산화적 탈 아미노반응에 의한 탈 아미노반응을 거쳐 2-옥소산과 암모니아로 분해된다.

❸ 암모니아는 간의 요소회로에서 독성이 낮은 요소로 변환되어 소변으로 배설된다.

❹ 아미노산의 탈 탄산반응에 의해 각종 생체 아민이 생성된다.

❺ DNA는 아미노산 배열을 표기하는 단백질의 설계도이며, 4종의 염기로 기록되어 있다.

❻ 단백질의 합성은 DNA를 주형으로 한 mRNA의 합성(전사)과 이에 따른 mRNA의 번역에 의한다.

제 5 장 생체의 항상성 유지

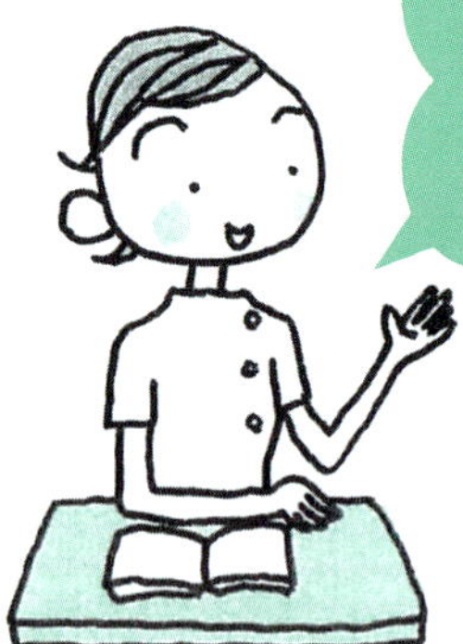

학습목표

❶ 신체 내부환경이 안정적으로 유지되는 항상성을 혈액의 pH와 혈당치의 조절을 예로 들어 이해한다.
❷ 항상성을 유지하는 방법으로 호르몬계와 자율신경계가 있다는 것을 이해한다.

1 항상성(homeostasis)이란?

우리들의 체내에서는 끊임없이 영양소를 흡수하고 불필요한 것을 배출하고 에너지를 생산하고 있으며, 이 모든 것이 효소반응에 의해 촉매되는 대사반응으로 이루어진다. 각각의 세포 조직에서 이루어지는 각각의 대사반응이 결합하여 유지되기 위해서는 반응이 일어나기 위한 체내환경이 일정한 범위에서 안정적으로 유지될 필요가 있다. 이것을 항상성이라고 한다.

여기서는 혈액의 pH와 혈당치의 조절을 예로 설명한다. 혈청 칼슘 농도의 조절에 대해서는 '제II편 제2장 경조직의 생화학' 에서 학습한다.

1. 혈액의 완충능

효소반응 등 대부분의 생체반응은 pH의 영향을 받기 쉽기 때문에 생체 내 pH를 일정하게 유지하는 것이 중요하다. 혈액은 생체 내 pH를 일정하게 유지하는 중요한 역할을 하고 있으며, 그 pH는 7.4 전후로 유지되고 있다.

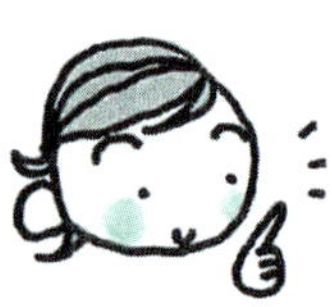

혈액의 pH
혈액 pH가 7.35 이하가 되는 것을 산증, 7.45 이상이 되는 것을 알칼리증이라고 한다. ph가 7.7 이상 또는 7.0 이하가 되면 생명은 위험에 노출된다.

혈액 속에서 가장 중요한 pH 유지기능은 중탄산이온(HCO_3^-)이며, 특히 대사반응으로 생기기 쉬운 산에 대항하는 의미로 예비 알칼리라고도 불린다. 중탄산이온은 아래와 같이 산(H^+)을 흡수하여 폐에서 CO_2로 되어 체외로 배출되므로, 산을 체외로 효과적으로 배출하는 것이 가능하다.

$$HCO_3^- + H^+ \longrightarrow H_2CO_3 \longrightarrow CO_2 + H_2O$$

(탄산탈수효소)

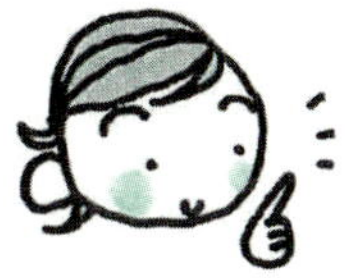

인슐린과 글루카곤
췌장에는 발견한 연구자의 이름을 붙인 랑게르한스섬이라는 조직이 있다. 랑게르한스섬에는 2종류의 세포 [A세포(α세포), B세포(β세포)]가 있으며 A세포는 글루카곤을, B세포는 인슐린을 합성하여 혈액에 분비한다. 랑게르한스섬 이외의 췌장 조직의 대부분은 췌장액(소화액)을 합성하여 소화기관(십이지장)에 분비한다.

2. 혈당치

뇌세포 등은 글루코오스만을 에너지원으로 이용하기 때문에 혈중 글루코오스 농도를 항상 일정하게 유지하지 않으면 안 된다. 혈중 글루코오스 농도를 혈당치라고 하며, 공복 시에도 70~110mg/dL로 유지되고 있다. 혈당치는 췌장에서 분비되는 호르몬인 인슐린과 글루카곤 그리고 아드레날린 등에 의해 조절된다.

식후 혈당치는 130~140mg/dL까지 일시적으로 상승하지만 즉시 인슐린이 분비되어 글루코오스는 세포에 흡수된다. 간이나 근육에서는 흡수한 글루코오스를 글리코겐으로 합성하여 저장한다. 그 결과 혈당치는 2시간 정도만에 원래 상태로 돌아간다(그림 I-5-1).

혈당치가 내려간 경우에는 글루카곤이 분비되어 간의 글리코겐 분해를 촉진하여 글루코오스를 생성하여 혈액에 방출한다(그림 I-5-1).

한편, 근육활동 시에는 부신수질에서 아드레날린이 분비되어 근육의 글리코겐 분해가 촉진되어 에너지원으로 이용된다.

2 호르몬계와 자율신경계

생체의 항상성을 유지하는 기구로 내분비선에서 분비되는 호르몬계와 자율신경계가 있다.

호르몬계는 내분비선에서 분비되어 혈류를 따라 표적세포까지 운반된다. 표적세포는 호르몬에 의한 희미한 신호를 단계적으로 증폭하여 효소 활성의 조절이나 필요한 물질을 합성하는 것으로 항상성을 유지한다.

자율신경계는 내장, 혈관, 선조직 등에 널리 분포하며 교감신경계와 부교감신경계로 이루어진다. 각각 촉진과 억제와 같이 상반되는 기능을 가진다. 조직이나 기관의

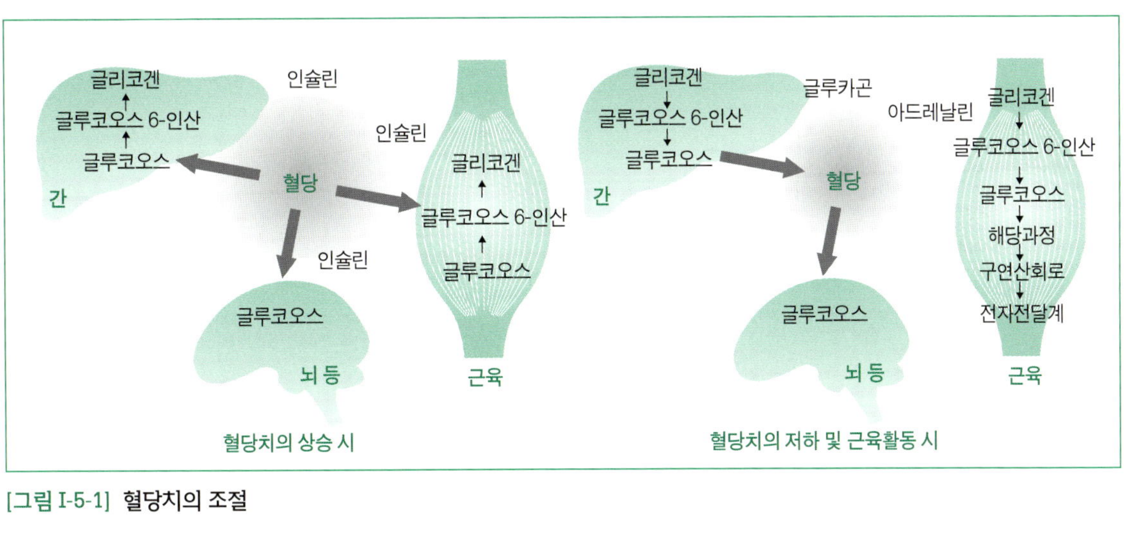

[그림 I-5-1] 혈당치의 조절

대부분은 교감신경계와 부교감신경계 양쪽의 지배를 받으며 불수의적으로 항상성을 유지하는 것이 가능하다.

COFFEE BREAK

당질 대사장애 -당뇨병-

혈당치(혈중 글루코오스 농도)의 조절기능에 장애가 있어 혈당이 높아지는 질환을 당뇨병이라고 한다. 혈당이 높아지면 소변에도 글루코오스가 누출되어 소변이 달게 변하기 때문에 이렇게 이름이 붙여졌다.

당질을 섭취하면 일시적으로 혈당치가 올라가지만 곧 일정치로 되돌아온다. 짧은 시간 동안은 고혈당이 발생해도 크게 문제가 없지만, 만성적으로 고혈당이 지속되면 혈관이 약해지고 당뇨병성 신장장애(최종적으로는 신부전으로 발전), 당뇨병성 망막증(최종적으로는 실명), 당뇨병성 신경증(지각장애 등을 일으킨다)이라는 3대 합병증을 일으키거나 감염증에 걸리기 쉬워지기도 한다. 혈관장애에 의하여 심근경색도 일어나기 쉬워진다.

혈당치가 높은 상태에서 정상치로 돌아오지 않는 것은 인슐린의 분비가 적거나 혈당이 세포에 흡수되지 않기 때문에 또는 인슐린이 분비되어도 세포가 반응하지 않기 때문으로, 전자의 경우는 '제1형 당뇨병', 후자의 경우를 '제2형 당뇨병'이라고 한다. 제2형 당뇨병은 인슐린 분비의 저하도 같이 발생한다.

제1형 당뇨병의 경우는 부족한 인슐린을 매일 주사로 보충하는 것이 필요하다. 제2형 당뇨병의 경우는 식사요법에 의한 인슐린 분비 세포의 피로를 예방하고, 비만 방지로 인슐린 반응성을 높이고, 필요에 따라서는 약물요법으로 합병증의 발생을 예방할 수 있다.

우리나라 당뇨병 환자의 약 90%가 제2형이며 그 수는 점차 증가하고 있다. 당뇨병의 예방에는 다른 생활습관병과 마찬가지로 적절한 식생활과 적당한 운동이 가장 효과가 있다.

5장 ◆ 생체의 항상성 유지의 요점

❶ 신체 내부환경을 안정적으로 유지하는 것을 항상성이라고 하며, 혈액의 pH나 혈당치의 조절을 예로 들 수 있다.

❷ 혈액의 pH는 7.4 전후로 유지되고 있으며, 가장 중요한 pH 유지기능으로 중탄산이온(HCO_3^-)이 있다.

❸ 혈당치는 공복 시에도 70~110mg/dL로 유지되며, 췌장에서 분비되는 인슐린과 글루카곤에 의해 조절된다.

❹ 항상성을 유지하는 기구로 내분비선에서 분비되는 호르몬계와 자율신경계가 있다.

제 II 편

치아와 구강의 생화학

제 1 장 치아와 치주조직의 생화학

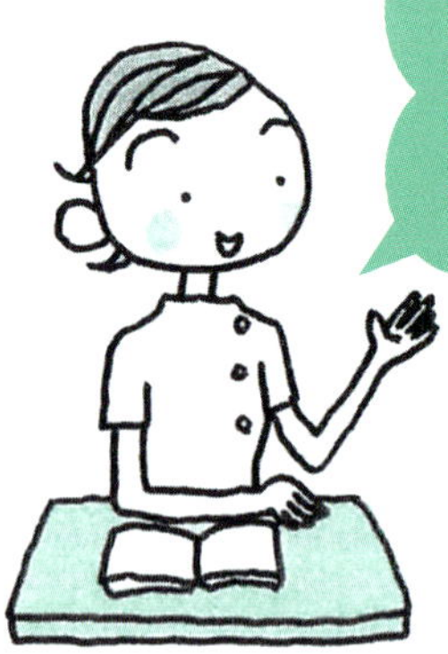

학습목표

❶ 치아와 치주조직을 설명한다.
❷ 결합조직을 구성하는 세포를 설명한다.
❸ 세포외 기질 성분을 설명한다.
❹ 섬유형 단백질(콜라겐, 엘라스틴)의 구조와 기능을 설명한다.
❺ 콜라겐의 생합성과 섬유형성 기구를 설명한다.
❻ 섬유간 기질 물질을 설명한다.
❼ 세포외 기질 성분의 분해를 설명한다.
❽ 치아의 무기성분을 설명한다.
❾ 수산화인회석 등, 인산칼슘 화합물의 성질을 설명한다.
❿ 치아의 유기성분을 설명한다.
⓫ 치아의 형성 및 법랑질과 상아질, 골의 차이를 설명한다.

1 치아와 치주조직

치아는 법랑질, 상아질 및 치수로, 치주조직은 백악질, 치주인대, 치조골 및 치은으로 구성되어 있다.

우리 몸에서 외부환경과 접해 있는 부분은 모두 상피로 덮여 있다. 곧 인체는 내부환경과 외부환경을 상피조직으로 구분하고 있다. 예를 들면 위나 장관은 '뱃속' 이라고는 하지만 위점막이나 장점막의 상피로 구분되어 있는 외부 환경이다. 이렇게 생각하면 구강 내에 노출되어 있는 법랑질과 치은의 상피 부분은 상피조직, 그 외에는 결합조직인 것을 이해할 수 있다(그림 II-1-1).

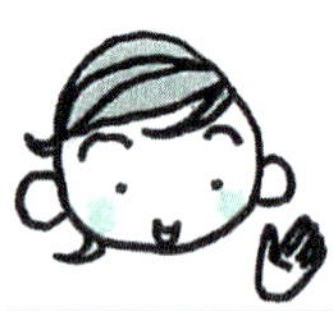

백악질
치아의 세 가지 경조직 중 하나로 치아의 성분이지만, 발생학적으로 또는 구조와 기능상으로는 치주조직의 하나로 취급되고 있다.

치은은 유리치은과 부착치은으로 구분된다(그림 II-1-1). 유리치은은 상피의 순 · 협

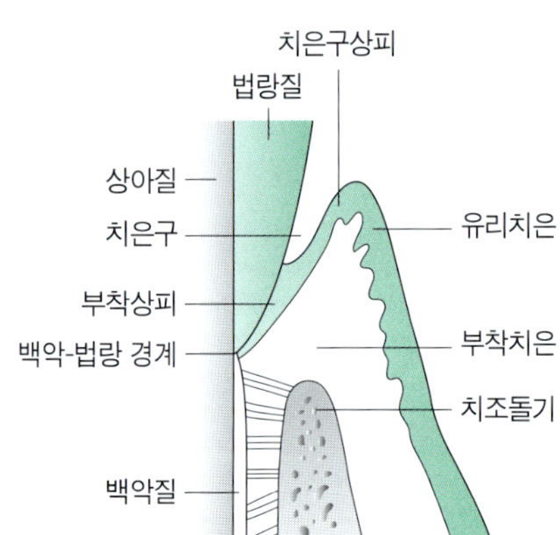

[그림 II-1-1] 치경부조직 단면 모식도

측은 각화를 동반하나 치은구상피에서는 각화를 볼 수 없다. 더욱이 거기에 이어지는 부착상피는 세포간극이 넓으며, 그 사이로 호중구나 대식세포를 포함하는 조직액이 스며 나온다. 이것을 치은구 삼출액이라고 한다. 이러한 구조는 미생물의 침입에 대한 방어기구의 최전선이 되지만 동시에 약점도 되며, 여기가 돌파되면 다음 단계의 방어기구인 염증을 야기한다(결합조직은 염증이 일어나는 장소이다). 따라서 이 치은구를 구성하는 상피는 치주질환의 예방이나 치료 및 치과용 임플란트 시술 등의 치과임상에서 대단히 중요한 조직이다.

2 결합조직

1. 결합조직의 구성과 기능

결합조직은 세포성분과 세포외 기질 성분으로 이루어진다(표 II-1-1). 세포는 세포외 기질을 합성하여 주변의 실질 세포에 최적화된 환경을 제공한다. 세포는 섬유아세포와 같은 부류의 세포군과 혈액에서 유래한 세포군으로 이루어진다. 세포외 기질은 콜라겐 등의 유형 섬유상 단백질과 무구조형태의 섬유간 기질 물질로 이루어진다.

결합조직에는 세포성분보다 세포외 기질 성분이 풍부하게 존재한다. 피부나 점막의 세포외 기질에는 물이 다량으로 포함된다. 한편 골, 치아의 상아질이나 백악질에는 물의 대부분이 수산화인회석이라는 무기질 결정으로 치환되어 있으며, 전체량의 70%를 차지한다. 법랑질과 함께 그 물리적 성질 때문에 경조직이라고 불린다. 결합조직의 기능은 지지기능과 더불어 물이나 이온의 보존 및 세포대사 산물의 조절이며 나아가 염증이 일어나는 장소로서 생체방어에 있어서 중요한 역할을 한다.

[표 II-1-1] 결합조직의 조성

세포성분	섬유아세포(골아세포, 상아아세포, 연골조직, 지방세포 등) 대식세포, 형질세포, 비만세포, 백혈구 등
세포 외 기질 성분 섬유상 단백질 섬유 간 기질 물질	콜라겐, 엘라스틴, 피브릴린 프로테오글리칸(아글리칸, 페르칸 등) 당 단백질(피브로넥틴, 라미닌 등) 무기질(물, 염류, 수산화인회석 등)

2. 섬유상 단백질

1) 콜라겐 분자의 특징과 콜라겐 섬유의 구조

콜라겐은 이를 구성하는 α사슬의 종류와 그 조합에 따라 20수종에 이르지만, 대표적인 것을 표 II-1-2에 나타내었다. 이들 중 골, 피부, 건, 상아질 등의 대부분을 차지하는 I 형 콜라겐이 가장 일반적이다. 이 성숙분자는 콜라겐 섬유의 기본단위를 구성하고, 거의 대부분이 3가닥 나선 구조의 분자이다.

콜라겐은 포유동물에 있어서 신체 단백질의 전체 1/3을 차지할 정도로 많은 단백질이며, 물리 · 화학적으로 저항성이 높고, 물에 녹지 않는 섬유상 단백질로 존재한다.

콜라겐의 원섬유로부터 최소 구성단위인 α사슬까지의 구조는 그림 II-1-2와 같다. α사슬은 약 1,000 잔기의 아미노산으로 구성되며, 분자량은 약 10만이다. 이 α사슬이 3개 모여서 3가닥 나선 구조의 콜라겐 분자를 만든다. 콜라겐 분자는 전체 길이의 1/4

[표 II-1-2] **콜라겐 분자종의 분자형태, 조직 분포 및 특성**

형	콜라겐 펩티드 사슬	분자형태	분포	특성
I	α1(I) α2(I)	$[\alpha1(I)]_2\alpha2(I)$	골, 피부, 상아질, 건, 인대 등	대부분의 결합조직에 대량으로 존재하는 섬유성 콜라겐으로, 조직에 강인성을 부여한다.
		[α1(I)]3	피부, 상아질, 치은	극소량 존재
II	α1(II)	$[\alpha1(II)]_3$	연골, 추간판	연골 고유의 섬유성 콜라겐
IV	α1(IV) α2(IV) α3(IV) α4(IV) α5(IV) α6(IV)	$[\alpha1(IV)]_2\alpha2(IV)$ $[\alpha3(IV)]_2\alpha4(IV)$ α3(IV) α4(IV) α5(IV) $[\alpha5(IV)]_2\alpha6(IV)$	각종 기저막	비섬유성 콜라겐 2차원의 그물망 구조를 형성

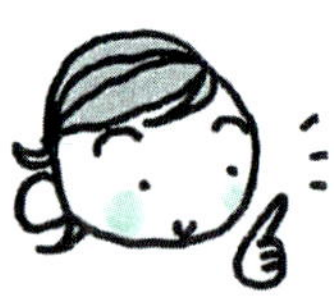

인간 콜라겐 α1(I) 사슬의 아미노산 구성(%)

글리신	32.8
프롤린 (하이드록시프롤린 포함)	22.7
알라닌	11.5
알기닌	5.0
글루타민산	4.6
세린	3.7
리신 (하이드록시리신 포함)	3.6
아스파라긴산	3.2
기타	13.9

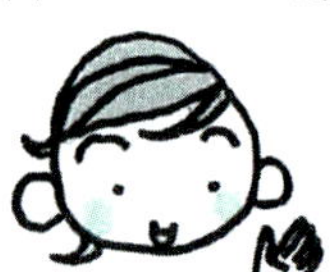

랜덤 코일

1개의 콜라겐 α 사슬이 3가닥 나선 구조를 이루지 않고, 한 줄씩 수용액 속에서 화학적 안정성을 유지하기 위해 여러 가지 입체 구조를 이루는 상태를 말한다.

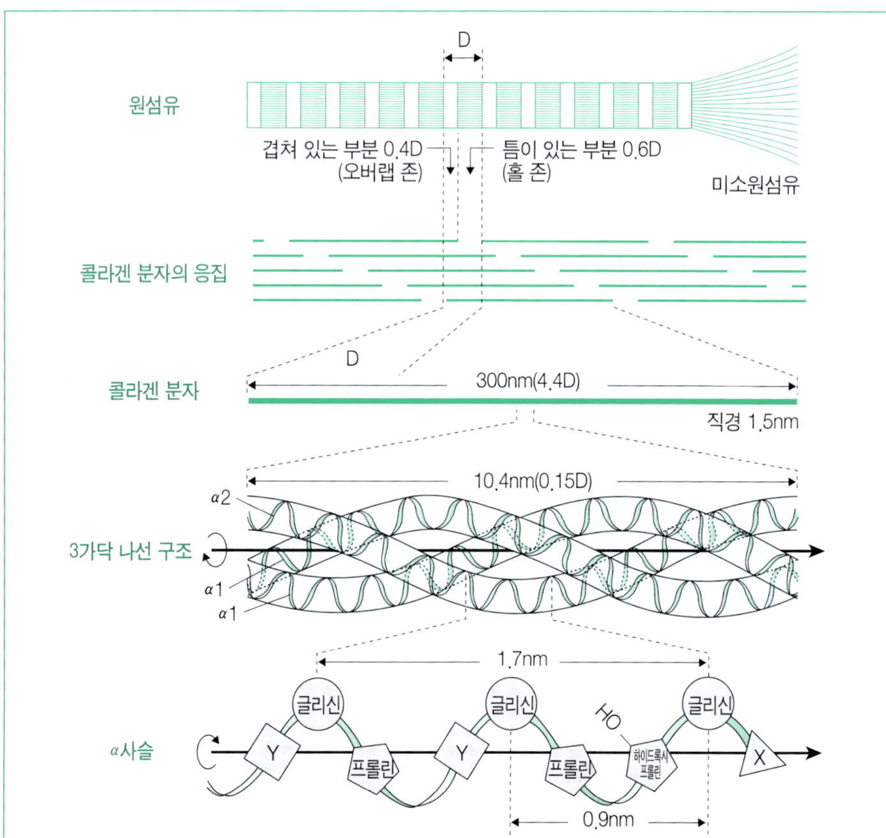

[그림 II-1-2] **콜라겐의 원섬유부터 α사슬까지의 구조**

COFFEE BREAK

엘라스틴 결합 마이크로 피브릴

세포외 기질 성분에는 탄력섬유의 주요 성분으로서, 전자현미경으로는 엘라스틴 섬유를 둘러싼 것처럼 관찰되는 마이크로 피브릴(미소원섬유)이 있다. 그 주성분은 피브릴린이라는 분자로, 엘라스틴의 형성에 관여하는 것으로 생각된다. 이 분자를 코딩하는 유전자의 변이는 비정상적으로 긴 다리나 거미 같은 손가락 등의 증상을 포함하는 마르팡증후군을 일으킨다. 이것은 비교적 발생빈도가 높은 질환이며, 미국 16대 대통령인 링컨이나 작곡가 라흐마니노프가 이 질환에 걸렸었다고 한다.

씩 어긋나는 가교결합으로 이루어졌으며, 그 양끝에는 틈이 있다. 이 부분을 홀존이라고 하며 경조직 콜라겐에서는 석회화에 중요한 역할을 한다. 이 틈이 있는 부분과 틈이 없는 완전히 겹친 부분이 교대로 존재하며 줄무늬를 형성한다.

콜라겐 분자의 아미노산 조성은 특징적으로 글리신이 전체의 약 1/3을 차지하며, 프롤린, 알라닌, 하이드록시프롤린이 각각 약 1/9씩 차지한다. 그 중에서도 프롤린의 함유량이 다른 단백질에 비해 월등히 높다. 또한 콜라겐 분자에는 하이드록시리신이 소량 포함되어 있으나, 하이드록시프로신과 함께 다른 단백질에는 거의 존재하지 않는다. 아미노산 배열은 글리신-X-Y라는 반복형태를 거의 모든 영역에서 볼 수 있으며, 대부분 프롤린은 X 위치에, 하이드록시프롤린은 Y 위치에 온다(그림 II-1-2).

콜라겐은 가열하면 분자의 나선 구조가 파괴되어, 젤라틴이라고 불리는 랜덤 코일형의 구조로 변화되어 액상화된다. 이것을 냉각하면 원래의 3가닥 나선 구조로 돌아가지 않고 랜덤 코일 구조인 채로 응고된다. 과자의 젤리나 생선조림 등에서 볼 수 있는 국물이 엉겨 굳어진 것 등이다.

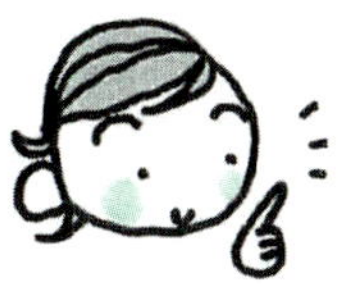

엘라스틴의 명칭
엘라스틴이 형성하는 섬유인 elasitic fiber(탄력섬유)에서 유래하였다.

엘라스틴의 구조
콜라겐과 마찬가지로 가교구조를 포함하며, 데스모신이나 이소데스모신은 4개의 리신 측쇄로 구성되며, 그 망상구조는 중요하다. 이 가교에 연결된 엘라스틴 분자 영역에 몇 개의 아미노산 잔기의 반복 배열이 있으며, 이 부분이 탄력성에 관여하고 있다고 여겨진다.

2) 엘라스틴

거의 대부분의 조직에 콜라겐 등과 같이 존재한다. 그 중에서도 대동맥 벽이나 인대 등 탄력성을 요구하는 조직에는 다량으로 존재한다. 조직에 강인함을 부여하는 콜라겐과 대비되며, 섬유 자체의 탄력성은 콜라겐의 약 1,000배라고 알려져 있다.

아미노산 조성에서는 콜라겐과 마찬가지로 글리신이 30%를 차지하며, 프롤린도 많다. 하지만, 하이드록시프롤린이 적다는 것과 하이드록시리신이 없다는 것이 콜라겐과는 다른 특징이다.

3. 프로테오글리칸

1) 프로테오글리칸과 글리코사미노글리칸

프로테오글리칸은 피부, 연골, 골, 인대와 같은 결합조직에 풍부하게 존재하며, 동맥벽, 제대, 안구의 수정체액, 관절활액에서 비교적 풍부하게 발견된다.

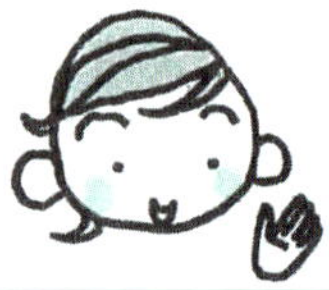

프로테오글리칸
'단백질화 다당체'라는 의미이다.

헤파린
헤파린은 핵단백질에 글리코사미노글리칸 사슬이 결합된 프로테오글리칸으로 합성(프로테오헤파린)되지만, 일반적으로 헤파린이라고 부르는 것은 이 부분이 절단된 글리코사미노글리칸 사슬 부분이다. 따라서 헤파린은 프로테오글리칸으로도 글리코사미노글리칸으로도 분류된다.

프로테오글리칸은 일반적으로 핵단백질(core protein)로 불리는 1개의 폴리펩티드 사슬에 글리코사미노글리칸이라는 분자량이 천에서 만 단위인 다당체 사슬이 한 개 내지 여러 개 공유결합한 구조이다. 이 당사슬로 인해 친수성 분자이며, 총 분자량은 수백만에 이른다. 글리코사미노글리칸은 2종류의 단당이 반복되는 단위구조를 이루며, 하나는 헥소사민, 즉 갈락토사민이나 글루코사민이며, 그 대부분은 아세틸화되어 있다. 그리고 또 하나는 우론산이며, 둘 다 황산화되는 경우가 있다(표 II-1-3).

프로테오글리칸은 그 친수성에 의해 다량의 물을 결합 보유하며, 그 물은 쿠션과 같은 작용을 하여 조직 · 세포나 섬유성분을 보호한다. 또한 조직액에 점성을 부여하여 관절 등에서 윤활유의 역할을, 카르복실기나 황산기는 양이온을 끌어들이는 작용으로 염류의 보존과 조절을 한다. 특수한 글리코사미노글리칸인 헤파린은 항응혈작용을 한다.

2) 주요 프로테오글리칸 분자의 명칭과 분포

프로테오글리칸은 핵단백질을 기준으로 명칭이 주어졌다(표 II-1-4). 연골의 아글리칸은 프로테오글리칸의 거대한 응집체로 존재한다(그림 II-1-3).

[표 II-1-3] 대표적인 글리코사미노글리칸

종류	조성	반복단위의 화학구조	분포
히아루론산	글루크론산, N-아세틸글루코사민	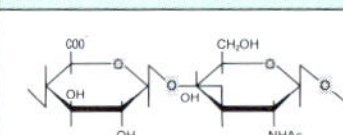	수정체, 인대, 관절액, 연결합조직
콘드로이친6-황산(콘드로이친황산C)	글루크론산, N-아세틸갈락토사민(6-황산)	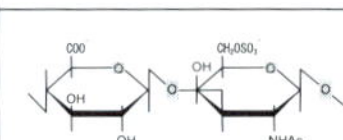	연골, 성인 늑연골
헤파란황산	글루크론산, 이즈론산(2-황산), 글루코사민(N-황산), N-아세틸글루코사민(6 또는 3-황산)	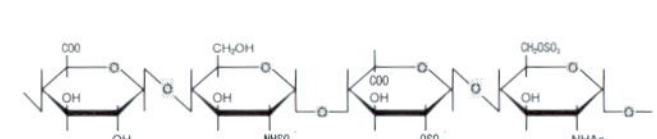	세포표면 기저막, 간, 신장, 폐
헤파린	이즈론산(2-황산), 글루크론산, 글루코사민(6 또는 3-황산, N-황산)	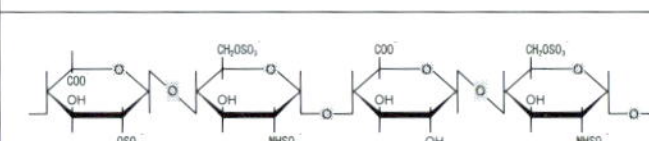	비만세포(호염기구), 간, 폐

이 외에도 콘드로이친, 콘드로이친4-황산(콘드로이친황산A), 케라탄황산, 더마탄황산(콘드로이친황산B) 등이 있다.

[표 II-1-4] 대표적인 프로테오글리칸

분류, 명칭	분포	핵단백질의 분자량	글리코사미노글리칸의 종류, 수	비고
대형 세포 외 프로테오글리칸, 아글리칸	연골	220,000	CS, 100< KS, 20 ~ 30	연골 건조중량의 약 50% 히아루론산과 결합 단백질을 매개로 결합하여 거대한 응집체 형성(그림 II-1-3)
소형 결합조직 프로테오글리칸, 디코린	각종 결합조직	36,000	CS/DS, 1	콜라겐 섬유의 D 주기에 일치하며 주위를 둘러싸듯 존재 디콜린족을 형성
기저막 프로테오글리칸, 페르칸	기저막	396,000	HS, 3	IV형 콜라겐이나 라미닌과 결합하며 기저막의 형성에 중요

CS : 콘드로이친황산, KS : 케라탄황산, DS : 더마탄황산, HS : 헤파란황산

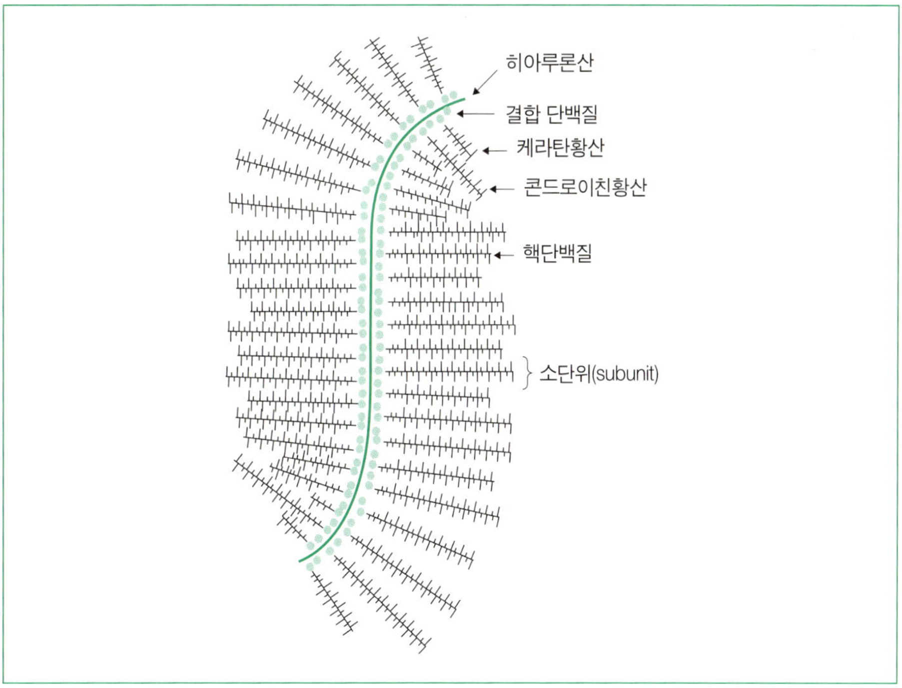

[그림 Ⅱ-1-3] **아글리칸의 분자 모식도**

4. 접착성 단백질

당 단백질인 피브로넥틴이나 라미닌 등은 비교적 크기가 큰 분자로, 분자 내부에 각각의 세포나 결합조직 성분과 결합하는 영역(도메인)을 가지고 있기 때문에 접착성 단백질이라 총칭한다.

세포에는 세포막에 포함되어 있는 인테그린이라는 단백질이 존재하고, 접착성 단백질 세포와 접착하는 영역(세포 접착 도메인)은 이 인테그린과 결합하여 세포에 접착된다.

1) 피브로넥틴

세포 접착 도메인에 의하여 세포에 접착된 세포성 피브로넥틴과 혈액에 존재하는 혈장 피브로넥틴이 있다. 콜라겐 결합 도메인이나 헤파린 결합 도메인 등이 있으며, 세포의 접착, 신전, 이동, 분화, 식작용 등 여러 가지 생리활성 뿐만 아니라, 암의 전이나 창상 치유 등의 중요한 과정에 관여하고 있다.

2) 라미닌

라미닌은 기저막의 중요한 구성성분 중 하나이다. Ⅳ형 콜라겐 결합 도메인이나 페르칸 결합 도메인 등을 매개로 이들 분자와 접착하여 기저막을 구성하고 있다.

5. 콜라겐의 합성

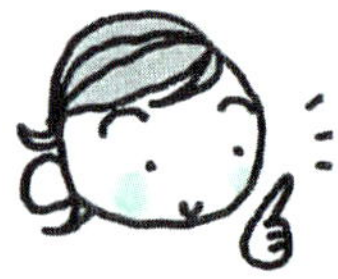

2량체, 3량체
단백질의 4차 구조를 생성한다. 복수의 단백질 분자가 모두 동일할 경우에는 '호모'를, 다를 경우에는 '헤테로'라는 이름을 붙여 몇 개 분자로 4차 구조를 형성하는지를 표현한다. 2개의 다른 분자로 구성된 경우에는 헤테로 2량체, 3개의 동일 분자로 구성된 경우에는 호모 3량체라고 한다.

세포외 기질 성분은 수많은 단백질을 포함한다. 단백질의 아미노산 배열 정보는 유전자 DNA에 존재하며 전사, 번역을 거쳐 합성된다.

세포외 기질의 대표인 I형 콜라겐도 다른 단백질과 마찬가지로 핵 내부의 콜라겐 유전자로부터 mRNA가 합성되고(전사), 나아가 mRNA를 따라서 아미노산이 배열되어(번역) 콜라겐 단백질이 된다. 그러나 콜라겐의 특징적인 아미노산인 하이드록시프롤린과 하이드록시리신은 콜라겐 유전자의 아미노산 배열 정보에는 없으며, 번역 후에 콜라겐 단백질에 포함되는 프롤린 잔기와 리신 잔기가 수산화되어 만들어진다. 이 반응에는 비타민 C와 Fe^{2+}가 필요하다.

이렇게 합성된 콜라겐 단백질은 3가닥 나선 구조를 이루며 세포 외로 수송되어 세포외 기질을 형성한다.

6. 세포외 기질의 분해

세포외 기질 성분도 신체의 일부로서 다른 조직세포 성분과 마찬가지로 항상 합성·분해가 일어나고 있다. 또한 결합조직은 중요한 생체방어 반응인 염증이 일어나는 장소가 되며, 염증 시에는 각종 세포외 기질 성분이 분해된다. 이들의 분해에 관여하는 것은 세포외 기질에 항상 존재하는 기질금속프로테아제(MMP)라는 효소이다. 대표적인 효소인 간질 콜라게나아제, 젤라티나아제 A, 스트롬라이신 1의 작용을 표 II-1-5에 나타내었다.

MMP는 결합조직에 극히 소량 존재하지만 염증 등의 자극에 의해 합성이 촉진된다. 합성된 MMP는 불활성형으로 존재하며 플라스민 등의 단백질 분해효소에 의해 활성화한다. 한편 결합조직에는 MMP 활성을 억제하는 내재성의 인히비터(TIMP)가 있다. 이것들에 의하여 정상적인 결합조직에서는 기질 성분의 합성·분해 균형이 유지되고, 염증 시에는 분해가 촉진되도록 조절된다. 또한 염증 시에는 여기에 더하여 다형핵백혈구나 대식세포 등에서도 MMP가 생산되어 호중구 엘라스타아제나 카텝신 G 등의 세린 프로테아제도 기질 성분의 분해에 관여한다.

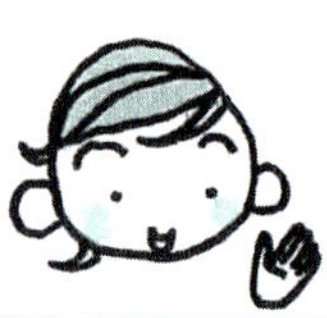

TIMP
Tissue Inhibitor of Metallo-Proteinase의 약자. 결합조직 중에 존재하는 장애물질(Inhibitor)이기 때문에 이렇게 불린다.

[표 II-1-5] 기질 금속 프로타아제(MMP)

간질 콜라게나아제	젤라티나아제 A	스트롬라이신 1
I, II, III, VII, VIII 및 X형 콜라겐 젤라틴 프로테오글리칸	젤라틴 I, IV, V, VII 및 XI형 콜라겐 피브로넥틴 라미닌 프로테오글리칸 엘라스틴	프로테오글리칸(아글리칸) II, III, IV, VII, IX, X 및 XI형 콜라겐 I, II, III 및 XI형 콜라겐의 프로펩티드 피브로넥틴 라미닌 결합 단백질 젤라틴

3 치 아

1. 치아의 조성

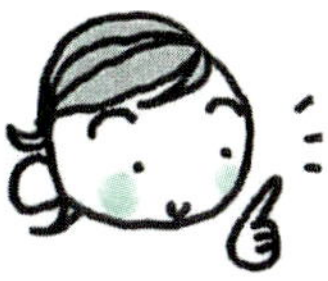

경조직 무기성분과 생물의 진화
척추동물의 경조직 무기성분은 인산칼슘이며 무척추동물의 무기성분은 탄산칼슘이다. 생물의 진화과정에서 바다로부터 육지로 올라가면서 가져간 내부 환경과 항상성의 유지, 그중 생리적 활성에 중요한 역할을 하고 있는 칼슘 이온의 항상성 유지의 관점에서 탄산칼슘보다 인산칼슘이 더욱 유리했기 때문인 것이 틀림없다.

치아는 유래가 다른 조직으로 구성된다. 법랑질은 상피 유래의 법랑아세포에서, 상아질과 백악질은 간엽계 조직세포에서 유래하며, 상아아세포, 백악아세포에서 각각 형성된다. 조성에 있어서도 법랑질과 상아질은 상당히 다르나, 상아질과 백악질은 유사하다(그림 II-1-4).

법랑질은 생체 중에서도 가장 단단한 조직으로 치과용 재료의 백금가금보다 단단하며, 코발트 크롬강보다 연하다고 알려져 있다. 그것은 95%가 무기질 결정으로 이루어져 있기 때문이다. 만약 단단한 무기질 결정도 단일 결정이라면 상당히 약해질 것이다. 그러나 법랑질은 매우 작은 무기질 결정을 연결하는 1%의 유기질이 강도를 더한다. 나아가 유기성분이 많은 상아질이 이를 뒷받침함으로써 치아 전체의 강도와 경도를 유지하도록 한다. 따라서 법랑질의 두께는 2~3mm로도 충분히 그 기능을 다하고 있다.

2. 치아의 무기성분

치아를 형성하는 무기질은 골과 마찬가지로 인산칼슘이다. 인산칼슘 화합물에는

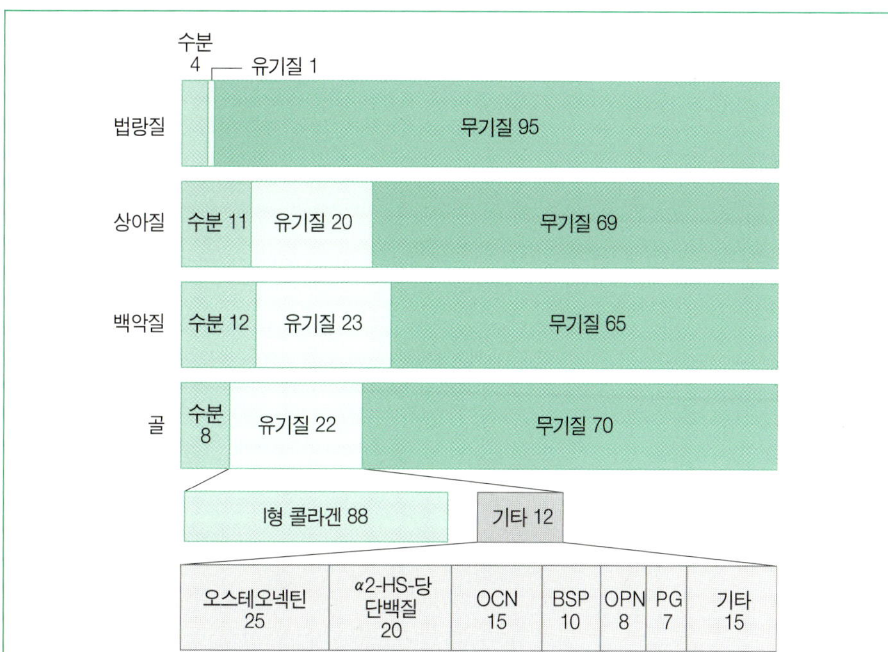

[그림 II-1-4] **치아와 골의 무기질, 유기질 및 수분함량(중량 %),** OCN : 오스테오칼신, BSP : 골시아로단백, OPN : 오스테오폰틴, PG : 프로테오글리칸. 골의 비콜라겐성 단백질 함량은 태아의 골에 있는 것과 같다.

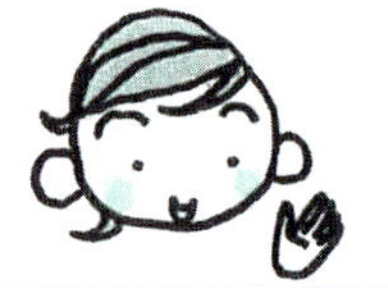

부정형 인산칼슘, 제2인산칼슘, 제3인산칼슘, 인산옥터칼슘 등 조성이 다른 물질이 존재하나, 주체는 수산화인회석이다.

1) 수산화인회석

수산화인회석 결정의 크기는 법랑질에서 (30~1,000)×(30~120)nm, 상아질이나 골에서는 이의 약 1/10인 (10~30)×(2.5~7.5)nm로 알려져 있다. 이는 모두 미세 결정이며, 결정이 작아질수록 그 총 표면적은 더욱 커지며(법랑질의 경우 1~3m^2/g, 상아질의 경우 약 200m^2/g), 표면에는 흡착이온층이나 수화층 등이 형성된다.

(1) 단위포

결정에는 단위포라는 개념이 사용된다. 단위포란 결정을 구성하는 인자(수산화인회석을 구성하는 이온)의 공간적 위치 관계를 표현할 수 있는 최소단위라고 정의된다. 수산화인회석의 단위포는 그냥 보기에는 매우 복잡한 위치 관계이나 그 조성은 $Ca_{10}(PO_4)_6(OH)_2$이다(그림 II-1-5). 단위포의 형태는 양 a축의 면이 마름모꼴의 평형육면체로 c축은 결정의 장축과 일치한다. 이것이 상하 좌우로 연결되어 실제의 결정이 되며 그 형태는 육각추가 된다.

(2) Ca와 P의 비율

순수한 수산화인회석은 Ca^{2+}가 10, $(PO_4)^{3-}$가 6이기 때문에 Ca/P의 몰 비율은 10/6, 즉, 1.67이 된다. Ca/P 중량비는 각 원자량을 곱하면 (10×40)/(6×31) = 2.15이다. 그러나 실제 법랑질과 상아질의 Ca/P 무게 비율은 2.03~2.08이다.

사람 치아의 법랑질, 상아질 및 골의 무기질 조성을 표 II-1-6에 나타내었다.

단위포
단위 격자라는 용어로도 사용되며, 결정에 있어서 인자의 위치 관계를 결정 격자라고도 한다.

단위포의 각 이온 수
단위포의 면 위나 축 위에 있는 각각의 이온은 1개라고 세지 않으며, 단위포 내부에 들어가 있는 배율을 곱하여 계산한다. 예를 들어 그림 II-1-5 오른쪽의 c축 위의 OH^- 이온은 1/6이 단위포 내부에 존재하기 때문에 1개라고 세지 않고 1/6이라고 세며, 모든 것을 합하면 이 조성식의 각 이온 수가 된다.

인회석(아파타이트)
그리스어로 '속이다, 혼란시키다'라는 뜻을 가지는 인회석군의 광물에 붙여진 명칭이다. 그 이유는 조성이 일정하지 않으며, 항상 사람을 매혹시켜 온 광물이기 때문이다. 광물의 인회석(apatite)과 비교하여 생체인회석(Biological apatite)이라는 용어가 있다. 격자 중의 Ca^{2+}는 Pb^{2+}, Mg^{2+}, Mn^{2+}, Sr^{2+}, H_3O^+ 등과 또한 OH^-는 F^-, Cl^-와 같은 음이온과 치환하는 경우가 있다.

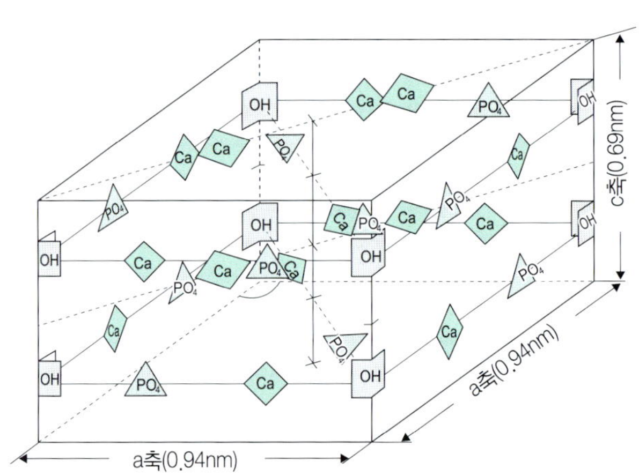

[그림 II-1-5] 수산화인회석

[표 II-1-6] 사람 치아의 법랑질, 상아질 및 골의 무기질 조성(건조중량 %)

	법랑질	상아질	골
Ca	36.0 (33.6 ~ 39.4)	27.0	24.5
P	17.7 (16.1 ~ 18.0)	13.0	10.5
Ca/P	2.03	2.08	2.33
CO_2	2.05 (2.7 ~ 5.0)	4.80	5.50
Na	0.50 (0.25 ~ 0.90)	0.30	0.70
Mg	0.44 (0.25 ~ 0.90)	1.10	0.55
Cl	0.30 (0.19 ~ 0.30)	0.01	0.10
K	0.08 (0.05 ~ 0.30)	0.05	0.03

2) 수산화인회석에 포함되는 그 외의 무기성분

수산화인회석에는 그 외의 무기성분이 소량 포함되며(표 II-1-6) 성분에 따라서 다른 분포를 보인다. 분포양식의 차이는 원소의 유래를 반영하고 있다.

① 표층의 농도가 내부보다 높은 것 : 불소, 납, 아연, 철, 주석, 염소

② 표층의 농도가 내부보다 낮은 것 : 나트륨, 마그네슘, 탄산

③ 그 농도가 거의 일정하게 분포되어 있는 것 : 스트론튬, 구리, 알루미늄, 칼륨

(1) 나트륨, 마그네슘, 탄산

나트륨은 법랑질에서는 표층으로부터 상아-법랑경계에 걸쳐 증가하는 경향을 볼 수 있다. 법랑질 내 나트륨 함량은 생체 조직 중에서 가장 높다. 마그네슘은 표층으로부터 심부로 갈수록 증가하는데, 이 경향은 상아질에서도 볼 수 있으며, 상아질 내부에서는 2%에 달한다. 염화물 이온은 법랑질 표층에서는 높은 농도를 보이지만 내부에서는 낮으며, 상아질에서는 흔적 정도로만 존재한다. 탄산은 법랑질 표층에서는 낮고, 깊이 들어갈수록 완만한 볼록형(凸형) 곡선을 그리며 증가한다. 탄산의 증가는 마그네슘과 마찬가지로 법랑질의 산 용해성을 증가시키기 때문에 치아우식 감수성과의 관련성이 중요시 되고 있다.

(2) 불소

치아에 존재하는 미량 원소로서 불소를 들 수 있다. 법랑질 내 불소 함유량은 음료수 내 불화물 이온 농도에 의존하기 때문에 차이가 있으며, 300~1,000 μg/g(ppm)으로 알려져 있다. 법랑질 내 불소 함유량은 표층에서 가장 높고, 내부로 갈수록 감소한다. 법랑질은 불소 섭취량에 민감하게 반응하는 조직이다.

치아불소증(법랑질 형성부전으로 대개 백반을 동반한다)은 법랑질 형성기에 과도한 불화물을 지속적으로 섭취한 경우에 일어난다. 음료수의 불화물 이온 농도가 2ppm 이상일 때 치아불소증의 발생빈도가 농도에 관련하여 높아진다. 한편 그 이하의 농도에서는 치아우식 이환율과의 관계에서 역의 상관관계가 있다고 인정되므로, 음료수의 불화물 첨가는 일반적으로 1ppm 정도로 이루어진다.

치면에 불화물을 응용한 경우 그 농도에 따라서 반응양식이 달라진다. 고농도(9,000~12,300ppm 이상)의 경우에는 우선 불화칼슘(CaF_2)가 생성되어 여기에서 공급

되는 불소에 의하여 수산화인회석은 더욱 내산성인 불화인회석($Ca_{10}(PO_4)_6F_2$)으로 점차 변환되어 간다. 저농도(100~1,000ppm)의 경우에는 직접 불화인회석이 형성되기도 하지만, 수산화인회석의 재석회화 촉진효과(즉 더 크고 격자 결손이 더 적은 수산화인회석이 형성되어 산 저항성이 증가한다)가 크다고 알려져 있다.

(3) 미량 원소

이 외의 미량 원소로 스트론튬, 납, 구리, 철, 아연 등이 있다. 대부분은 환경에서 유래한 것이며, 특히 스트론튬은 1953년 핵실험이 시작된 이래로 동위원소인 ^{90}Sr이 치아에서도 확인되었다고 한다.

3. 치아의 유기성분

신체의 유기성분 중 가장 많은 것이 단백질이다. 상아질과 골에서는 유기성분의 약 90%가 단백질이다. 그러나 법랑질에 있어서는 그렇지 않은 듯한데 어째서일까?(표 II-1-7) 법랑질은 고도의 석회화 과정에서 단백질이 분해・소실되어 그 흔적이라고 할

COFFEE BREAK

흡착이온층과 수화층

생체의 수산화인회석 결정은 매우 작으며, 그 표면에는 특수한 힘이 작용한다. 결정 하나를 만원열차에서 서 있는 사람의 집합으로 예를 들어 본다. 출발이나 정차 시에는 주변 사람으로부터 밀린다. 집합 안쪽에 있는 사람은 옆 사람에게 조금 기대면 되겠지만, 가장자리에 있는 사람은 옆에 기댈 사람이 없기 때문에 손잡이를 잡아 지탱하지 않으면 안 된다. 이와 마찬가지로 결정 중심부에서는 인접 이온의 힘이 맞버티고 있지만, 결정 표면에는 주변에 이온이 없기 때문에 불안정해진다. 이에 수용액으로부터 각종 이온이 표면에서 작용하는 힘에 의해 흡착되고, 흡착이온층이라는 얇은 층이 생기고, 그 주변에 수화층(수화각)이라는 물 분자를 끌어들인 영역이 생성된다(그림).

수산화인회석은 이들을 거쳐 환경에 존재하는 동종 또는 이종 이온과 교환되는 반응이 일어난다. 환경 내 이온은 수화층, 흡착이온층, 결정 내부로 시간적으로 3단계로 교체하는 것이, 방사성 동위원소를 이용한 실험에 의하여 증명되었다. 그리고 격자 속 이온의 약 1/3은 환경 이온과 교체한다고 알려져 있다. 법랑질이나 상아질 인회석의 Ca나 P를 측정하려고 시료를 채취하면 이 수화층이나 흡착이온층에 존재하는 이온이 공존해 온다. 또한 결정 격자에는 이온이 존재하지 않으며, 말하자면 결손격자(구멍)가 생기는 경우도 있다. 이로 인해 Ca/P의 중량비는 이론값의 2.15와는 다른 값을 가지게 되는 것으로 알려져 있다. 또한 이 결손격자는 생체인회석 형성 후에도 이온이 교환되거나 격자 결손이 충진됨으로써 환경이 양호한 조건에서는 치아 맹출 후에 완전한 결정을 형성한다. 이것을 맹출 후 성숙이라고 한다. 이 이론은 예방 충진 등 치료법의 이론적 근거이기도 하다.

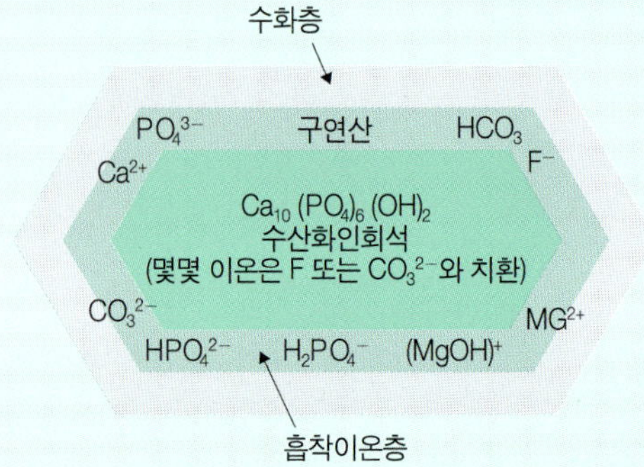

인회석 결정을 둘러싼 흡착이온층 및 수화층을 나타내는 모식도

수 있는 아주 적은 양만이 성숙한 법랑질에 잔존한다. 따라서 형성기 또는 유약기의 법랑질에서 가장 많은 유기성분은 역시 단백질이다.

1) 법랑질단백질

법랑질을 만드는 세포인 법랑아세포는 상피에서 유래한다. 이 세포는 다른 조직에는 거의 없는 특이한 단백질을 생산하는데, 아멜로게닌, 에나멜린, 아멜로플라스틴(시슬린) 등이다. 유약기 법랑질에는 이들 단백질이 법랑질 건조중량의 약 20%를 차지한다. 이것들이 석회화함에 따라 감소되어 완전히 성숙해진 법랑질에서는 표 II-1-7과 같이 변한다.

(1) 아멜로게닌

법랑질단백질 중 약 90%를 차지한다. 아멜로게닌 유전자는 사람을 비롯하여 소, 돼지, 쥐 등 몇몇 포유동물에서 같은 것으로 알려져 있으며, 분자량 약 25,000의 단백질로 추측된다. 그러나 형성기 법랑질 조직에서는 분자량 5,000~30,000까지 다양한 크기의 단백질로 관찰된다. 이는 이 단백질이 인산화나 글리코실화 등의 수식을 받거나 또는 성숙에 따라 칼리크레인 4 등의 세린프로테아제나 기질금속프로테아제(MMP-20)에 의해 분해되어 저분자화하기 때문이다.

아멜로게닌은 수산화인회석 결정의 성장 발육을 촉진하며, 그 역할을 마치면 분해되어 소실된다. 아멜로게닌을 시작으로 하는 법랑질단백질은 유약기에 수산화인회석 결정을 성장시킬 뿐만 아니라, 맹출(성장) 후의 법랑질이 엄격하게 작용하도록 하기 때문에 좋은 모체의 예가 된다.

(2) 에나멜린

에나멜린은 아멜로게닌만큼 많지는 않지만 유약기의 법랑아세포에 의해 합성 · 분비된다.

에나멜린도 아멜로게닌과 마찬가지로 석회화와 더불어 저분자화되어 소실되지만, 수산화인회석 결정과 친화성이 강하여 성숙 후에도 결정 주변에 극소량이 잔존한다.

[표 II-1-7] **사람 치아의 법랑질, 상아질 및 골의 유기성분(건조중량 %)**

	법랑질	상아질	골
총 유기질	1	19 ~ 21	24 ~ 27
질소	0.05	3.4 ~ 3.5	4.15 ~ 4.97
단백질	0.2 ~ 0.3	18.2	15 ~ 27
콜라겐	흔적	17 ~ 18	23
비콜라겐 단백질		1.6	2.4 ~ 2.7
프로테오글리칸	0.1	0.2 ~ 0.3	0.24 ~ 0.4
탄수화물	0.015±0.005	0.2 ~ 0.6	0.04
지질	0.5 ~ 0.6	0.33	0.1
젖산	0.01 ~ 0.03	0.15	
구연산	0.10±0.02	0.8 ~ 0.9	0.82 ~ 1.25

성숙 법랑질의 미량 단백질(표 II-1-7)의 대부분을 이것이 차지한다고 추측된다.

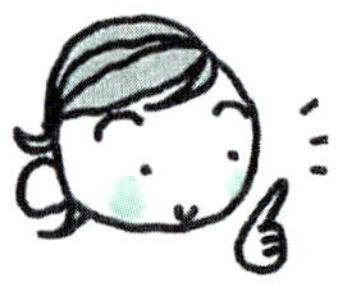

사람 아멜로게닌 유전자
X 염색체와 Y 염색체에 존재하며, 각각 191, 192아미노산 잔기를 코드하고 있다. 사람에 있어서 반성 유전형식의 법랑질 형성부전증(AIH1)은 X 염색체 상의 이 유전자가 원인이라는 것이 밝혀졌다. 반성 유전 형식을 취하는 것은 X 염색체의 아멜로게닌이 약 90%를 차지하고, Y 염색체의 그것은 거의 작용하지 않기 때문인 것 같다.

(3) 아멜로플라스틴(시슬린)

위 두 가지 단백질과 마찬가지로 형성기에 발현하여 성숙과 더불어 소실된다. 이 단백질도 인산화나 글리코실화 등의 수식을 받는다. 법랑질 형성기에 다양한 역할을 하는 것으로 추측된다.

2) 상아질과 백악질의 단백질

상아질과 백악질은 법랑질과 달리 간엽계 유래 조직으로 그 주된 단백질은 콜라겐이다. 콜라겐에 대해서는 이미 기술했기 때문에 여기에서는 상아질 특유의 상아질인단백질(포스포포린)에 대해서만 기술한다.

(1) 상아질인단백질(포스포포린)

상아질인단백질은 상아질시아로인단백질 유전자라는 하나의 유전자에서 상아질시아로인단백질이 합성된 후, N-단말부의 상아질시아로단백질과 C-말단부의 상아질인단백질의 2개로 분리된다.

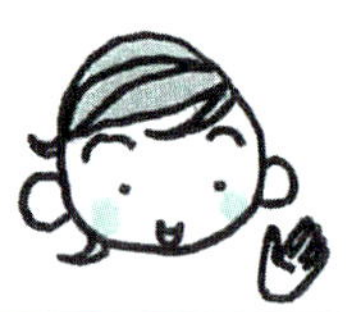

상아질시아로인단백질
이 단백질처럼 1개의 유전자에서 1개의 단백질이 합성된 후, 이것이 다른 기능을 가지는 2개의 단백질로 분리되는 것은 비교적 희귀하다고 할 수 있다. 상아질시아로인단백질도 제 4 염색체 후완에 존재한다.

상아질시아로단백질은 산성기를 가지는 당인 시알산을 포함한 당 사슬을 가지며, 상아질 형성에 불가결한 단백질이다. 한편 상아질인단백질은 아미노산 조성이 기타 단백질과는 판이하게 다르며, 전체 아미노산 중 아스파라긴산과 세린이 75% 이상을 차지한다(그림 II-1-6). 나아가 세린의 대부분은 인산화되어 있어 강산성 단백질이다.

인산기나 아스파라긴산의 카르복실기는 칼슘이온에 결합성이 있기 때문에 상아질에 있어서 석회화의 시작이나 인산칼슘의 침착에 관여하고 있다고 생각된다. 상아질인단백질은 상아아세포에서 합성되어 상아전질-상아경계의 상아질측 석회화 전선에 집중하여 존재한다.

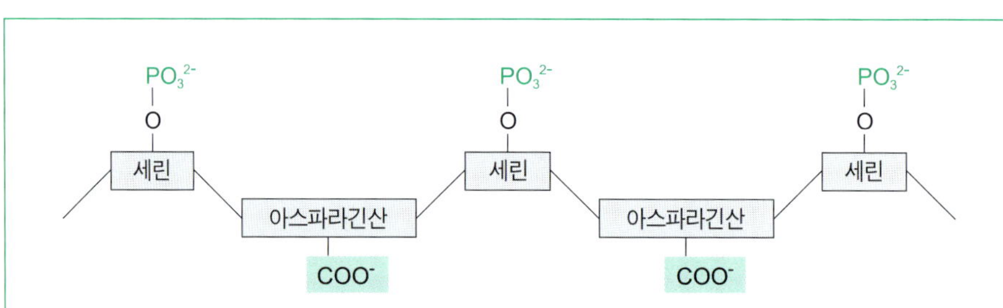

[그림 II-1-6] 상아질인단백질의 주된 아미노산 배열

1장 ◆ 치아와 치주조직의 생화학의 요점

❶ 치아와 치주조직은 상피와 대부분을 차지하는 결합조직으로 구성되어 있다.

❷ 결합조직은 세포와 콜라겐 등의 세포외 기질 성분으로 구성되어 있다.

❸ 콜라겐은 신체 단백질의 약 1/3을 차지하며 3가닥 나선 구조의 분자로서 섬유를 형성한다.

❹ 콜라겐은 글리신-프롤린-그 외 아미노산이라는 배열이 대부분을 차지하며, 하이드록시프롤린, 하이드록시리신이라는 특수한 아미노산을 포함한다.

❺ 엘라스틴은 대동맥이나 인대 등의 탄력성을 필요로 하는 조직에 많이 존재하며, 하이드록시프롤린이 적다는 것과 하이드록시리신이 없다는 것이 콜라겐과 다르다.

❻ 프로테오글리칸은 핵단백질에 글리코사미노글리칸 사슬이 결합한 것으로 연골이나 기저막에 존재한다.

❼ 결합조직에는 피브로넥틴이나 라미닌 등의 점착성 단백질이 존재한다.

❽ 콜라겐 분자는 전사, 번역 후 세포내 · 외에서 다양한 수식을 받아 가교를 만들어 콜라겐 섬유를 형성한다.

❾ 세포외 기질은 기질금속프로테아제(MMP)라는 효소에 의해 분해된다.

❿ 치아는 상피 유래의 법랑질과 간엽계 조직 유래의 상아질과 백악질로 구성된다.

⓫ 치아의 무기성분은 단위포의 조성이 $Ca_{10}(PO_4)_6(OH)_2$인 수산화인회석 결정으로 이루어진다.

⓬ 불소는 치아의 미량 무기성분으로 존재하며 치아우식 저항성에 관여한다.

⓭ 형성기 법랑질의 유기성분은 아멜로게닌, 에나멜린 등이며, 성숙과 더불어 소실된다.

⓮ 상아질의 유기성분은 콜라겐과 상아질시아로인단백질 등이다.

제 2 장 경조직의 생화학

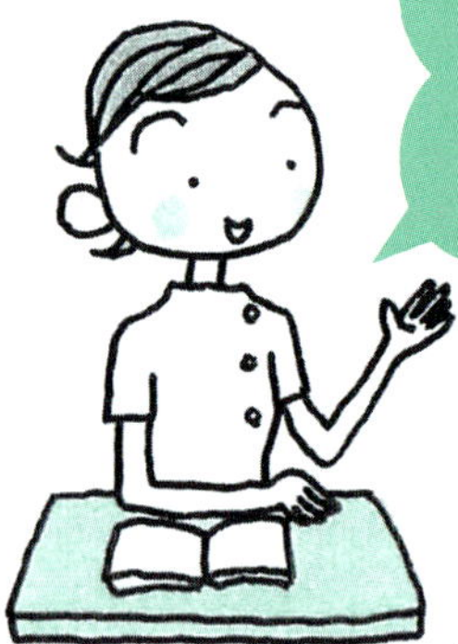

학습목표

❶ 혈청 내 칼슘과 인산 농도를 설명한다.
❷ 석회화의 기구를 설명한다.
❸ 석회화에 있어서 기질소포와 콜라겐의 역할을 설명한다.
❹ 치아와 골의 석회화의 특징을 설명한다.
❺ 혈청 칼슘 조절에 관여하는 세 가지 호르몬을 설명한다.
❻ 부갑상선호르몬(PTH)의 작용을 설명한다.
❼ 칼시토닌의 작용을 설명한다.
❽ 비타민 D의 활성화와 그 작용을 설명한다.
❾ 치아의 탈회와 재석회화를 설명한다.

1 혈청 내 칼슘과 인산

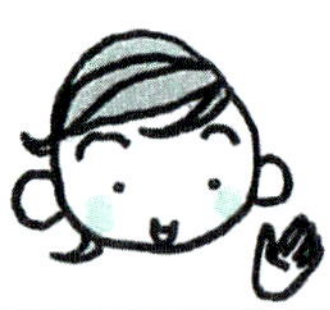

수산화인회석의 포화, 과포화

용해도는 실제로 용해도적(활동도적)이라는 수치를 사용하며, 각 이온의 포화상태일 때의 활동도(실효농도)의 누적으로 표현한다. 혈청 내 Ca^{2+}와 HPO_4^{2-}의 이온 활동도적은 수산화인회석 포화상태의 이온 활동도적보다 높다는 것이 알려져, '혈청 내 Ca^{2+}와 HPO_4^{2-}의 농도는 수산화인회석에 대하여 과포화이다' 라는 결과가 나온다.

혈청 내의 전체 칼슘 농도는 2.5mM(10mg/dL)이다. 그러나 그 모든 것이 유리 Ca^{2+} 이온으로 존재하는 것은 아니다. 약 1/3은 알부민 등의 혈청 단백질과 결합하고 있다(그림 II-2-1). 나아가 탄산, 구연산 등의 저분자와 결합(착염)하고 있는 경우도 있으며, 유리 Ca^{2+} 이온은 전체 칼슘의 1/2 정도(1.33mM)이다. 혈청 칼슘 농도는 뒤에 기술할 세 가지의 호르몬에 의해 엄격하게 조절·유지되고 있다.

혈청 인산 농도는 연령이나 대사 상태에 따라서 1~2mM(3.1~6.2mg/dL) 사이에서 변화하지만, 소아의 경우에는 높은 수치가 나온다. 인산은 pH에 따라 이온 종이 변하

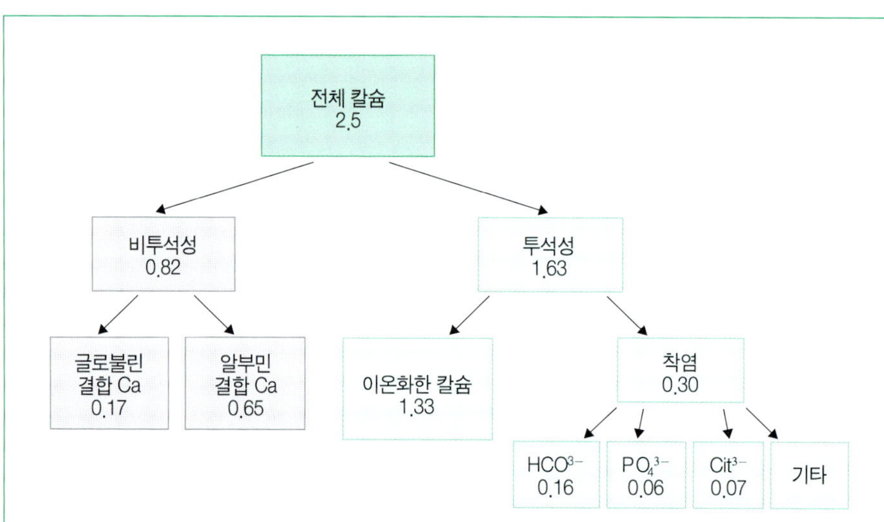

[그림 II-2-1] 건강한 사람의 혈청 칼슘 존재양식(단위 : mM)

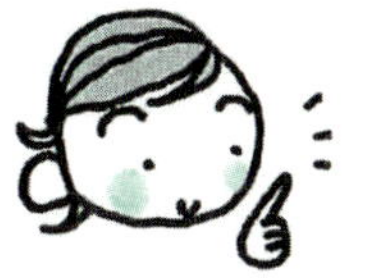

지만, pH 7.4의 혈청에서는 81%가 HPO_4^{2-}, 19%가 $H_2PO_4^-$, 0.008%가 PO_4^{3-}로 존재하고 있다.

3개의 인산 이온 종
pH가 일정하다면 각 이온의 농도비는 일정하다고 생각해도 좋다. 따라서 1개의 이온 종, 예를 들어 HPO_4^{2-}를 모든 인산 농도의 대표로 생각해도 무방하다.

혈청 내 Ca^{2+} 이온과 HPO_4^{2-} 이온의 농도는 수산화인회석에 대해 과포화이다. 바꾸어 말하자면, 혈청에서는 수산화인회석의 결정이 생성되어 침전된다. 그러나 실제는 그렇지 않다. 과포화라는 것은 어디까지나 석회화할 능력이 있다는 것을 의미할 뿐이고 반드시 석회화된다고는 할 수 없다.

2 석회화의 기구

1. 기질소포에 의한 콜라겐성 석회화

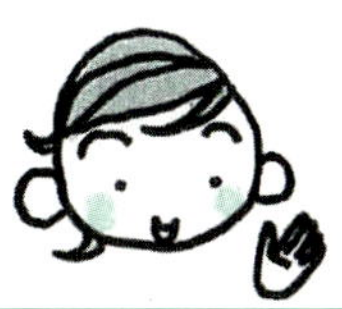

기질소포
Bonucci와 Anderson에 의하여 골단 연골의 세포외 기질 중에서 발견된 직경 30~300nm의 막성 소기관이다(1967). 간엽계의 경조직 석회화 개시부분에서 공통적으로 관찰할 수 있다.

혈청 내의 Ca^{2+}와 HPO_4^{2-}는 수산화인회석에 대하여 과포화인데, 어째서 경조직 이외에는 석회화, 곧 수산화인회석의 결정 생성이 일어나지 않는 것일까?

그 이유로서 수산화인회석 결정의 복잡성이 있다. 아무리 혈청이 과포화라고 하여도 단위포를 구성하는 18개나 되는 이온이 용액 중에서 단위포에 대해 같은 위치 관계를 구성할 경우에만(그림 II-1-5 참조) 결정이 생성되는데 그 확률은 거의 0에 가깝다. 그러나 수산화인회석의 미세한 핵이 존재하면 결정은 성장한다. 이것을 석회화 기구의 핵 형성설이라고 한다(그림 II-2-2). 그러면 경조직에만 존재하는 핵이란 도대체 무엇일까? 그 중 하나가 기질소포라고 생각되고 있다.

기질소포는 내부에 수산화인회석을 포함하며, 그 일부는 기질소포의 막을 뚫고나와 외부로 돌출되어 있어 석회화의 핵이 될 수 있다. 이것은 주로 발아에 의해 경조직 형성세포에 의해 만들어지며, 세포외 기질의 일정한 부위에 부분적으로 존재하며 이 부위로부터 조직 전체의 석회화가 일어난다.

골이나 상아질의 유기질에 가장 많은 것은 I형 콜라겐이다. 이 콜라겐 섬유는 64nm 주기의 줄무늬 모양 구조를 가지고 있다(그림 II-1-2 참조). 석회화 초기에는 이 구조

COFFEE BREAK

포화, 과포화

과포화의 상태를 자당의 용액으로 알아보자. 그림은 자당의 용해도 곡선을 나타내고 있다. 용해도 곡선상의 수치는 각 온도에서의 포화농도(용해도)를 나타낸다. 60℃의 포화농도는 74g이다. 이 포화용액을 40℃까지 식히면 바로 왼쪽으로 이동시킨 O의 위치에 해당된다. 40℃의 포화농도는 70g이기 때문에 그 용액은 과포화 상태가 된다. 곧 74−70 = 4g에 해당하는 자당이 녹지 못하고 침전되기 시작한다.

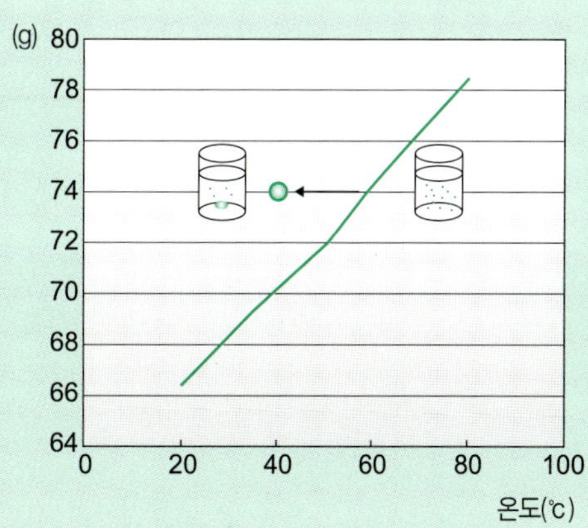

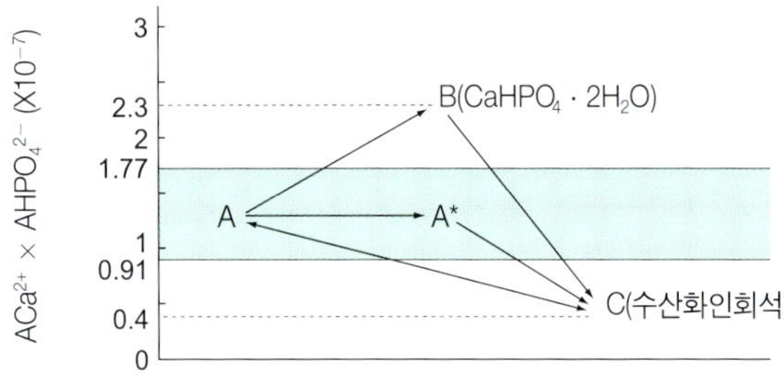

[그림 II-2-2] **석회화 기구의 모식도**

1. A점은 혈청 이온활동도적으로, 그 정상범위(색부분) 내의 수치를 가리킨다. 수산화인회석을 형성하기 위해서는 $CaHPO_4 \cdot 2H_2O$가 추출되는 B점까지 활동도적이 상승하든지(밀어올리기 설), 결정 형성을 돕는 핵이 존재하여 국소의 용해도 적을 높이지 않고 A → A* → C 반응이 진행된다(핵형성설).
2. 한 번 수산화인회석이 형성되면 그 수산화인회석과 혈청 사이에(AC 간의 왕복이 화살표로 표시된 것처럼) 평형이 이루어진다.

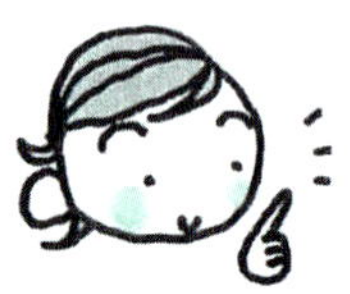

연골이 석회화되지 않는 이유

연골의 세포외 기질 조성의 특징으로는 아글리칸 등의 대형 프로테오글리칸이 많다는 점과 II형 콜라겐이 존재한다는 것을 들 수 있다. 아글리칸은 그 구성 성분의 글리코사미노글리칸이 칼슘을 결합, 저장하고 수산화인회석 결정의 성장을 저지하고 있는 것일지도 모른다. 또한 II형 콜라겐은 I형 콜라겐보다 짧은 22nm의 주기의 줄무늬 모양 구조를 가지고 있으며, 홀 존 또한 작다고 생각되므로 기질소포의 존재 공간으로는 적절하지 못할지도 모른다.

와 일치하는 주기적인 석회화물의 침착이 확인되는 것으로 보아 이 주기에 따라서 핵 형성이 이루어지고 있다고 추측된다.

최근 들어 핵 형성 조절기구가 명확해지고 있다. 기질소포 및 그 주변에 존재하는 알칼리포스파타아제가 석회화 억제물질인 피로인산을 가수분해하여 제거함에 따라서 석회화를 촉진함과 동시에 국소에서 피로인산으로부터 생성된 인산 농도를 높여 더욱 석회화를 촉진시킨다는 것이다(그림 II-2-3).

2. 치아와 골의 석회화의 특징

1) 골의 개조(리모델링)

성인의 경우 체중의 1.5~2%가 칼슘이며 그 99%는 골조직이나 치아에 존재한다. 성인 칼슘의 입출 밸런스는 ±0이지만 발육기에는 이 칼슘 밸런스가 플러스인 데 반하여 50세를 넘어갈 무렵부터는 마이너스가 된다. 이 연령대에서 특히 여성에게서 자주 보여지는 급격한 골량 감소는 폐경 후에 일어나는 골다공증으로서 사회적으로도 잘 인지되어 있으며 치료가 힘든 질환으로도 알려져 있다.

조직에서 칼슘의 수요가 생긴 경우 그 조직에 칼슘을 공급하기 위해 우선 혈액으로 칼슘이 공급된다. 이때 장에서 흡수하는 것으로는 시간에 맞출 수 없기 때문에 골조직에 저장되어 있던 칼슘이 사용된다(그림 II-2-4). 즉 골조직으로부터 혈액을 통해 칼슘이나 인산이 전신의 각 조직세포에 공급된다. 공급에 의해 골조직에서 감소된 칼슘은 이후 장에서 흡수한 것으로 재충전된다는 것이 칼슘 이동의 큰 틀이다. 따라서 골조직에서는 석회화와 탈회, 즉 골의 개조(리모델링)가 끊임없이 이루어지고 있다. 이렇게 혈청 칼슘 농도는 유지되고 있다.

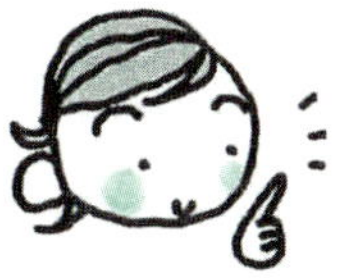

피로인산의 석회화 억제
알칼리포스파타아제 결손 마우스가 억제물질인 피로인산을 없애지 못하기 때문에 석회화 부전을 일으킨다는 것이 증명되었다. 이 때문에 알칼리포스파타아제는 석회화 및 그 조절에 관여하고 있다는 것이 명확해져 알칼리포스파타아제설이 모양새만 바꾸어 부활했다고 할 수 있다.

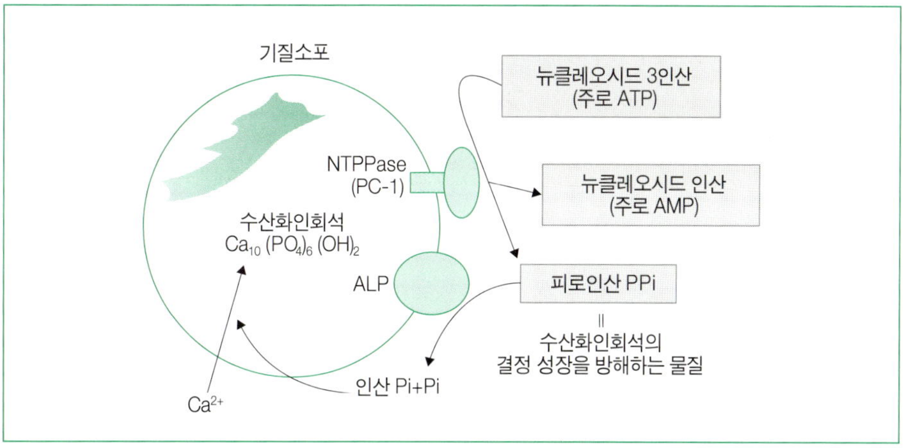

[그림 II-2-3] 기질소포에 있어서의 NTPPase와 알칼리포스파타아제의 역할. 석회화 억제물질인 피로인산은 ATP가 기질소포막에 존재하는 NTPPase에 의해 가수분해되어 생성된다. 이 피로인산을 알칼리포스파타아제가 분해하여 인산을 공급함으로써 석회화가 진행된다. NTPPase란 Plasma cell membrane glycoprotein 1(PC-1) 로도 알려진 효소이다.

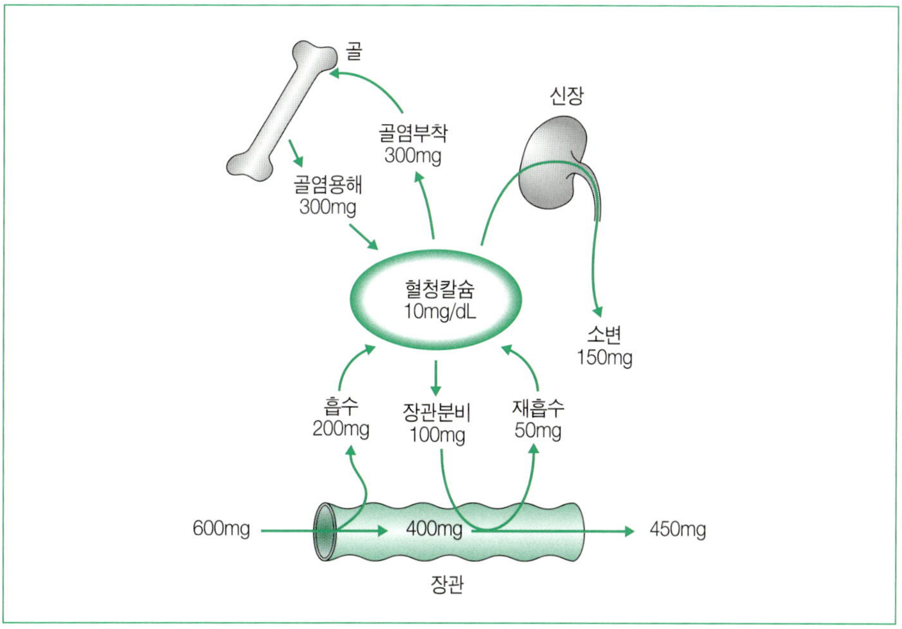

[그림 II-2-4] 성인 남성의 체내에서 일어나는 하루 칼슘의 이동. 실제 수치는 섭취하는 칼슘량에 따라 변화한다.

2) 치아의 석회화의 특징

치아는 칼슘을 저장하는 역할은 하지 않으며 개조현상은 인정되지 않는다.

상아질의 세포외 기질 성분의 유기질은 I형 콜라겐이 주체이다. 형성기의 상아질에는 기질소포도 보이며, 골조직의 석회화 기구와 거의 같은 기질소포에 의한 콜라겐성 석회화라고 보아도 좋다. 상아질인단백질은 상아질 특유의 단백질이며, 국소부에서의 석회화 개시에 관여한다는 것을 시사하는 것이다(제II편 제1장 치아와 치주조직 참조).

법랑질의 석회화는 법랑질 특유의 아멜로게닌이나 에나멜린이 담당하고 있다. 그러나 법랑질보다 상아질의 석회화가 먼저 일어난다. 형성기 법랑질은 형성기의 상아

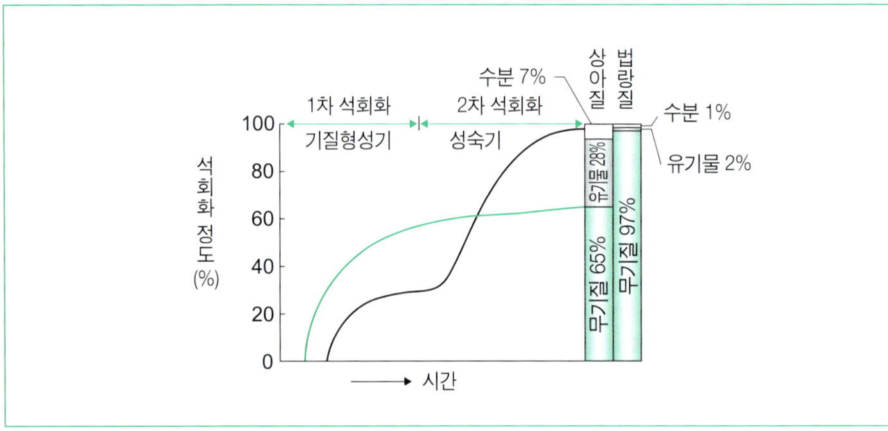

[그림 II-2-5] **법랑질과 상아질의 석회화 진행 비교**

COFFEE BREAK

석회화의 기전 – 밀어올리기설과 핵 형성설 –

석회화의 기전이 처음 발표된 것은 1920년대 Robinson 등에 의해 제창된 밀어올리기설, 일명 알칼리포스타파아제설이다. 당시에는 석회화물은 제2인산칼슘($CaHPO_4$)이라고 생각되고 있었다. $CaHPO_4$에 대한 혈청의 Ca^{2+}와 HPO_4^{2-}는 불포화로 혈청에서 석회화는 일어나지 않는다. 따라서 석회화 부위에서는 인산 농도를 높이는 메카니즘이 작용하고 있다고 생각되었다. 인산을 공급원으로 하여 해당계의 기질인 글루코오스 6 인산 등을 고려하여 이것들로부터 인산을 유리하는 알칼리포스타파아제의 작용에 의해 국소의 인산 농도가 높아져 석회화된다고 제창되었으나, 골조직만이 아닌 석회화를 일으키지 않는 신장이나 소장에서도 활성이 높은 등 몇몇 모순점이 지적되었다.

한편 Neuman 부부는 1958년에 다음과 같은 실험을 하였다. 그들은 혈청과 같은 이온 조성을 가지는 용액을 조제하여 여기에 유기질을 제외한 골의 무기질 분말을 투입하고 충분한 시간 방치한 후에 용액의 이온 조성이 어떻게 변화하는지를 관찰하였다. 그러자 예상 외로 용액 내 Ca^{2+}와 HPO_4^{2-}의 이온 농도는 점차 저하되고, 그만큼의 Ca^{2+}와 HPO_4^{2-}가 골분말에 침착되었다.

이 실험 결과 골 무기질은 제2인산칼슘이 아니라 수산화인회석이라는 것이 알려졌다. 그리고 '혈청은 골 무기질인 수산화인회석에 대하여 과포화이다' 라는 결론에 도달하였다. 그렇다면 혈청은 언제라도 석회화할 수 있는데, 연조직에서는 어째서 석회화가 일어나지 않는가라는 의문이 생긴다. 결론을 말하자면, 이것이 석회화의 핵 형성설(에피탁시설)로 '석회화의 핵이 석회화 조직 이외에는 존재하지 않는다' 라는 것이 이 설의 핵심이다.

먼 옛날 연금술사들이 활약하던 무렵, 용액에서 어떠한 결정을 만드는 유명한 연금술사가 있었다. 그는 이 비밀을 사람들에게 밝히려 하지 않았다고 한다. 그 비밀이란 용액의 바로 위에서 수염이 자란 턱을 손으로 만지는 것이었다. 이렇게 하면 왜 결정이 생겼을까. 턱을 만짐으로써 피부의 조직이나 먼지 같은 작은 파편들이 용액 속으로 떨어져 그것이 핵이 되어 결정이 성장한다고 생각된다. Neuman 부부의 실험에서는 투입한 수산화인회석인 골분말 자체가 핵이 되어 수산화인회석 결정이 성장하였다. 그러나 골분말 투입 전에는 수산화인회석 결정은 결코 생기지 않는다. 이런 핵을 동종핵이라고 한다. 한편 유명한 연금술사가 했던 행동은 결정과는 다른 물질이 핵이 된 것으로 이종핵이라고 한다. 석회화 조직에서는 동종핵과 이종핵의 양쪽 모두 석회화에 관여하고 있다고 생각된다.

질과 접하고 있기 때문에 법랑질에서는 상아질에서 형성된 수산화인회석을 핵으로 석회화한다고 생각된다. 법랑질단백질은 석회화를 개시하는 활동보다는 형성된 수산화인회석 결정의 성장을 효율적으로 촉진시키도록 활동하고 있다고 생각된다. 법랑질단백질은 형성기나 유약기의 법랑질에 풍부하게 존재하지만 성숙에 따라서 분해되어, 성숙 법랑질에서는 1% 이하까지 감소한다.

석회화의 정도로 보면 형성기와 성숙기로 나눌 수 있다. 이것을 법랑질 형성의 2단계설이라고 한다(그림 II-2-5). 한편 상아질의 석회화는 1단계로 진행된다. 기질 성분인 I형 콜라겐은 제거되지 않고 남기 때문에 석회화 정도도 60~70% 정도에서 멈춘다.

3 골의 생성과 흡수

1. 골아세포와 파골세포

골조직에서는 골의 생성과 흡수, 즉 골의 개조가 항상 일어나고 있다. 골조직의 석회화 기구는 기질소포에 의한 콜라겐성 석회화였다. 이러한 석회화에 관여하는 세포는 어떤 세포일까?

1) 골아세포

앞에서 기질소포는 주로 발아에 의하여 경조직 형성세포에 의해 만들어진다고 기술하였는데 이 경조직 형성세포는 골아세포이다. 골아세포는 그 분화에 따라 I형 콜라겐과 그 외 골기질 성분(그림 II-1-4 참조)인 오스테오넥틴, 오스테오칼신, 오스테오폰틴, 골시아로단백질 그리고 알칼리포스파타아제 등을 생산한다(그림 II-2-6).

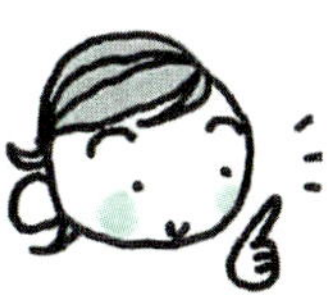

골아세포의 분화
골아세포는 Runx2라는 유전자에 의해 미분화 간엽세포에서 골형성세포로 분화가 결정된 세포이다. 골아세포는 통상적으로 골 표면에 존재한다.

오스테오칼신
오스테오칼신은 골 Gla 단백질이라고도 불린다. Gla란 γ 카르복실글루타민산 잔기를 말하며, 비타민 K 의존성 카르복실라아제에 의하여 글루타민산에 추가로 1개의 카르복실기가 첨가되어 생성된다. 오스테오칼신은 카르복실기에 의한 Ca 결합성이 강하며, 과도한 석회화를 억제한다고 생각된다. 또한 골아세포만이 분화 후기에 발현하는 단백질이기 때문에 골아세포 분화의 좋은 지표이다.

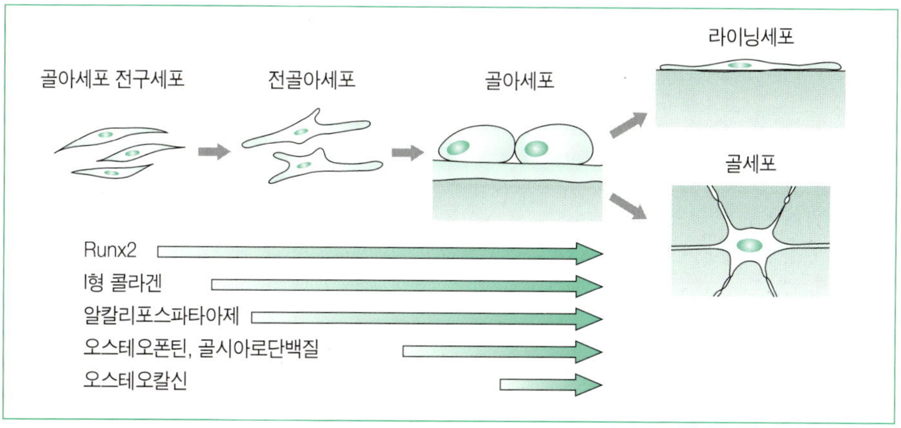

[그림 II-2-6] 골아세포의 분화와 골 기질 형성. Runx2를 발현한 골아세포 전구세포는 전골아세포, 골아세포로 분화하여 골형성을 이룬다. 전골아세포에서는 알칼리 포스파타아제와 I형 콜라겐 발현이 확인되며, 초기 골아세포는 거기에 오스테오폰틴, 골시아로단백질을, 그리고 성숙골아세포는 여기에 더해 오스테오칼신도 발현된다. 이렇게 골아세포는 분화와 더불어 단계적으로 골기질 단백질을 발현해 나아간다.

2) 파골세포

파골세포는 골의 흡수에 관여하는 세포이다.

파골세포는 독특한 형태적, 생화학적 특징을 갖는다(그림 II-2-7). 파골세포는 극성을 가진 다핵의 거대세포이며, 골에 면한 쪽은 파도무늬를 가지며, 그 주위를 봉쇄하듯 골 기질인 오스테오폰틴과 인테그린을 통하여 결합하고 있다. 반대쪽의 표면에는 많은 수용체를 발현하고 있다. 파도무늬 면에서는 골 무기질을 녹이는 H^+ 이온이나 유기기질을 분해하는 카텝신 K 등의 단백질 분해효소를 분비하여 골을 흡수한다. 그 결과 파골세포가 부착된 골면에는 하우쉽 소와(Howship' s lacuna)라는 함요면(ㅁ)이

COFFEE BREAK

파골세포 활성화 기구

파골세포는 골아세포와는 달리 혈액원성의 세포(대식세포계의 조혈세포)에서 유래한다. 파골세포가 되는 세포는 혈액을 타고 온몸을 돌고 있지만, 파골세포가 골조직에만 존재하는 것은 왜일까? 파골세포로의 분화 유도 구조에 그 답이 있다.

전구세포에서 파골세포에로의 분화 유도는 그 신호가 골아세포를 경유하여 전달된다. 세포로부터 분비된 신호전달 분자가 결합조직의 세포외 기질 부분에 확산되어 인접 세포에 도달하거나(주변분비 : paracrine) 혈액을 타고 원격 세포나 조직, 장기에 도달하여(내분비 : endocrine) 이들 정보를 표적에 전달한다. 그러나 골아세포가 분비하는 파골세포에의 분화 유도를 촉진하는 분자의 하나인 RANKL이라는 분자는 위와는 다른 형식으로 신호를 전달한다. 즉 분비 후 세포로부터 분리되어 확산되는 것이 아니라 골아세포의 표면에 결합한 채로 신호 분자로서 활동하는 것이다(접촉분비 : juxtacrine). 따라서 파골세포의 전구세포, 대식세포계의 조혈세포는 직접 골아세포가 있는 곳으로 오지 않으면 RANKL의 신호을 받을 수 없다. 결국 골조직이 있는 장소에 도달하지 않으면 전구세포는 파골세포가 될 수 없기 때문에 파골세포는 골조직에만 존재하는 것이다.

골아세포로부터 파골세포의 전구세포에로의 신호는 RANKL 이외에 M-CSF라는 분자도 필요하다. PTH나 활성형 비타민 D 등 칼슘 대사 조절 호르몬은 파골세포를 활성화하여 혈청 칼슘 농도를 상승시키는데, 이들 신호 수용체는 파골세포에는 없으며 골아세포에 있다. 따라서 골아세포를 경유하여 파골세포를 활성화시킨다.

파골세포의 활성화가 정상적으로 이루어지지 않으면 골 흡수가 제대로 이루어지지 않아 골수강이 좁아지거나 하여 골이 경화되는 골화석증(marble bone disease)에 걸린다.

파골세포의 분화와 골흡수기능 발현의 분화 메커니즘

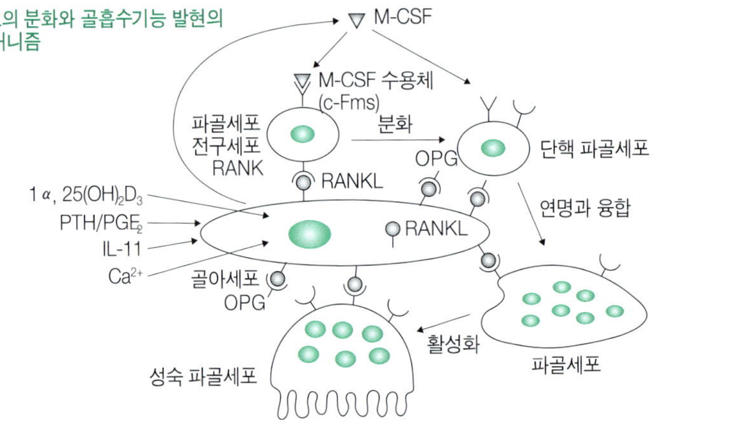

극성을 가진 다핵의 거대세포
파골세포는 분화과정에서 복수의 전구세포가 융합하여 복수의 핵을 가진 커다란 세포가 된다. 그리고 그 세포의 골에 접하는 측면에는 파도무늬 모양의 구조가 생기고 골에 접하지 않는 쪽에는 이 구조가 없으며, 주로 수용체 분자를 발현하기 때문에 "극성을 가진다"라고 한다.

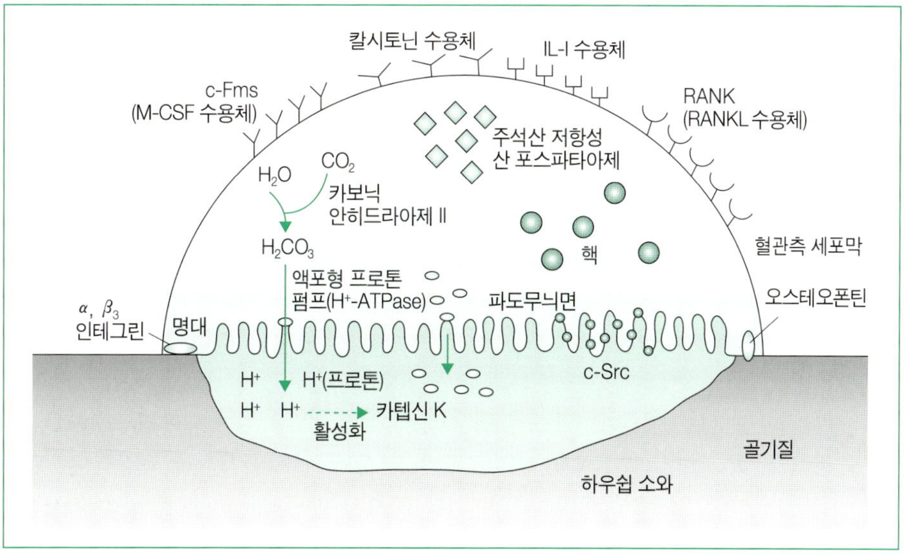

[그림 II-2-7] 파골세포의 형태적 · 생화학적 특징

생긴다. 골 기질에는 골아세포를 활성화하여 골형성을 촉진하는 인자가 포함되어 있으며, 골 흡수에 의하여 그 인자가 유리되어 골의 첨가가 다시 일어난다. 이렇게 하여 골의 생성과 흡수가 반복적으로 일어난다.

2. 혈청 칼슘 조절 호르몬

체내에서의 칼슘 이동에 대하여 기술하였듯이 흡수 장소로 소장, 저장 장소로 골조직 그리고 배출구로 신장 등 세 개의 장기 조직이 칼슘의 대사에 관여하고 있다. 이들은 혈청 칼슘의 항상성 유지에 관여하고 있으며 혈청 칼슘 조절 호르몬의 표적기관이기도 하다. 혈청 칼슘 조절 호르몬에는 부갑상선호르몬(Parathyroid Hormone : PTH, 부갑상선), 칼시토닌(Calcitonin : CT, 갑상선), 활성형 비타민 D(신장)의 세 가지가 있다(표 II-2-1). 그 중 하나인 비타민 D는 명칭은 비타민이지만 오히려 호르몬과 같이 작용한다.

[표 II-2-1] 혈청 칼슘 조절 호르몬 표적기관과 작용

호르몬(분비장기)	표적기관			혈청 칼슘
	소장	골	신장	
부갑상선호르몬(PTH, 부갑상선)		O	O	상승
칼시토닌(갑상선)		O		하강
활성형 비타민 D(신장)	O	O		상승

1) 부갑상선호르몬(PTH)

PTH의 합성과 분비는 칼슘과 활성형 비타민 D에 의해 억제적으로 조절되고 있다.

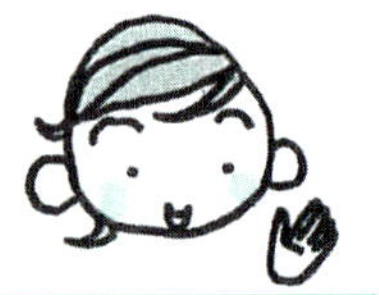

부갑상선
부갑상선이 상피소체라고도 불리기 때문에 PTH는 상피소체호르몬이라고도 한다. 부갑상선은 좌우 2쌍 합계 4개가 갑상선 뒤쪽에 존재한다.

부갑상선에는 칼슘 수용체가 있어 혈청 칼슘 농도 상승을 감지하여 합성을 억제하고 농도가 저하된 경우에는 합성을 촉진한다.

성숙형 사람 PTH는 분자량 9,500, 84 잔기의 아미노산으로 구성된 폴리펩티드이다. 많은 호르몬에서 볼 수 있는 것처럼 PTH도 아미노산 115 잔기의 전구체로 합성되어 소포체와 골지체에서 수식을 받아 성숙형이 되어 분비된다.

PTH의 골조직에 대한 작용은 골아세포를 통하여 파골세포에 간접적으로 작용하여 그 분화와 활성화를 촉진한다. 그 결과 혈청 칼슘 농도는 상승한다. 그러나 PTH가 분비되는 것은 혈청 칼슘 농도가 저하되었을 때이기 때문에 그 저하된 수치를 정상치로 되돌린다고 생각하는 쪽이 올바르다.

PTH는 신장에 대하여 세 가지 작용을 한다. 하나는 근위뇨세관에 존재하는 1α-수산화효소라는 비타민 D의 활성화 효소의 합성을 촉진한다. 따라서 골에 대한 직접 작용에 더하여 비타민 D를 통해서 간접적으로 혈청 칼슘 농도를 상승시키도록 작용한다. 둘째는 원위뇨세관에서의 Ca^{2+} 재흡수를 촉진하고 요 중의 칼슘 배출을 억제하여 혈청 칼슘 농도를 유지한다. 셋째는 근위뇨세관의 인산 재흡수를 억제하여 요 중의 인산 배출을 증가시킨다(인산뇨 야기). 칼슘과 HPO_4^{2-}의 용해도적이 일정하다는 점에서 혈중 HPO_4^{2-} 농도의 저하는 좀 더 고농도의 혈청 칼슘을 허용하게 되어 간접적으로 칼슘농도를 상승시킨다.

2) 칼시토닌(CT)

칼시토닌은 갑상선의 칼시토닌 분비세포(C 세포) 또는 방세포라고 불리는 세포에서 만들어지고, 사람의 성숙 칼시토닌은 32개의 아미노산으로 구성된 펩티드호르몬으로 내분비된다.

칼시토닌 분비세포에도 부갑상선과 같이 칼슘 수용체가 존재하기 때문에 혈청 칼슘 농도를 감지하지만, PTH와는 반대로 칼시토닌은 혈청 칼슘 농도 상승에 의해 합성이 촉진되고 저하한 경우에는 합성을 억제한다. 따라서 그 작용은 PTH와 길항된다

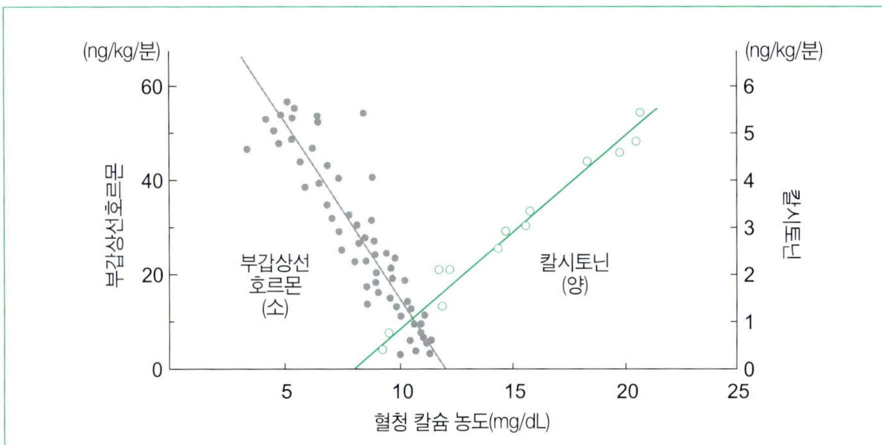

[그림 II-2-8] 부갑상선호르몬과 칼시토닌 분비가 미치는 혈청 칼슘농도의 영향

(그림 II-2-8). 두 호르몬의 어느 쪽이 분비되는지는 정상 혈청 칼슘 농도 10mg/dL을 경계로 엄격히 조절되고 있다.

칼시토닌은 파골세포의 활성을 억제하여 혈청 칼슘 농도를 저하시킨다. 파골세포의 파도무늬면의 반대쪽에는 칼시토닌 수용체가 존재하고, 이 수용체를 통해서 파골세포의 활성을 억제한다. 그러나 갑상선을 적출하여 칼시토닌이 분비되지 않아도 혈청 칼슘 농도가 정상적으로 유지되고 있다는 점에서 최근에는 혈청 칼슘의 항상성 유지에 있어서 칼시토닌의 역할에 대한 의문이 제기되고 있다.

3) 활성형 비타민 D

비타민 D는 화학구조상으로는 콜레스테롤의 유도체이며 지용성 비타민으로서 '항구루병 인자' 로 잘 알려져 있다. 그러나 실제로 칼슘 대사에 관여하는 활성형 비타민 D는 「1α, 25(OH)$_2$D$_3$)」로 표기되며, 이것은 신장에서만 생산된다. 따라서 비타민이라기보다는 오히려 호르몬이라고 생각되고 있다.

비타민 D의 생체 내 대사경로의 첫 단계는 자외선에 의한 전구형인 7-디하이드로콜레스테롤에서 비타민 D$_3$로의 변환으로 자외선을 받는 피부에서 주로 일어난다. 또한 이 비타민 D$_3$는 일부 음식물에서도 유래한다. 비타민 D$_3$는 혈류를 따라 간에 도달하고, 여기서 25-수산화효소에 의해 측쇄의 25번 탄소가 수산화된다(25(OH)D$_3$). 나

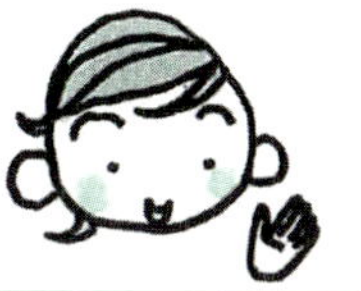

비타민 D$_3$
비타민 D$_3$는 측쇄 구조의 차이에 따라 D$_2$~D$_7$의 6계열이 있는데, 활성이 있는 것은 D$_2$와 D$_3$ 계열이다.

비타민 D의 골 형성 촉진 작용
비타민 D 수용체가 결손된 쥐는 구루병 증상이 나타난다. 그러나 칼슘과 인을 충분히 섭취시키면 정상적인 골형성이 이루어지기 때문에 비타민 D의 골형성 촉진작용은 골형성에 필요한 칼슘과 인의 섭취에 따른 간접적인 작용이라는 것이 밝혀졌다.

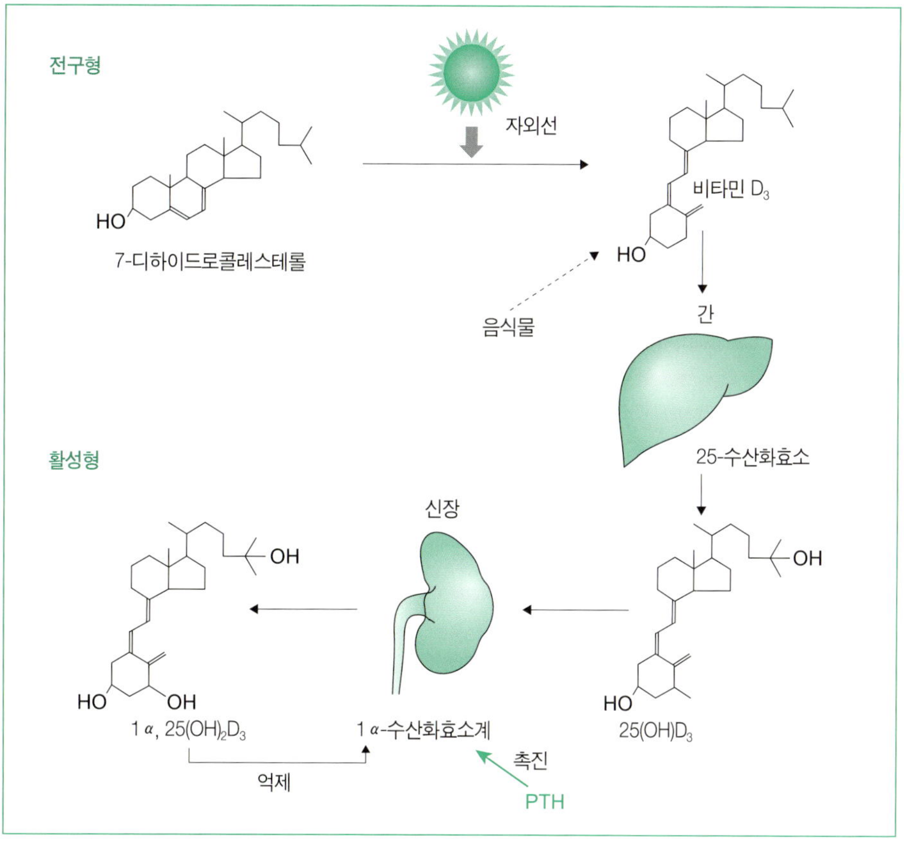

[그림 II-2-9] 비타민 D(D$_3$ 계열)의 대사. 전구형에서 활성형까지의 생체 내 대사경로.

아가 신장으로 이행되어 1번 탄소가 1α- 수산화효소에 의해 수산화되어, 1α, 25$(OH)_2D_3$가 되어 활성형 비타민 D로서 작용한다(그림 II-2-9).

1α, 25$(OH)_2D_3$는 소장을 표적기관으로 칼빈딘 D라고 불리는 칼슘 결합 단백질의 합성을 촉진한다. 이 단백질은 세포질에 존재하며, 세포 내로 수송된 칼슘을 결합함으로써 Ca^{2+} 농도 상승에 따른 칼슘염의 침전을 막는 일종의 완충단백질이라고 할 수 있다. 그 결과 소장에서의 Ca^{2+} 흡수 항진이라는 역할을 가지고 있다고 생각된다.

1α, 25$(OH)_2D_3$는 골조직도 표적으로 한다. 골아세포 내에는 비타민 D 수용체가 있다. 지용성의 활성형 비타민 D는 세포막을 투과하여 비타민 D 수용체와 결합하여 골 형성에 관여하는 I형 콜라겐이나 골기질 단백질 발현의 전사인자로서 작용하여 이들 단백질의 생산을 촉진한다.

나아가 1α, 25$(OH)_2D_3$는 골아세포의 RANKL이라는 단백질의 발현도 유도하여 파골세포를 활성화하여 골조직이 흡수되고 혈청 칼슘 농도는 상승한다. PTH는 신장의 1α-수산화효소 합성을 촉진시키지만, PTH는 상승한 칼슘 농도에 의해 합성 분비가 억제되기 때문에 결과적으로 1α-수산화효소의 합성 촉진은 해제된다. 또한 1α-수산화효소는 1α, 25$(OH)_2D_3$에 의해 직접 피드백 장애를 받는다(그림 II-2-9). 이렇게 칼슘 농도의 항상성 유지는 여러 가지 방법으로 조절이 이루어지고 있다.

4 치아의 탈회와 재석회화

치아의 탈회란 치아의 무기고체성분인 수산화인회석이 산(H^+)에 의해 용해되는 현상을 말한다. 치근부가 노출되어 있지 않은 치아를 전제로 생각해 보면, 치아우식은 법랑질부터 시작된다. 법랑질은 95%가 수산화인회석으로 되어 있기 때문에 치아우식의 시작은 법랑질의 탈회라고 할 수 있다.

치아를 탈회하는 산이란 구강 내에 존재하는 세균이 치아의 표면에 부착되어 형성된 치태라는 일종의 바이오필름 내에서 그 세균이 음식물(당질) 등으로부터 생산하는 유산을 비롯한 유기산이다(제II편 4장 치태의 생화학 참조).

1. 치아의 탈회와 킬레이트 작용

1) 산에 의한 수산화인회석의 탈회와 재석회화

세균이 생산하는 산이 치아를 용해하여 치아우식을 일으킨다는 산탈회설(화학세균설 또는 화학기생성설)은 1890년에 Miller에 의하여 제창되었고, 법랑질의 우식에 관해서는 지금도 받아들여지고 있다. 법랑질의 수산화인회석이 산에 의해 용해될 때 그 구성성분인 칼슘과 인산에 있어서 용액 내에서는 다음과 같은 화학평형이 이루어지고 있다고 간략화할 수 있다.

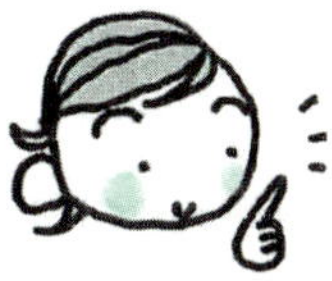

화학 평형식과 평형정수
식 (1)의 고체인 HA는 식 (2)에서는 일정 값이 주어지기 때문에(평형정수에 포함하여 생각하기 때문에) 식 (2)의 오른쪽에 포함하지 않아도 된다.

$$HA + H^{+} \rightleftharpoons Ca^{2+} + HPO_4^{2-} \quad \cdots\cdots (1)$$

이때 질량 작용의 법칙에 의하여 평형정수 Keq는 다음과 같은 식으로 표현된다.

$$Keq = \frac{[Ca^{2+}] \cdot [HPO_4^{2-}]}{[H^{+}]} \quad \cdots\cdots (2)$$

이 식의 왼쪽이 일정값을 갖는다는 것은 분모인 H^+ 농도가 일정(pH가 일정)하다면 분자, 곧 Ca^{2+} 농도와 HPO_4^{2-} 농도의 곱은 일정하다는 것이다.

pH가 7인 중성의 상태에 있던 것이 pH 5가 되었다고 한다면, pH가 2 감소하였다는 것은 H^+ 농도가 100배라는 것이다. 즉 분자가 100배가 되면 분모도 100배가 된다. 이렇게 되기 위해서는 식 (1)의 평형이 오른쪽으로 이동하게 되고, 수산화인회석이 용해되어 Ca^{2+} 농도와 HPO_4^{2-} 농도가 증가한다. 나아가 HPO_4^{2-}는 다른 평형관계, 즉 $HPO_4^{2-} + H^+ \rightleftharpoons HPO_4^{-}$이기 때문에 HPO_4^{2-}는 감소한다. 이것을 보충하기 위해 더욱 많은 수산화인회석이 용해된다. 즉 pH가 저하되면 어떤 시점을 경계로 급격하게 수산화인회석의 용해도가 증가한다. 그 경계선의 pH를 임계 pH라고 한다. 수산화인회석은 pH 5.5 부근이 임계 pH이다(그림 II-2-10).

또한 용해액에 존재하는 Ca^{2+} 농도와 HPO_4^{2-} 농도가 수산화인회석의 탈회에 영향을 주는 것도 식 (1)이 의미하고 있다. 타액도 혈청과 마찬가지로 수산화인회석에 대해 과포화이며 그 정도는 타액이 더 높다. 따라서 식 (1)은 중성 pH에서는 왼쪽으로 진행되고 산성 pH(예를 들면, pH 5)에서는 오른쪽으로 진행된다.

치태가 부착된 치면에서는 치태 내 세균이 당으로부터 생산하는 산에 의하여 pH가 변화된다. 식사 직후(당질의 섭취)와 식간기에 따라 식 (1)의 반응은 오른쪽으로 진행되거나 왼쪽으로 진행되거나 한다. 이것은 법랑질의 수산화인회석은 미시적으로는 항상 탈회와 재석회화를 반복하고 있다는 것을 의미한다. 그래서 장시간 경과 후 탈회와 재석회화의 어느 쪽이 전체적으로 우세하였는가에 따라 치아우식이 되어 버리

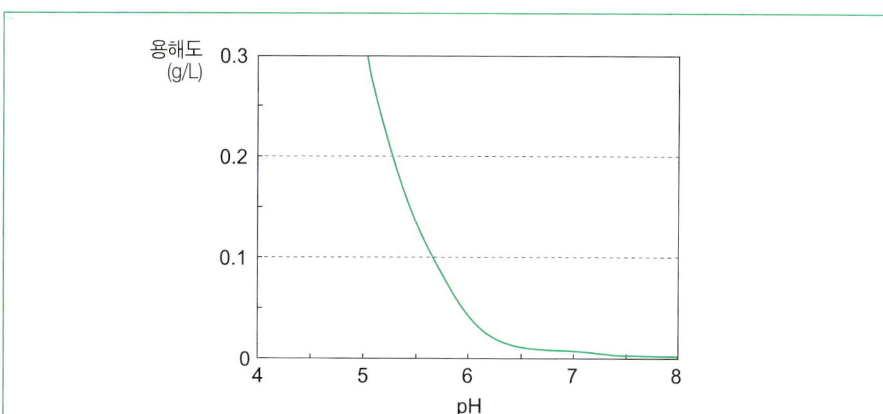

[그림 II-2-10] **수산화인회석의 pH에 따른 용해도.** pH를 8부터 점차 내렸을 경우의 수산화인회석의 용해도.

는지, 치아우식이 될 뻔했지만 재석회화되어 건강한 상태로 돌아오는지가 결정된다.

법랑질의 초기 우식은 백반의 형태로 관찰된다. 제1대구치 협면에 형성된 백반을 7년 경과한 후에는 어떻게 되는지 관찰하였더니, 명백하게 건전한 상태로 자연 수복된 것과 우식와동으로 진행된 것이 확인되었다고 한다(그림 II-2-11a). 또한 불소이온은 재석회화 촉진효과가 있다는 것도 실험적으로 나타나 있다(그림 II-2-11b).

2) 킬레이트 작용과 킬레이트제

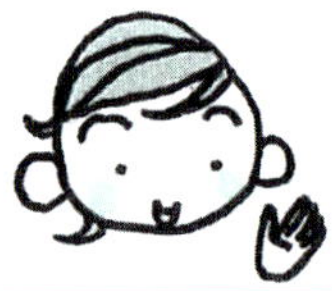

배위 결합
화학결합의 하나로 착결합이라고도 한다.

EDTA
EDTA(에틸렌 티아민 4 초산)은 강한 킬레이트 작용을 하는 물질로, 경조직인 골이나 치아의 탈회에 자주 이용된다. 이것은 산을 이용하는 것에 비하여 유기 기질 성분의 손상이 적기 때문이다.

킬레이트 작용이란 1분자 내 2개 이상의 기가 금속 이온과 배위 결합하는 것을 말하며, 이런 성질을 가진 물질을 킬레이트제라고 한다.

생체 구성성분인 아미노산, 펩티드, 당 대사 중간 산물이나 최종 산물 등은 카르복실기나 인산기, 수산기 등을 가지며, 이것들이 Ca^{2+}와 복수의 배위 결합을 만든다. 배위 결합된 Ca^{2+}는 유리 이온과는 다르기 때문에 앞서 기술한 식 (1)에 있어서의 Ca^{2+}는 그만큼 농도가 감소, 즉 탈회반응이 일어나는 것이다. 따라서 H^+ 농도(또는 pH)와는 관계없이 반응은 오른쪽으로 진행된다. 킬레이트 작용은 일반적으로 산성보다는 알칼리성에서 강하기 때문에 중성이나 알칼리성에서의 탈회는 이 킬레이트 작용에 의

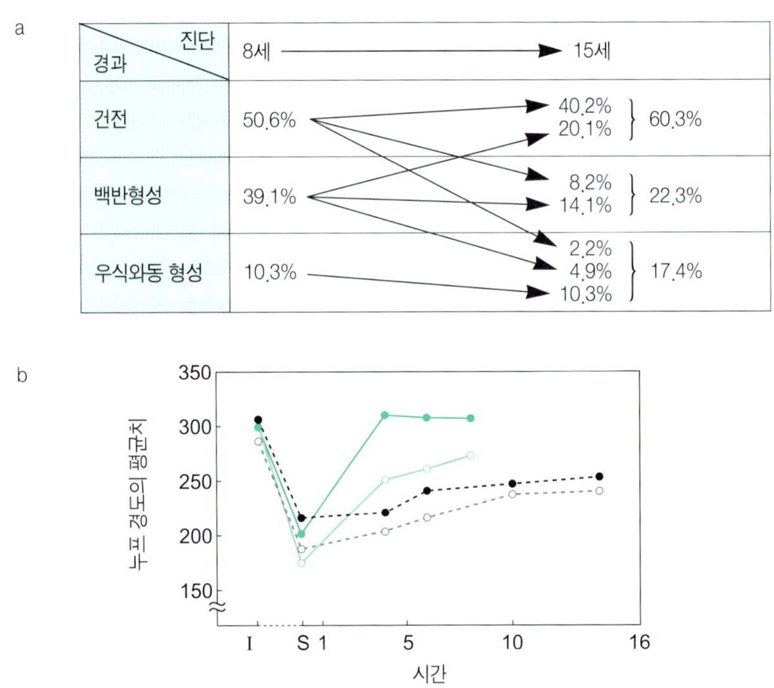

I는 탈회 전, S는 1.0mM 초산 속에서 4시간 후 탈회를 나타낸다. 이어서 0.05mF를 포함한(실선) 또는 포함하지 않는(점선) 인산칼슘(Ca : 1.5mM, Ca/P : 1.67) 용액(pH 7.3)에서 재석회화시킴. 반응은 37℃에서 2시간마다 용액을 교환하여 각각 동일한 조건으로 2열씩 누프 경도의 변화를 측정하였다.

[그림 II-2-11] **법랑질의 재석회화.** a : 상악 제1대구치 협면에 나타난 우식진단과 7년 후의 경과. b : 법랑질 표면의 재석회화와 불소의 영향.

한 것이다. 그러나 실제 법랑질 우식에 얼마나 관여하고 있는지는 의문시 되고 있다.

2장 ◆ 경조직의 생화학의 요점

❶ 혈청 내 칼슘 농도는 2.5mM이며 그 약 반이 유리 이온으로 존재한다. 혈청 인산 농도는 1~2mM이다.

❷ 골의 석회화에는 콜라겐 섬유의 주기 구조에 의한 부분보다 기질소포에 의한 석회화물의 침착이 인정되고 있다.

❸ 기질소포는 경조직 형성 세포에 의해 만들어지고, 함유된 수산화인회석이 석회화의 핵이 된다.

❹ 혈청의 칼슘과 인산은 석회화물인 수산화인회석에 대하여 과포화이다.

❺ 석회화 침착물이 핵이 되어 혈청에서 칼슘과 인산을 공급받아 석회화가 진행된다.

❻ 알칼리포스파타아제는 석회화 억제물질인 피로인산을 가수분해하여 석회화를 촉진한다.

❼ 골조직은 칼슘을 저장하고, 혈액을 통하여 전신의 조직 및 세포에 공급한다. 그러나 치아는 그 역할을 담당하지 않는다.

❽ 골조직에서는 석회화와 탈회, 즉 골의 개조가 항상 이루어지고 있다. 골의 개조는 골아세포와 파골세포가 담당한다.

❾ 법랑질 특유의 아멜로게닌이나 에나멜린이 석회화를 담당하고 있다.

❿ 법랑질은 2단계로 석회화하는 것에 비해 상아질은 1단계로 석회화한다.

⓫ 골아세포는 그 분화에 따라서 콜라겐 이외에도 오스테오칼신 등 골기질 단백질을 발현한다.

⓬ 골아세포를 경유하여 파골세포로의 분화 유도 신호가 보내진다.

⓭ 파골세포는 골을 녹이는 H^+ 이온이나 단백질 분해효소를 분비한다.

⓮ 혈청 칼슘 농도는 부갑상선호르몬, 칼시토닌, 활성형 비타민 D의 작용에 의해 2.5mM로 유지된다.

⓯ 부갑상선호르몬은 골조직과 신장에 작용하여 혈청 칼슘 농도를 상승시킨다.

⓰ 칼시토닌(CT)은 파골세포에 작용하여 혈청 칼슘 농도를 저하시킨다.

⓱ 활성형 비타민 D는 골조직과 소장에 작용하여 혈청 칼슘 농도를 상승시킨다.

⓲ 수산화인회석은 pH가 저하되면, pH 5.5를 경계로 급격히 용해도가 상승한다. 이것을 임계 pH라고 한다.

⓳ 법랑질은 조건에 따라 재석회화한다.

제 3 장 타액의 생화학

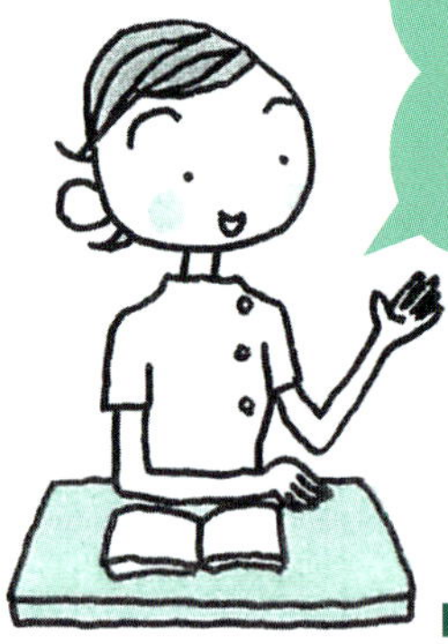

학습목표

❶ 타액 내 무기질이나 유기질의 종류를 열거한다.
❷ 타액 내 무기질의 작용을 이해한다.
❸ 타액 내 유기질의 작용을 이해한다.

1 타액의 조성과 기능

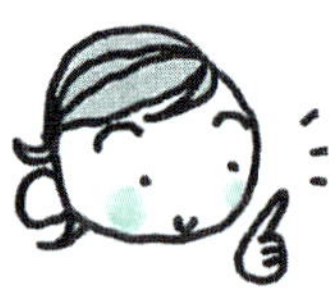

타액의 성분
타액은 수분 99.5%, 무기질 0.25%, 유기질 0.25%로 이루어져 있다.

구강 내에는 항상 타액이 있어 습윤상태가 유지된다. 타액은 3대 타액선(이하선, 설하선, 악하선)과 구강점막에 다수 존재하는 소타액선으로부터 분비된다.

타액의 분비량은 개인차가 매우 크며 성인의 경우 하루 약 1,000mL(500~1,500mL) 정도이다. 하루 분비량은 소변량에 필적할 정도이지만 배설이 목적인 소변과는 달리 타액은 삼켜져 그 대부분이 다시 체내에 흡수된다. 또한 타액의 분비속도는 안정 시(비자극성)와 자극 시(자극성)에 크게 다르다(표 II-3-1).

[표 II-3-1] 안정 시와 파라핀 자극 시 타액 분비속도 측정기준

분비량(mL/min)	매우 적음	적음	정상
비자극성 타액	<0.1	0.1 ~ 0.25	0.25 ~ 0.35 (평균 : 0.30)
자극성 타액	<0.7	0.7 ~ 1	1 ~ 3 (평균 : 1.5)

타액의 비중(1.002~1.008)은 분비량이 증가하면 그 비중도 증가하지만, 혈장의 비중(1.055~1.066)보다는 낮다.

타액의 대부분은 물이며 미량의 무기질과 유기질이 포함되어 있다. 이 무기질이나 유기질은 양적으로는 매우 적지만 타액의 여러 작용에 밀접하게 관여하고 있다. 타액의 주된 작용은 세정작용, pH 완충작용, 석회화작용, 소화작용, 항균작용, 윤활작용 등이 있다. 또한 타액은 의치의 유지에도 중요한 역할을 한다.

1. 무기질

타액 내 무기질에는 주로 칼륨, 염소, 나트륨, 중탄산염, 칼슘, 무기인산 그리고 미량 원소로서 불소 등이 있다(표 II-3-2). 이들 무기질은 타액의 여러 작용 중 삼투압, pH 완충작용, 석회화 작용에 깊이 관여하고 있다.

1) 삼투압

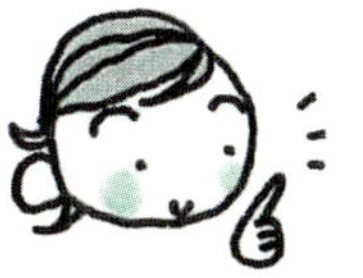

등장과 저장
삼투압이 혈장과 같은 용액을 등장액이라고 하며, 생리식염수(0.9% 식염수)가 이에 해당한다. 또한 삼투압이 혈장보다 작은 용액을 저장액, 혈장보다 큰 용액을 고장액이라 한다.

타액의 삼투압(그림 II-3-1)에 관여하는 무기질은 나트륨이온(Na^+), 칼륨이온(K^+), 염소이온(Cl^-), 중탄산이온(HCO_3^-)이다.

선방부에서 만들어진 원 타액은 혈장과 등장이다. 나트륨이온, 염소이온, 중탄산이온은 도관부에서 재흡수되기 때문에 분비속도가 빨라지면 재흡수가 따라가지 못하여 타액 내 농도가 상승한다(그림 II-3-2). 반대로 칼륨이온은 도관부에서 분비되므로 다른 세 가지 이온만큼 분비속도에 크게 영향 받지 않는다. 그래서 안정 시 타액의 삼투압은 혈장의 약 1/6 정도로 매우 저장이지만 타액의 분비속도가 빨라짐에 따라서 혈장의 삼투압에 가까워진다(혈장의 1/2~3/4).

[표 II-3-2] 타액 및 혈장(혈청)의 pH와 무기질 농도

	이하선 타액		악하선 타액		전 타액		혈장(혈청)
	안정 시	자극 시	안정 시	자극 시	안정 시	자극 시	
pH	5.8	7.7	6.5	7.4	6.7	6.8~7.5	7.35~7.45*
중탄산염(mmol/L)	1.0	22~23	2~4	14~16	5.0	15~50	23~32
나트륨(mmol/L)	1.5~2.5	30~55	3~4	25	4~6	26	135~145
칼륨(mmol/L)	24~28	13~22	14~15	13	22	20	3.5~5.5
칼슘(mmol/L)	1.0	1.0	1~1.6	1.6~2	1.5~4	1.5~3	2~2.5
마그네슘(mmol/L)	0.1~0.2	0.02	0.05~0.1	0.035	0.2	0.15~0.2	1~1.5
염소(mmol/L)	17~22	17~33	11~12	16~26	15	30~100	95~100
무기인산(mmol/L)	10	3	4~6	2	6	4	1~1.5
암모니아(mg/dL)	0.9	0.06	0.7	0.04	12	4~8	0.08~0.11*
로단염(mg/dL)	-	3	-	-	15	7~16	0.1~1.5
요오드(㎍/dL)	4~10	2~15	12	6	4~24	15~180	3~8(결합형)
불소(㎍/dL)	3	2	-	-	8~25	2~20	10~20

* 전 혈액의 수치를 나타냄

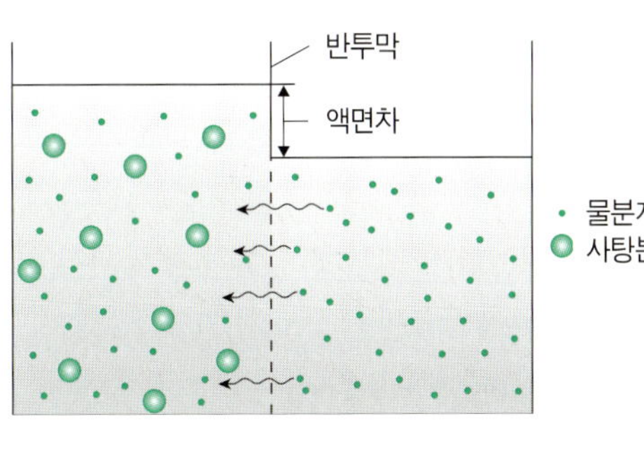

[그림 II-3-1] 삼투압. 반투막(세포막이나 셀로판 막처럼 물은 자유롭게 투과하나 분자량이 큰 물질은 투과하지 못하는 막)을 사이에 두고 농도가 다른 용액이 접해 있을 경우, 농도가 낮은 용액에서 물이 투과하여 진한 용액을 묽게 하여 같은 농도가 되려는 때에 발생하는 힘(그림은 사탕의 예).

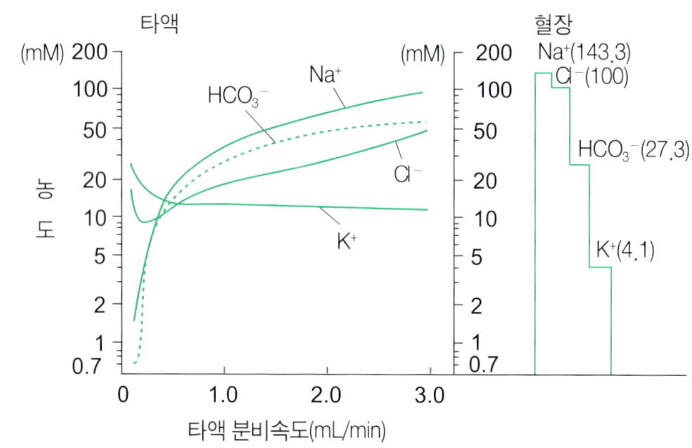

[그림 II-3-2] **타액의 무기이온 농도와 분비속도와의 관계**

2) pH 완충작용

안정 시 타액의 pH는 약 6.7이다(표 II-3-2). 타액의 pH는 이산화탄소 분압과 중탄산이온의 농도로 결정된다. 실제로 이산화탄소 분압은 거의 일정하기 때문에 타액 pH에 중요하게 관여하는 것은 중탄산이온이다.

나아가 타액의 완충작용에 관계되는 주요 무기질도 중탄산이온이다. 안정 시 타액의 중탄산이온 농도는 매우 낮기 때문에 완충력이 낮다(그림 II-3-2). 타액의 분비속도가 빨라지면 중탄산이온 농도도 높아져 완충작용이 증가됨과 동시에 타액의 pH도 높아져 약알칼리성이 된다(표 II-3-2).

또한 채취한 타액을 방치하면 타액 내 이산화탄소가 방출되기 때문에 타액의 pH는 상승한다.

3) 석회화 작용

(1) 칼슘과 인산

맹출 후 치아의 성숙, 석회화, 재석회화에 관여하는 무기질은 칼슘과 인산이다. 칼슘과 인산은 둘 다 이온(유리형)으로 존재하는 외에 단백질과 결합하여 존재하고 있기 때문에 타액 내에 과도하게 포함되어 있어도 침전되는 일이 없다(그림 II-3-3).

특히 타액 내 인산 농도는 혈장의 2~20배나 되는 고농도이기 때문에 타액 내 칼슘과 인산 이온 활동도적은 수산화인회석에 대하여 과포화로 유지된다. 이것은 법랑질에서 타액으로의 칼슘이나 인산 용출을 막고, 나아가 맹출 후 치아의 성숙(석회화)이나 탈회된 치아의 재석회화에 중요한 역할을 하고 있다. 그러나 pH가 산성으로 기울수록 과포화상태에서 벗어나기 때문에 치아가 용해되어 버린다.

중성 pH에서의 타액 내 칼슘이나 인산은 우식 예방에 밀접하게 관여하는 한편 치석 형성에도 관여하고 있다(그림 II-3-4).

COFFEE BREAK

'치아우식은 밤에 일어난다'는 건 사실일까?

수면 중에는 타액 분비량이 극단적으로 저하되기 때문에 중탄산이온의 농도도 매우 낮으며 완충작용이 거의 일어나지 않는다. 치태 내 미생물에 의해 생산된 산이 치질을 탈회하여 초기 우식이 시작된다. 수면 중에는 산에 대한 완충작용과 세정작용도 일어나기 힘든 상태가 되기 때문에 치아우식이 발생하기 쉬워진다.

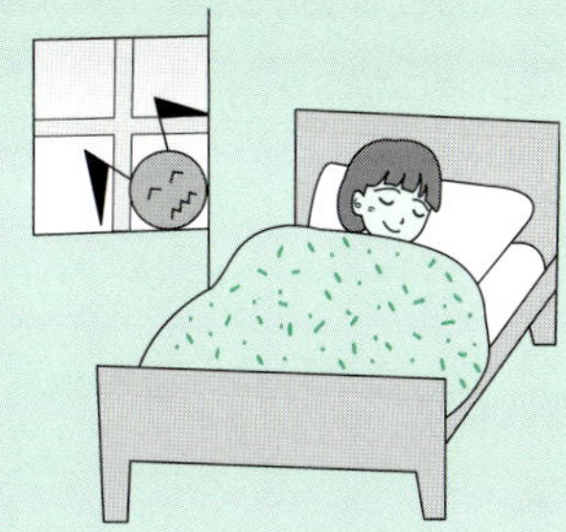

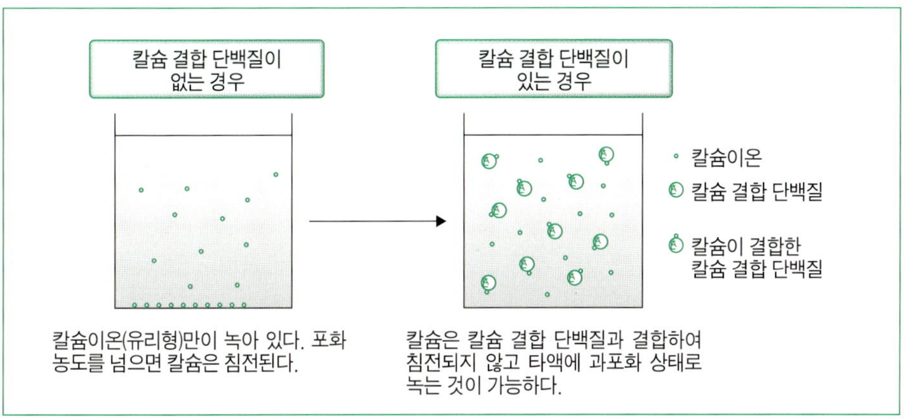

[그림 II-3-3] 칼슘과 칼슘 결합 단백질. 중성 용액의 경우, 칼슘이 이온으로서 존재할 수 있는 농도는 한정되어 있다. 한편 타액과 같이 칼슘 결합성 단백질이 녹아 있는 경우, 이 단백질에 결합되어 칼슘은 더 많이 녹아들 수 있다.

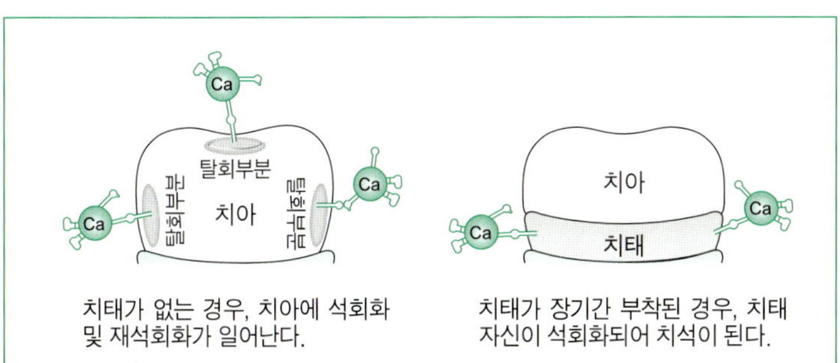

[그림 II-3-4] 석회화와 치석 형성. 중성 pH 부근에서는 타액 내 칼슘이나 인은 과포화 상태이기 때문에 무언가 계기가 되면 쉽게 추출된다. 치면에 칼슘이나 인이 들어가 결정화하면, 치아의 석회화 및 재석회화가 일어난다. 한편 치태에 칼슘이나 인이 들어가 석회화가 진행되면 치석이 형성된다.

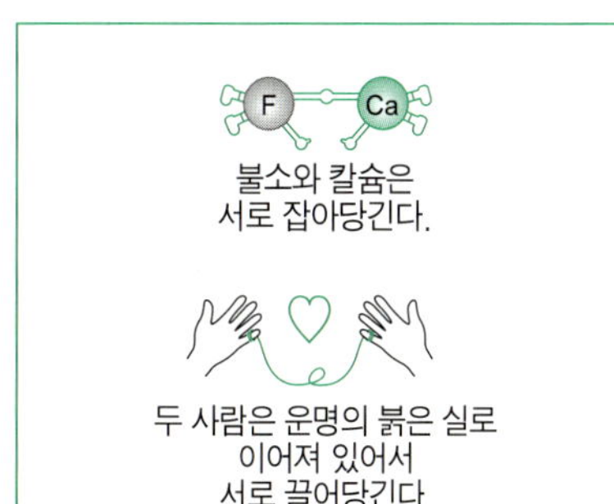

[그림 II-3-5] 불소와 칼슘

(2) 불소이온

평소의 생활환경에서는 타액 내 불화물 이온 농도(0.01~0.03ppm)는 매우 낮다. 불소이온은 칼슘에 대한 친화성이 높으며 재석회화를 촉진한다(그림 II-3-5). 또한 저농도의 불소이온이 치아에 흡수되면 내산성이 높은 불화인회석($Ca_{10}(PO_4)_6F_2$)이 형성된

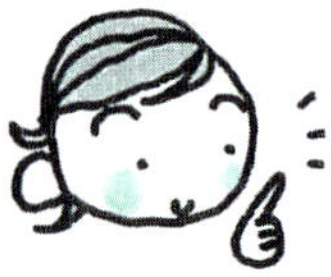

농도의 단위
1ppm = 1mg/L
1% = 1g/100mL
따라서 1% = 10,000ppm 이다.

격자결손
인회석 결정 격자를 형성하고 있는 이온이 탈락되어 있는 경우가 있다. 점탈락, 선탈락, 면탈락 등 다양하며 이러한 격자결손은 내산성을 낮아지게 한다.

다. 한편 고농도의 불소이온이 치아에 흡수되면 일단 불화칼슘(CaF_2)이 되어 여기서 공급되는 불소에 의해 천천히 불화인회석으로 전환한다. 법랑질의 형성기에 불소이온이 존재하면 격자결손이 적은 수산화인회석 결정이 형성된다.

2. 유기질

타액에는 양적으로는 적지만 여러 종류의 단백질이나 펩티드가 포함된다. 타액의 특징적인 단백질이나 다른 조직과 유사한 단백질 등 여러 가지가 있다. 이들 유기질은 소화작용, 항균작용, 윤활작용이나 점막 보호작용 등에 밀접하게 관련되어 있다.

1) 당 단백질

당 단백질은 타액선에서 분비된다. 단백질에 당이 결합되어 있기 때문에 단백질 분해효소로는 잘 분해되지 않는다. 당 단백질에는 장액성 당 단백질과 점액성 당 단백질의 2종류가 있다(그림 II-3-6).

장액성 당 단백질은 주로 이하선에서 분비되며 효소, 면역글로불린 등이 포함된다. 점액성 당 단백질은 주로 하악선, 설하선, 소타액선에서 분비되며 주로 뮤신이 포함된다. 뮤신에는 당사슬이 많기 때문에 보습성이 풍부하며 윤활작용이나 점막 보호작용이 있다. 뮤신은 고분자량인 것과 저분자량인 것으로 나누어진다. 고분자량 뮤신은 당사슬이 80% 이상으로 매우 많으며 점성이 높고 혈액형 활성이 강하다. 한편 저분자량 뮤신은 당 사슬이 60% 이상으로 점성은 낮고 혈액형 활성은 강하지 않으나 세균응집 활성이 강하다. 또한 뒤에 기술할 분비형 IgA나 라이소자임 등과 복합체를 형성하면 세균응집 활성은 더욱 강해진다.

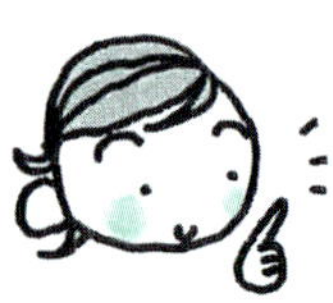

펩티드
2개 이상의 아미노산이 결합한 것이다.

2) 칼슘 결합 단백질 · 펩티드

칼슘과의 친화성이 높기 때문에 타액 내 칼슘과 결합하여 타액의 칼슘 농도를 과포화 상태로 유지한다. 또한 법랑질 표층의 수산화인회석에 강하게 흡착되어 펠리클 형성이나 탈회 억제, 재석회화 촉진에 관여한다. 주된 물질로 산성고프롤린단백질, 스타테린(고티로신펩티드), 히스타틴(고히스티딘펩티드) 등이 있다.

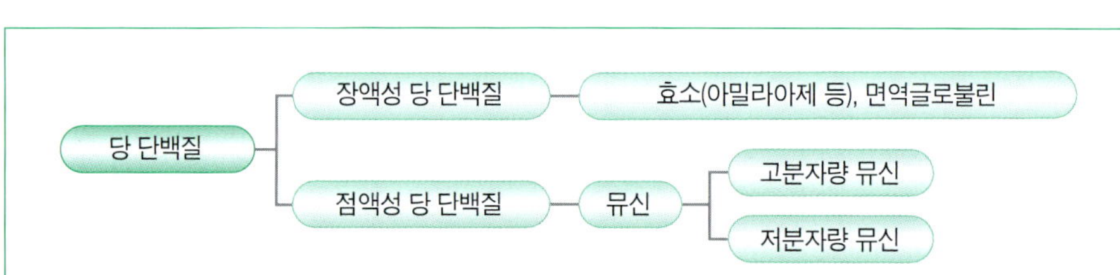

[그림 II-3-6] 당 단백질

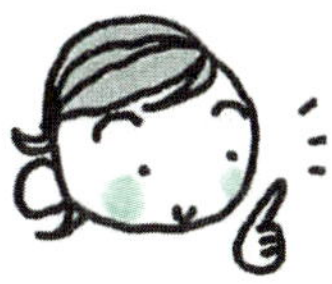

산성 고 프롤린 단백질
주로 이하선에서 분비된다. 프롤린을 풍부하게 포함하는 단백질이다.

스타테린(고 티로신 펩티드)
주로 이하선에서 분비된다. 티로신을 풍부하게 포함하는 산성 인 펩티드이다.

히스타틴(고 히스티딘 펩티드)
주로 이하선에서 분비된다. 히스티딘이 풍부한 염기성인 펩티드이다. 칼슘 결합성 단백질로 작용하는 것뿐만 아니라, 칸디다에 대한 항진균작용, 세균에 대한 항균작용 등을 가진다.

3) 효소

타액 α-아밀라아제와 칼리크레인 등이 있다.

(1) 타액 α-아밀라아제

이하선이나 악하선 타액에 포함되는 당 단백질이다. 전분이나 글리코겐을 분해하는 소화효소로 말토오스나 글루코오스, 덱스트린을 생성한다.

(2) 칼리크레인

키니노겐에 작용하여 키닌의 일종인 칼리딘을 생성한다. 칼리딘은 타액선 혈관을 강하게 확장하여 혈류조절에 관여한다.

4) 항균인자

주된 항균인자로는 분비형 IgA, 락토페린, 라이소자임, 펠옥시다아제 등이 있다.

(1) 분비형 IgA

타액에 포함되는 면역글로불린 중 가장 많다. 구강 내 생체방어 기구의 중심이며, 미생물이 치아나 점막에 부착 · 흡착되는 것을 저지한다. 분비형 IgA는 IgA(이량체)에

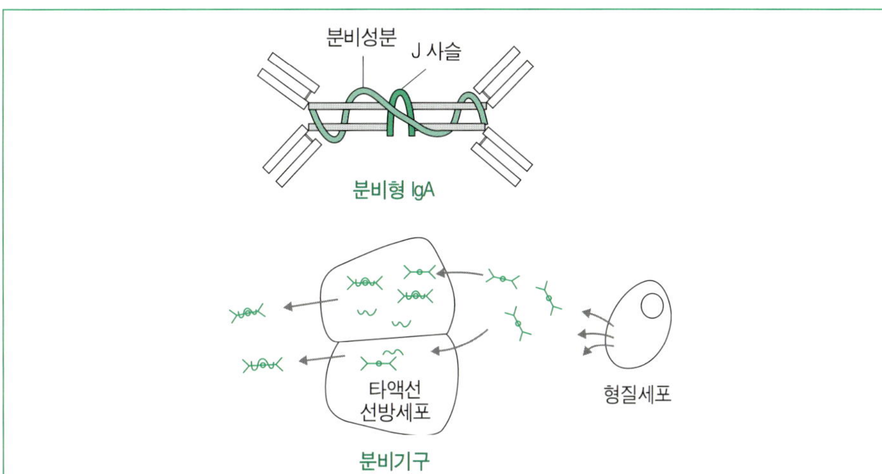

[그림 II-3-7] 분비형 IgA와 분비기구

COFFEE BREAK

혈액형 활성이란?

혈액형 항원결정기[(A형, B형, H(O)형, Lea형, Leb형 등)]를 당 사슬로 가진 당 단백질을 혈액형 물질, 혈액형을 표시하는 활성을 혈액형 활성이라고 한다. 타액 내 고분자량 뮤신은 당 사슬이 많기 때문에 적혈구의 혈액형 활성보다 현저히 강한 활성을 가진다. 때문에 범죄 현장에 남겨진 담배꽁초 등에 묻은 아주 약간의 타액에서 혈액형을 특정할 수 있기 때문에 법의학상 중요한 검사방법으로 이용되고 있다.

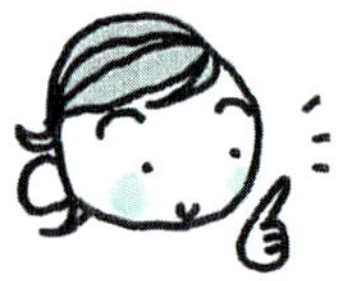

펩티도글리칸
세균의 세포벽의 구성성분이다. 망상 구조로 세포벽의 물리적인 강도를 유지한다. 그람양성 균의 세포벽은 펩티도글리칸 층이 두꺼우며, 여러 층으로 되어 있다. 그람음성 균의 경우, 펩티도글리칸 층이 얇으며(1~2개 층), 리포다당 등의 성분이 그 주위를 둘러싸고 있다.

N-아세틸 무라민산
N-아세틸 글루코사민에 D-유산(젖산)이 결합한 구조이다.

N-아세틸 글루코사민
글루코사민(글루코오스의 일부가 아미노기로 치환된 것)이 아세틸화 된 것이다.

가수분해
1분자의 화합물에 물이 1분자 반응하여 2개의 화합물로 분해되는 분해방식이다.

분비성분이 결합되어 있으며, 세균의 단백질 분해효소로 분해되기 어려운 구조로 되어 있다(그림 II-3-7).

(2) 락토페린

철 결합성 단백질로, 세균의 증식에 필요한 철을 빼앗음으로써 항균작용을 발휘한다. 타액선에서는 철을 포함하지 않는 형태(아포 단백질)로 분비된다.

(3) 라이소자임

세균 세포벽의 구성성분인 펩티도글리칸 중 N-아세틸 무라민산과 N-아세틸 글루코사민 간의 β-1,4 결합(무라미드 결합)을 가수분해하여 세포벽을 절단하는 효소이다.

(4) 펠옥시다아제

로단염(티오시안산이온, SCN^-)이나 과산화수소와 반응하여 불안정한 항균인자(시아노아초산 또는 시아노초산)를 생성한다.

(5) 히스타틴

칼슘 결합성 펩티드로서 타액 내 칼슘 농도 유지에 관여하며, 세균과 결합하여 세균이 구강 내에 정착하는 것을 막는 작용을 한다.

3. 저분자량 성분

부신피질호르몬인 코르티솔이 혈액에서 타액으로 분비된다. 타액 내 코르티솔 농도는 혈중 유리형 농도에 관련되며, 혈중 유리형 농도가 증가함에 따라 타액 중 코르티솔 농도도 증가한다. 코르티솔은 스트레스 호르몬의 일종으로 스트레스 부하 시에 많이 분비된다. 혈액 대신에 타액을 시료로 하여 코르티솔 농도를 측정할 수 있다.

COFFEE BREAK

코르티솔과 스트레스

코르티솔(cortisol)은 부신피질에서 분비되는 호르몬으로 스트레스 호르몬의 일종이다. 호르몬 농도는 하루 동안에도 변동이 있으며, 코르티솔 농도는 기상 직후에 가장 높고, 점차 감소되어 간다. 야간에는 낮고, 취침 직전에는 최저이다. 2시간 이상 휴식 없이 마감에 쫓겨 컴퓨터 작업을 하는 경우 타액 내 코르티솔 농도가 급격하게 증가한다.

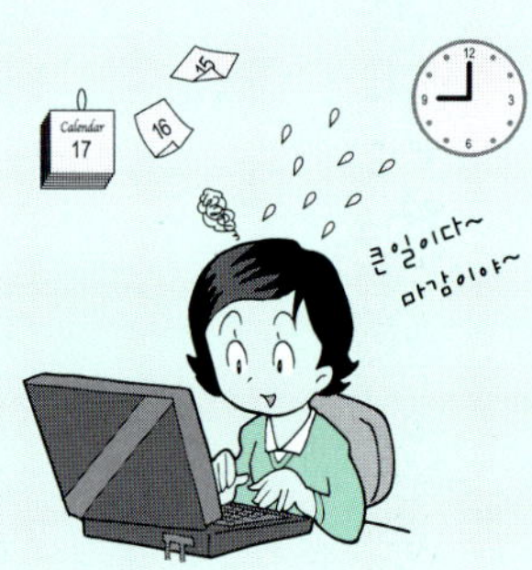

3장 ◆ 타액의 생화학의 요점

❶ 삼투압에 관여하는 무기질에는 나트륨이온, 칼륨이온, 염소이온, 중탄산이온이 있다.

❷ 타액분비 속도가 빠를수록 나트륨이온, 염소이온, 중탄산이온 농도는 상승하여 혈장의 삼투압에 가까워진다.

❸ pH 완충작용에 관여하는 무기질은 중탄산이온으로, 타액분비 속도가 빨라질수록 중탄산이온 농도가 높아져 완충작용이 상승한다.

❹ 석회화 작용에 관여하는 무기질은 칼슘과 인산 그리고 불소이온이다.

❺ 타액 당 단백질의 대표로는 뮤신이 있으며, 타액의 점성에 관여한다. 또한 혈액형활성 및 세균 응집활성을 가진다.

❻ 칼슘 결합 단백질은 타액 내 칼슘과 결합하여 칼슘 농도를 과포화 상태로 유지하는 한편, 펠리클 형성, 탈회 억제, 재석회화 촉진에 관여한다.

❼ 타액에 포함되는 효소 중 주된 것으로는 α-아밀라아제나 칼리크레인이 있다.

❽ 구강 내의 생체방어의 중심은 분비형 IgA이며, 타액에 포함되는 면역글로불린 중 가장 많다.

❾ 그 외 항균인자로서 락토페린, 라이소자임, 펠옥시다아제 등이 있다.

❿ 스트레스 호르몬인 코르티솔은 혈액에서 타액으로 분비되기 때문에 타액을 시료로 함으로써 불필요한 스트레스를 주지 않고 코르티솔 농도를 측정할 수 있다.

제 4 장 치태의 생화학

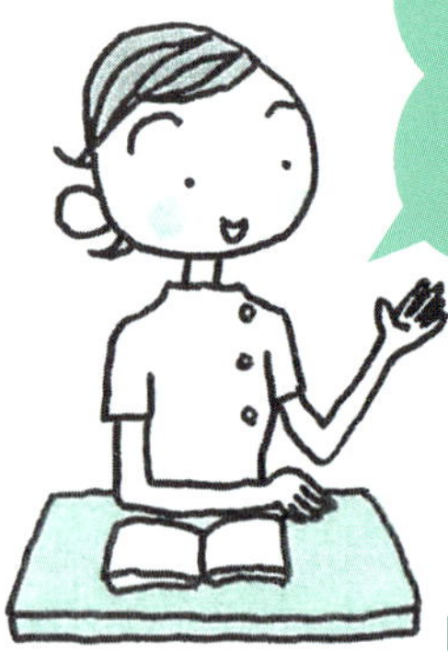

학습목표

❶ 치아우식에 있어서 치태와의 관계를 이해한다.
❷ 치주질환에 있어서 치태와의 관계를 이해한다.
❸ 치주질환과 생체방어 반응의 관계를 이해한다.

1 치태의 생물활성

치태는 치면에 강하게 부착되어 있으며 각종 미생물과 그 대사산물, 타액이나 치은구 삼출액 유래 성분 등이 포함된다. 치태의 약 70%는 미생물로 이루어져 있으며 치아우식이나 치주질환의 발생과 악화에 직접 관여하고 있다.

1. 치태의 종류

치태는 치은연을 경계로 하여 치은연상 치태와 치은연하 치태의 두 종류로 나눌 수 있다.

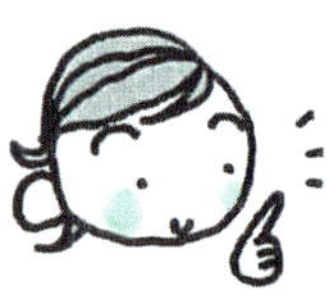

통성 혐기성 균
산소 독성에 대한 방어기구를 가지며, 대사경로의 변환을 통해 산소의 유무에 관계없이 생육 가능한 세균을 말한다.

편성 혐기성 균
산소 독성에 대한 방어기구를 가지지 못하기 때문에 산소 존재하에서는 생육할 수 없는 세균을 말한다.

1) 치은연상 치태

치은연상 치태는 항상 타액에 노출되며 나아가 식사로부터 영양원이 되는 당의 공급이 이루어지기 때문에 당 분해균(산 생성균)이 많다. 또한 초기의 치태는 산소에 노출될 기회가 많기 때문에 호기성 균이나 산소의 유무에 관계없이 성장 가능한 통성 혐기성 균이 많다. 성숙 치태가 되면 통성 혐기성 균 이외에도 편성 혐기성 균이 증가한다. 치은연상 치태 세균은 치아우식이나 치은염의 발생에 관여한다.

2) 치은연하 치태

치은연하 치태는 치은구나 치주낭 내에 형성되는 치태로, 치은구 삼출액이나 치은 박리상피가 공급되기 때문에 단백질이나 아미노산을 영양원으로 하는 비 당 분해균이 많다. 또한 산소가 침투하기 어려운 환경이기 때문에 산소 존재하에서는 성장할 수 없는 혐기성 균이 많다. 치은연하 치태 세균은 치주염의 발생에 관여한다.

2. 치태의 형성

1) 펠리클

펠리클은 획득피막이라고도 하며 타액 내 당 단백질이나 칼슘 결합성 단백질 등이 법랑질 표면에 흡착된 것으로, 무구조로 세균을 포함하지 않는다. 두께는 1 ㎛ 이하이며 치아가 타액에 노출됨에 따라 단시간(60분 정도)에 형성된다. 음식물 내 산으로부터 치아를 보호하거나, 일시적으로 용해된 칼슘이나 인산이 확산되지 않도록 방어막으로 작용한다. 한편 세균의 부착을 촉진하고 치태 형성의 토대가 되기도 한다.

길이의 단위
1mm = 1m × 10^{-3}
1㎛ = 1mm × 10^{-3}
1nm = 1㎛ × 10^{-3}

2) 치태

타액 내 부유 세균이 펠리클에 부착 · 결합되는 양식에는 반데발스력, 전기적 상호작용, 특이적 상호작용의 세 종류가 있다.

반데발스력은 펠리클과 세균 분자를 약하게 결합시킨다.

전기적 상호작용은 펠리클과 세균을 약하게 결합시킨다. 예를 들면 음성을 띤 펠리클이 양성의 칼슘이온을 매개로 세균(음성)과 전기적으로 결합한다.

특이적 상호작용은 펠리클을 구성하고 있는 당 단백질과 세균 표면의 특이적 수용체를 결합시킨다. 펠리클과 직접 결합하는 것은 주로 연쇄구균이고, 증식하여 초기의 치태를 구성한다(초기 정착 세균군).

나아가 균체외 다당, 특히 불용성 글루칸(뮤탄)이 균체 주위에 합성되면 펠리클과 세균 및 세균 상호간에 강한 결합이 일어난다.

이어서 펠리클에 결합하고 있는 세균 표층의 당사슬에 다른 균종이 수용체를 매개로 부착 · 정착한다. 이것을 공응집이라고 한다. 펠리클에 직접 부착되는 능력이 약한 세균도 초기 정착 세균군에 부착됨으로써 치태에 정착 · 증식이 가능해져(후기 정착 세균군) 치태는 더욱 두껍게 성숙된다.

치태 세균의 주위를 둘러싸는 기질에는 세균을 생산하는 균체외 다당, 타액이나 치은구 삼출액 유래 성분, 세균의 대사산물 등이 포함된다. 균체외 다당 중에서도 특히 불용성 글루칸은 점착성이 강하고 세균에도 잘 분해되지 않으며 타액도 침투하기 힘들지만 실제로 치태에 포함되는 양은 많지 않다. 또한 수용성 글루칸(덱스트란)과 프룩탄(레반)은 세균에 의해 분해되어 에너지원으로 이용되는 것 외에 부착성도 있다는 것이 보고되었다. 이들 균체외 다당은 세균을 펠리클에 강하게 결합시키는 접착제로서 기능하는 동시에 타액의 침입이나 산의 확산을 막는 방어막도 되고 있다. 성숙한 치태에는 이러한 방어막이 되는 균체외 다당이 많아 타액의 침투가 어렵지만 수분 통로가 있어 치태 내 세균에 대한 영양 공급과 노폐물 배출이 이루어지고 있다.

반데발스력
분자들이 매우 가깝게 접근하였을 경우 생성되는 약한 결합력이다.

전기적 상호작용
반대의 전하를 가진 원자간에 생성되는 약한 결합력이다. 이온결합이나 수소결합이 있다. 이온결합은 반데발스력의 약 10배, 공유결합의 1/10 정도의 결합력을 가진다.

부착(adhesion)
세균 표층에 있는 수용체. 연쇄구균은 이 수용체와 펠리클 내의 고 프롤린 단백질의 특이적 결합에 의해 치면에 강하게 부착된다.

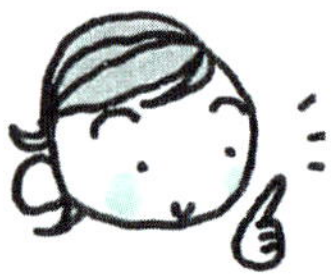

스테판 커브(스테판 곡선)
Stephan R.M.이 최초로 보고(1940년)하여 발견자의 이름이 붙었다. 미소안티몬 전극을 치태에 삽입하는 방식으로 치태 pH를 측정한 것이다.

임계 pH
치아의 무기질이 용해되기 시작하는 pH를 말한다. 수산화인회석 결정의 임계 pH는 약 5.5이기 때문에 법랑질도 마찬가지라고 생각된다. 한편 백악질이나 상아질의 수산화인회석 결정은 법랑질에 비해 작고, 석회화의 정도도 낮아 임계 pH는 법랑질보다 높다고 알려져 있다.

3. 치태에 의한 당으로부터의 산 생성

치아의 표면을 덮고 있는 법랑질은 결정성이 높은 수산화인회석으로 구성되어 있으며 생체 중 가장 단단한 조직이지만, 산에는 녹기 쉬운 성질을 가진다. 치태 중 산 생성균에 의해 수크로오스나 글루코오스 등의 당이 이용되어 최종 대사산물로 유산 등의 산이 생성되어 치태 내 pH가 급격하게 낮아진다. 당의 공급이 없어지면 타액의 완충작용이나 세정작용에 의해 치태 pH는 점차 원래 수치로 회복된다. 이러한 일련의 pH 변화를 스테판 곡선이라고 한다(그림 II-4-1). 생성된 산이 치태 내에 오래 머물러 임계 pH보다 낮은 상태가 지속되는 환경에서는 산성의 치태로 둘러싸인 치아가 계속 용해된다(그림 II-4-2).

한편 치태 pH가 임계 pH 이하로 유지되는 시간이나 원래의 pH까지 회복하는 데 걸리는 시간은 치태의 성숙도, 당의 종류나 농도, 당의 섭취빈도 등에 따라 영향을 받는다.

COFFEE BREAK

치태와 바이오필름

세균 등 미생물 집단이 접착성이 강한 기질에 둘러싸여 고체 표면에 얇은 막 형태로 강하게 부착된 것을 바이오필름이라고 한다. 그리고 치태는 치아의 표면에 부착된 바이오필름의 일종이다.

타액 내 부유 세균은 타액 항균인자의 공격에 노출되기 쉽고, 타액과 함께 삼켜진다. 그러나 바이오필름으로 고체에 강하게 부착됨으로써 타액의 세정작용으로 씻어낼 수 없게 된다. 또한 타액 내 항균인자, 항균약이나 소독약 등의 약제는 바이오필름 표면의 세균만 공격할 뿐 내부까지는 들어갈 수 없다. 세균은 이러한 특수한 환경을 만들어냄으로써 구강 내에 정착·증식을 할 수 있게 된다. 성숙한 두꺼운 치태는 타액에 대한 방어막이 되기 때문에 타액이 침투하기는 어렵지만 치태의 일부에 수분의 통로가 형성되어 치태 내부에 수분이나 영양의 공급과 외부로의 노폐물 배출이 가능하다.

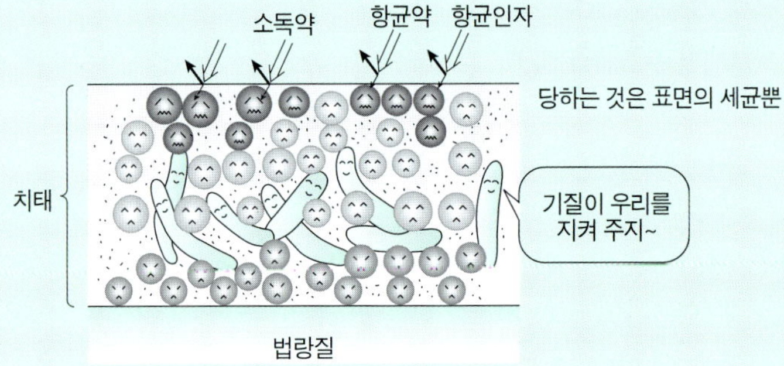

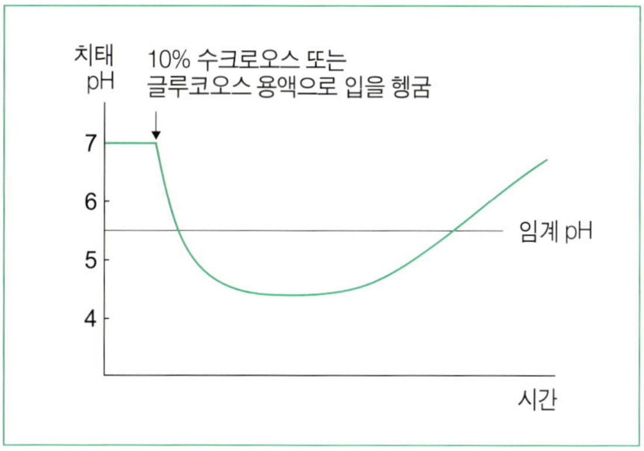

[그림 II-4-1] **스테판 곡선**

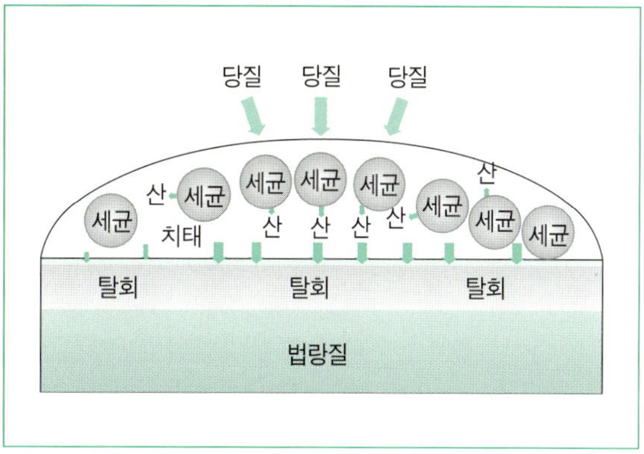

[그림 II-4-2] **치태와 산 생성**

COFFEE BREAK

치태 pH 측정법

치태 pH 측정 방법에는 다음의 세 가지가 있다.

① 치태 채취법

치면에 부착된 치태를 채취하여 용기에 치태 현탁액을 조제하여 pH 전극으로 측정하는 방법이다. 범용적인 pH 전극으로 측정이 가능하며 특수한 장치를 필요로 하지 않지만, 치아에 부착된 자연상태의 치태 pH는 측정할 수 없다.

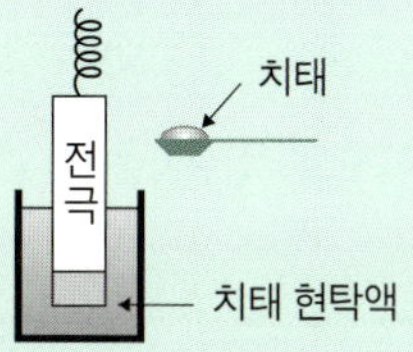

치태 채취법

② 전극삽입법

미소전극을 치면에 부착된 상태의 치태에 삽입하여 pH를 측정하는 방법이다. 당 용액에 입을 헹군 후, 타액에 의한 치태 pH의 회복상태 등을 시간 경과에 따라 측정할 수 있다. 스테판이 사용한 측정방법으로, 당시에는 최첨단의 기술이었다. 다만 치태 표면에서 전극을 삽입하기 때문에 치태 내부에 타액이 흘러 들어가 치태 내의 산이 일부 중화될 염려가 있다. 실제로 치태 내의 pH는 오른쪽에 기술할 전극내장법보다는 pH로서는 0.5 정도 높은 수치가 얻어지고 있다.

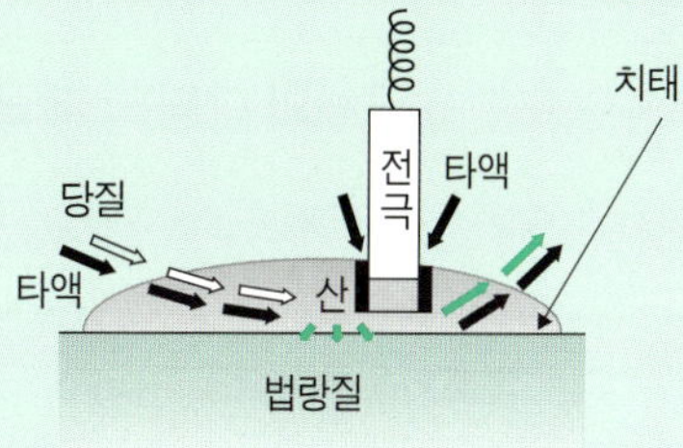

전극 삽입법

③ 전극내장법

의치 등의 가철성 보철장치에 사람 법랑질을 조합하고 그 법랑질 위에 설치한 미소 전극에 치태를 축적시켜 치태 pH를 측정하는 방법이다. 법랑질에 접하는 치태 심부의 pH를, 치태를 파괴하지 않고 연속적으로 측정할 수 있는 우수한 방법이다. 다만 피험자에 맞추어 제작한 가철성 보철장치를 일정 기간 장착하고 있어야 하는 등 피험자의 부담이 크고 피험자의 수를 확보하기 어려운 것이 결점이다.

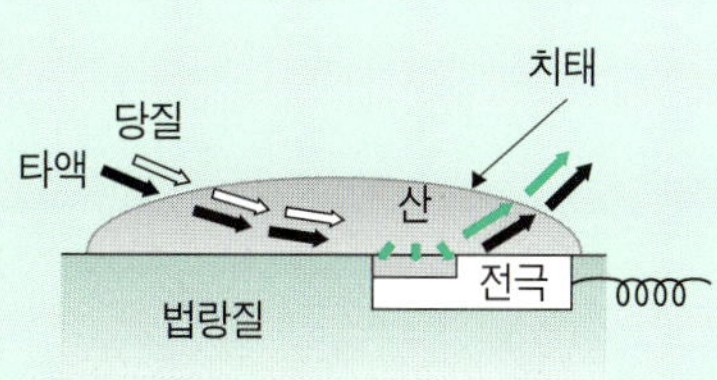

전극 내장법

2 치태에 의한 치아우식 유발 기구 -다인자성 질환으로서의 치아우식

통상적인 세균성 질환은 그 원인이 되는 병원체와의 관계가 명확하다. 그러나 치아우식의 발생에는 보통은 병원성이 낮은 구강상주균이 관여하기 때문에 숙주나 환경의 여러 요인이 영향을 주는 다인자성 질환이다(그림 II-4-3). 치아우식을 발생시키는 요인은 Keyes의 3원(병원성, 환경, 개체)이나 여기에 시간 요인을 추가한 Newbrun의 4원으로 설명된다. 병원성 요인으로 치태, 환경 요인으로 발효성 당질, 개체 요인으로 숙주나 치아, 타액 그리고 시간 요인이 밀접하게 관계하는 식생활이 치아우식을 발생시키는 요인으로서 중요하다.

1. 당

당은 균체외 다당의 재료가 되어 치태 형성에 관여하며 세균에 의한 산 생성의 재료가 되어 치질의 탈회에 관여하고 있다.

1) 균체외 다당의 재료

수크로오스(자당)는 글루코오스(포도당)와 프룩토오스(과당)의 결합 사이에 화학에너지를 가지고 있으며, 이 에너지는 균체외 다당의 합성에 이용된다. 각종 당질 중에서 수크로오스만이 세균에 의한 다당 합성에 이용 가능한 에너지를 가지고 있기 때문에 수크로오스는 균체외 다당의 재료로 세균에 이용된다.

균체외 다당의 주된 것으로는 글루코오스의 호모 다당인 글루칸과 프룩토오스의 호모 다당인 프룩탄이 있다(표 II-4-1).

글루칸은 그 결합양식과 성상에서 α-1,6 결합을 주로 한 수용성 글루칸(덱스트란)과 α-1,6 결합에 α-1,3 결합 가지를 가진 불용성 글루칸(뮤탄)으로 나누어진다. 덱스트란은 뮤탄만큼 강력하지는 않지만 응집능이 있으며 나아가 분해되어 에너지원도 된다. 뮤탄은 에너지원은 되지 않지만 강력한 부착 응집능이 있다.

한편 프룩탄은 결합양식에 따라 레반형(β-2,6 결합)과 이눌린형(β-2,1 결합)으로 나뉘며, 양쪽 모두 세균의 에너지원이 된다. 또한 프룩탄은 부착에도 관여하는 것이

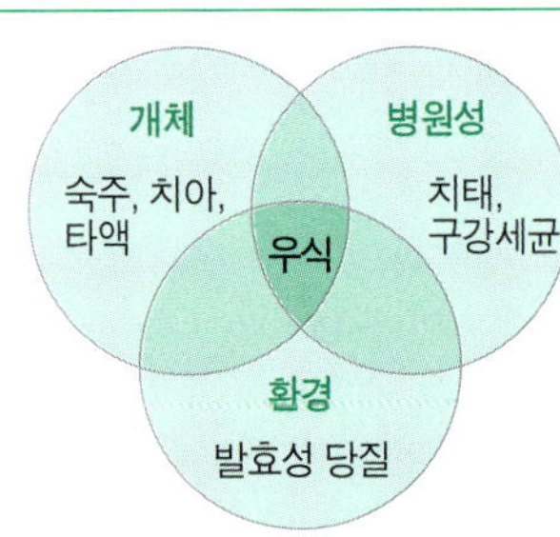

[그림 II-4-3] Keyes의 3원

[표 II-4-1] 세균이 생성하는 주요 다당

다 당	구성 당	주된 결합양식	성 질
균체외 다당			
호모글리칸	글루칸 ┌ 덱스트란 — 글루코오스	α-1, 6	수용성. 응집에 관여. 세균의 에너지원이 된다.
	글루칸 └ 뮤탄 — 글루코오스	α-1, 6 α-1, 3	불용성. 응집과 부착에 관여. 세균의 에너지원이 되지 않는다.
	프룩탄 ┌ 레반형 — 프룩토오스	β-2, 6	수용성. 세균의 최후의 에너지원이 된다.
	프룩탄 └ 이눌린형 — 프룩토오스	β-2, 1	수용성과 불용성이 있다. 세균의 최후의 에너지원이 된다.
헤테로글리칸	글루코오스 갈락토오스 헥소사민 우론산 기타		점착성이 매우 높다. 기능은 불명(부착에 관여하지 않을까?).
균체내 다당			
호모글리칸	글리코겐 — 글루코오스 -아미노펙틴형	α-1, 4	전분이나 글리코겐의 중간. 세균의 당질 저장체. 세균의 에너지원이 된다.

보고 되었다.

수크로오스로부터 글루칸을 생성하는 효소는 글루코실트랜스페라아제로, 특히 뮤탄스연쇄구균의 글루코실트랜스페라아제는 수크로오스로부터 불용성 글루칸인 뮤탄을 생성한다. 다른 연쇄구균의 글루코실트랜스페라아제의 대부분은 수용성 글루칸인 덱스트란을 생성한다. 한편 프룩탄은 프룩토실트랜스페라아제의 반응에 의해 수크로오스로부터 생성된다(그림 II-4-4).

균체내 다당은 α-1,4 결합을 주로 하는 글리코겐 유사 호모 다당으로, 세균에 의해 균체 내부에서 만들어진다. 글리코겐과 같이 에너지원으로 이용되기 때문에 사람이 당을 섭취하지 않을 때에도 산이 생산된다.

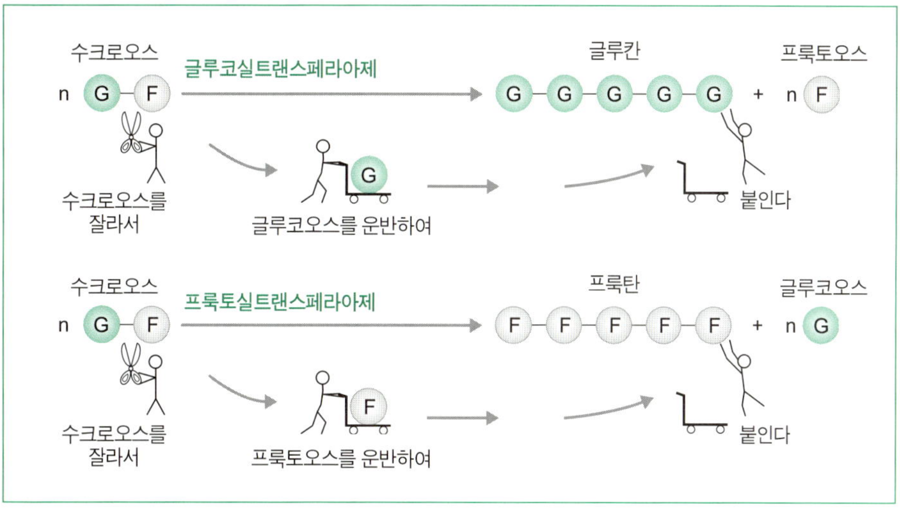

[그림 II-4-4] 글루칸과 프룩탄의 생성반응

2) 산 생성의 재료

산 생성의 재료로 세균이 이용하는 당질에는 글루코오스, 프룩토오스, 수크로오스, 말토오스 등이 있다. 이들 단당 또는 이당이 세균에 의해 이용되면 그 주된 최종 대사산물로 유산 등의 유기산이 생산되어, pH가 임계 pH 이하로 내려가 치질이 탈회된다.

치태 내에서 세균에 의해 당이 분해되어 산이 생산되는 것을 발효라고 하기 때문에, 치태 내에서 산 생성의 재료가 되는 당을 발효성 당질이라고 한다.

한편 다당인 전분 자체는 세균에 의해 분해되기 어려운 당질이지만, 타액 아밀라아제에 의해 급속도로 분해되어 세균이 이용하기 쉬운 말토오스나 글루코오스로 변환된다. 따라서 전분도 산 생성의 재료가 된다.

2. 치 태

치아우식의 원인이 되는 세균은 치태의 구성균으로 구강 내에 상주한다. 치태 세균의 우식 병원성으로 치태 형성능, 산 생성능, 내산성, 에너지원으로서의 다당 생성능 등을 들 수 있다.

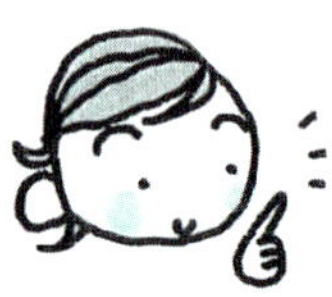

치태 세균의 점유율
뮤탄스연쇄구균은 건강한 치면의 치태에서 1% 미만, 우식치면 치태에서도 10% 이하이다. 기타 균의 대부분은 뮤탄스연쇄구균 이외의 연쇄구균과 방선균이며 이들 세균 또한 당으로부터 산을 다량으로 생성하는 산 생성 능력을 가지고 있다.

1) 치태 형성능

치태의 형성에는 여러 가지 요인이 관여하고 있으며, 치태를 구성하는 세균의 대부분이 치태 형성능을 가지고 있다고 생각된다.

2) 산 생성능

산 생성능은 세균이 당을 대사하여 산을 생산하는 능력으로 우식을 일으키는 병원성 중에서 가장 중요하다. 산 생성균 중에서도 뮤탄스연쇄구균이 치아우식 병원균으로 많이 알려져 있지만, 실제로 사람의 치태를 점유하는 점유율은 반드시 높은 것은 아니며, 그 이외의 산 생성균이 많다.

3) 내산성

내산성이란 세균이 가진 산에 대한 저항성으로, 우식병소 등 pH가 낮아져 탈회가 일어나는 환경을 견뎌내며 산을 계속하여 생산하는 것이 가능한 능력을 말한다. 내산성이 강한 세균은 더욱 pH를 낮추어 탈회를 촉진함으로써 치아우식을 진행시킨다.

4) 에너지원으로서의 다당 생성능

균체내 또는 균체외 다당으로 에너지를 비축하는 세균은 이들 다당을 필요할 때 분해하여 에너지를 얻을 수 있다. 즉 당질이 구강 내에 들어오지 않을 때에도 산 생성이 가능하다.

뮤탄스연쇄구균은 위의 네 가지 조건을 모두 충족하며 치아우식 병원성이 가장 높은 세균이다. 그러나 사람의 경우에는 뮤탄스연쇄구균 이외의 산 생성균도 치아우식의 발생에 관여하고 있다는 것이 밝혀져 있다.

3. 치 아

치질이나 치아의 형태, 치열상태는 치아우식 감수성에 크게 관여한다.

치질의 관점에서 말하자면 불소는 법랑질의 수산화인회석의 수산기와 치환되어 불화인회석을 형성하고 격자결손이 없고 내산성이 높은 결정, 즉 우식이 되기 어려운 법랑질을 만든다. 한편 탄산이나 마그네슘은 수산화인회석의 인산기나 수산기와 치환되어 격자결손이 많고 내산성이 낮은 결정을 만든다.

치아의 형태로는 구치교합면의 깊은 소와열구, 치열상태로는 총생과 같이 타액의 세정작용이 이루어지기 어렵고, 세균이 정착하기 쉬운 부위가 치아우식에 대한 감수성이 높다.

4. 타 액

타액의 작용 중 항우식작용에 관여하는 것은 주로 세정작용, 완충작용, 재석회화작용, 항균작용이다.

세정작용에는 타액의 분비량, 완충작용에는 중탄산이온의 농도, 재석회화작용에는 타액 내 칼슘이온이나 인산이온의 농도, 항균작용에는 분비형 IgA를 포함한 락토페린, 라이소자임, 펠옥시다아제 등의 항균인자가 밀접하게 관여한다.

구강암 치료를 위한 방사선 조사 등에 의하여 타액선에 장애가 일어나면, 장애에 의하여 타액이 분비되지 않는 부위의 치아에 우식이 다발한다는 것이 알려져 있다.

또한 고혈압이나 고콜레스테롤혈증과 같은 생활습관병의 치료약에는 타액분비 저하를 초래하는 것이 많다. 거기에 더하여 구강 건조감 때문에 사탕 등을 먹는 행위를 통해서 치아우식 발생으로 이어지는 경우도 적지 않다.

5. 식생활

주식에 포함된 전분은 영양학상 필요량을 섭취하지 않으면 안 된다. 전분도 아밀라아제에 의해 분해되면 세균이 대사하기 쉬운 말토오스나 글루코오스가 된다. 즉 세 번의 식사 때마다 산이 생산되어(그림 II-4-5) 치태 pH 저하와 함께 치질의 일시적 탈회가 일어난다. 그러나 식간에 치태 pH가 중성으로 회복되면 재석회화가 일어나 탈회부분이 수복된다고 여겨진다(그림 II-4-6). 치아우식이 일어나기 쉬운 구강환경은 식간에 재석회화를 위한 충분한 시간이 확보되지 못하는 상태이며, 치아우식이 발생

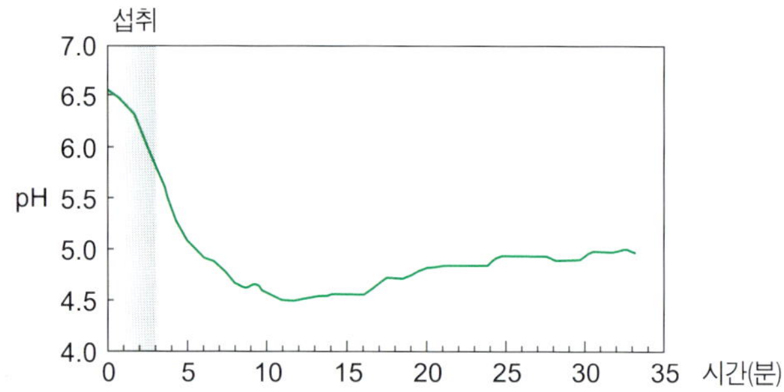

[그림 II-4-5] 주먹밥 섭취 후의 치태 pH(전극내장법). 주먹밥 : 김 포함 1/3개(약 36g).

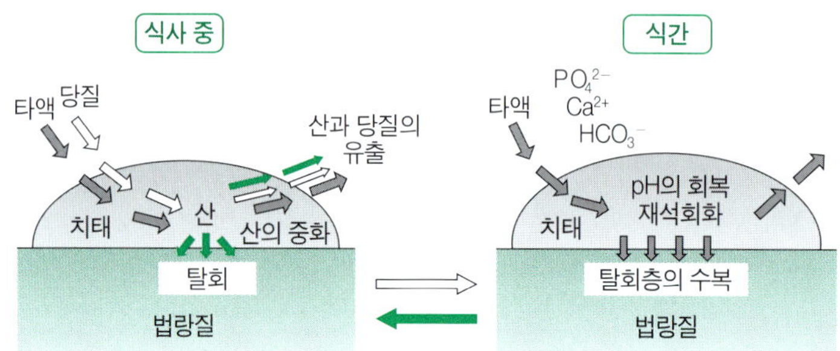

[그림 II-4-6] 식사 중 및 식간의 치태

되기 쉬운 구강환경으로 이끄는 식생활 요인으로 다음과 같은 세 가지가 있다.

1) 간식 시기

수크로오스를 포함한 감미 식품(단 음식)을 식사 중에 먹는 경우와 식간에 먹는 경우를 비교하면 우식 발생률이 크게 차이가 나는 것이 Gustafsson 등에 의해 보고되었다(그림 II-4-7). 이 연구는 스웨덴의 Vipeholm에 있는 어떤 병원의 입원환자 436명을 대상으로 5년간 이루어진 것으로 Vipeholm Study라고 한다. 실선으로 표시되는 바와 같이 토피, 캐러멜, 초콜릿과 같은 감미 식품을 식간에 섭취하면 치아우식의 발생이 현저하다. 그러나 같은 양의 감미 식품을 식사와 같이 섭취하면 점선이 표시하는 것처럼 치아우식의 새로운 발생은 거의 일어나지 않고 연구 개시 전(감미 식품을 섭취하기 이전)과 비슷한 정도이다. 이것은 식간에 pH를 회복할 시간이 확보된 경우에는 재석회화가 일어난다는 것을 의미한다. 즉 식후 곧바로 먹는 디저트는 치아우식 발생의 위험성이 낮으며 식간에 먹는 간식은 위험성이 높다고 여겨진다.

또한 취침 직전에 감미 식품 등의 발효성 당질을 섭취하는 것은 수면 중에는 타액 분비량이 현저히 저하되기 때문에 치아우식 발생의 위험성을 높이게 된다.

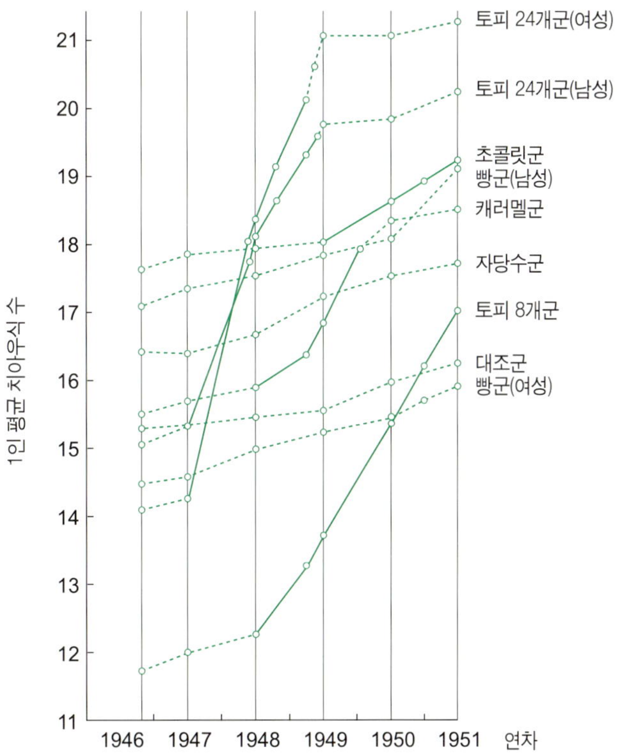

[그림 II-4-7] 우식 발생과 당질 섭취의 관계. 점선은 감미 식품을 식사 때에 섭취한 기간, 실선은 감미 식품을 식간에 섭취한 기간.

2) 간식 횟수

Weiss와 Trithart는 5~6세 유아의 1일 간식 섭취횟수와 1인당 우식치수에 정의 상관관계가 있다는 것을 보고하였다(그림 II-4-8). 식간의 감미 식품 섭취횟수 증가에 따라 치아우식 발생의 증가를 보이고 있다. 발효성 당질이 구강 내에 들어오는 횟수가 많다는 것은 발효성 당질이 구강 내에 잔존하는 시간이 길어진다는 것이며, 이것은 항상 산이 생산되는 환경으로 이어지므로 탈회가 석회화를 넘어서는 상태가 되기 때문이다.

3) 간식의 내용

점착성 다당의 재료가 되는 수크로오스가 포함된 식품이나 치면에 부착되기 쉬운 식품을 섭취하는 것은 발효성 당질을 구강 내에 장시간 정체시켜 산 생성을 지속할 수 있는 상태를 만든다. 따라서 탈회시간이 길어지게 된다.

발효성 당질이 구강 내에 들어오는 빈도가 높을수록 또는 구강 내에 정체되어 있는 시간이 길수록 구강 내의 산성 환경이 장시간 지속된다. 식간에도 치태 pH의 산성 상태가 계속된다면 치아의 탈회가 재석회화를 넘어서서 결국 우식이 발생하게 된다. 따라서 치아우식 예방에는 '횟수' 와 '내용' 에 유의한 간식의 섭취방법이 중요하다.

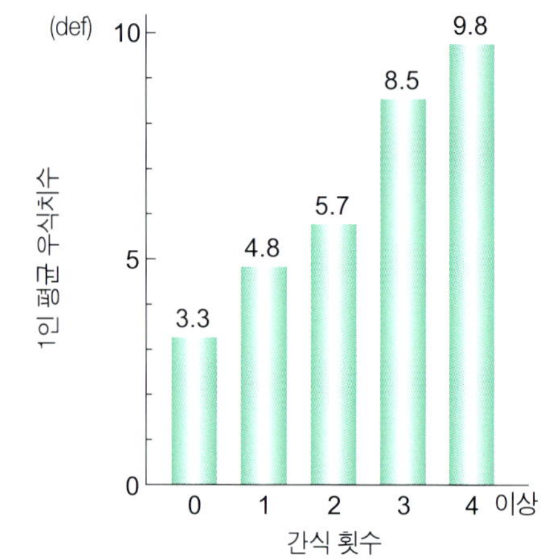

[그림 II-4-8] **1일 간식횟수와 유치 우식 수의 관계**

6. 치아우식 예방법

지금까지 설명한 치아우식 발생요인을 기준으로 한 치아우식 예방대책으로 불화물과 대용 감미료의 두 가지 관점에서 기술한다.

1) 불화물

(1) 불화물의 작용

불소는 치아우식 억제효과가 있다는 것이 인정된 무기질이다. 타액 내 불화물 이온 농도는 겨우 0.01~0.03ppm에 지나지 않는다. 치태 내에는 5~50ppm 포함되나 대부분은 칼슘과의 결합형으로 존재하기 때문에 치아우식 억제작용은 기대할 수 없다. 불화물의 응용에 의해 불소이온이 치태가 부착하지 않은 치아의 주위에 존재하면 다음의 세 가지 작용이 발휘된다고 고려되고 있다.

불소이온의 첫 번째 작용은 탈회된 법랑질의 재석회화를 촉진하고 나아가 결정성을 향상시키는 것이며, 두 번째 작용은 불화인회석을 생성하여 치질의 내산성을 향상시키는 것이다(그림 II-4-9). 그리고 세 번째 작용으로는 세균이 산을 생성하기 위한 기본적인 대사경로인 해당계 효소의 한 가지인 에놀라아제의 활성을 방해하여 산 생성을 억제하는 작용이 있다. 첫 번째와 두 번째 작용은 치질에 작용하는 것이고, 세 번째 작용은 세균에 대한 것이다.

(2) 불화물의 응용법

불화물의 응용에는 미국 등에서 널리 이용되고 있는 전신 응용과 일본을 포함한 여러 나라에서 채용하고 있는 국소 응용의 두 가지가 있다.

전신 응용으로는 불화물의 음료수 내 첨가, 불화물 정제나 불화물 첨가 식염 등의

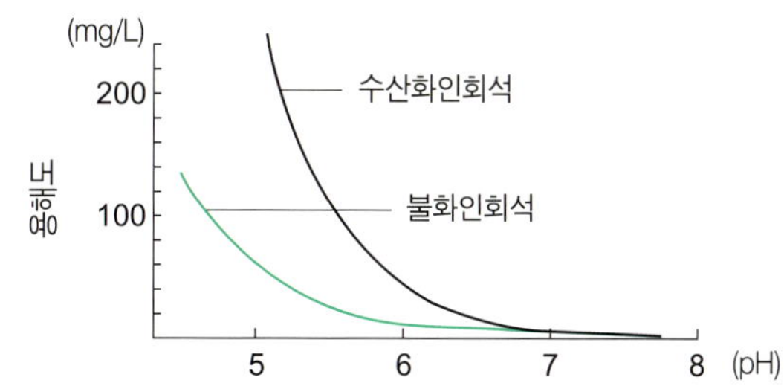

[그림 II-4-9] **pH 변화에 따른 인회석의 용해도**

이용이 있다. 국소 응용의 경우로는 불화물의 치면 도포나 입 헹구기 등이 있다. 음료수에 불화물을 첨가하는 등의 전신 응용의 경우 형성기 법랑질의 수산화인회석이 격자 결손이 적은 결정이 되어 내산성이 높은 치아가 된다. 불화물 구강 세척제 같은 저농도의 불화물이 맹출 후의 법랑질에 작용한 경우에는 수산화인회석이 불화인회석으로 변화한다. 치면 도포용과 같은 고농도 불화물의 경우는 불화칼슘이 된 후, 서서히 불화인회석으로 변화되어 내산성이 높은 법랑질이 된다.

COFFEE BREAK

Turku sugar study

학생 : 박사님, 투르크 슈거 스터디에 대해서 알려 주세요.

박사 : 좋습니다. 핀란드의 투르크에서 사람의 우식에 관한 대규모 연구가 행하여졌는데요. 이 연구를 '투르크 슈거 스터디' 라고 합니다.

학생 : 네, 그렇군요. 어떤 연구였나요?

박사 : 125명의 피험자를 3개의 그룹으로 나누어, 특별히 제조한 기호식품을 2년에 걸쳐 섭취하도록 하는 연구였습니다. 특별히 제조된 기호식품이란 기호음료나 과자 등 100여 점에 이르는 식품의 감미료를 각각 수크로오스, 프룩토오스 또는 자일리톨만을 사용하여 제조한 것이었지요.

학생 : 대단하군요. 정말로 큰 규모인 걸요. 그래서 결과는 어떻게 되었나요?

박사 : 이 그래프를 봐 주세요. 3개의 그룹 중 감미료를 자일리톨로 전환한 기호식품을 계속 섭취한 자일리톨 그룹은 우식의 발생이 매우 낮다는 결과가 나왔습니다.

학생 : 우식이 거의 발생하지 않았네요. 자일리톨은 정말로 우식 유발성이 낮군요.

박사 : 그렇지요. 그에 반하여 수크로오스 그룹은 예상대로 우식 발생률이 매우 높아 수크로오스는 우식 유발성이 높은 당이라는 것이 재확인되었습니다. 또한, 이 연구로 프룩토오스 또한 수크로오스 정도까지는 아니지만 역시나 우식 유발성이 높은 당질이라는 것이 밝혀졌지요.

학생 : 우식 예방에는 수크로오스의 섭취만을 주의하면 된다고 생각했었는데 그렇지가 않네요. 프룩토오스도 우식 유발성이 높으니 섭취에 신경을 써야 한다는 것을 잘 알았습니다. 박사님 감사합니다.

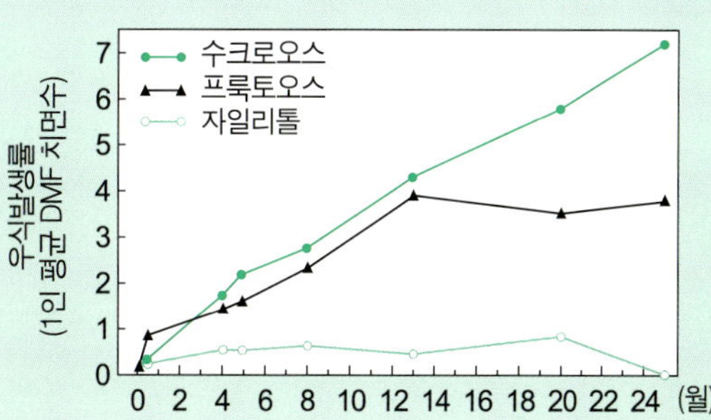

이렇게 치아에 불소이온을 흡수하게 하여 내산성이 높은 치질을 형성시키는 방법이 세계적으로 널리 사용되고 있으며, 불화물은 치아우식 예방에 적극적으로 이용되고 있다.

2) 대용 감미료

수크로오스는 산 생성의 재료가 될 뿐 아니라 뮤탄스연쇄구균에 의해 불용성 글루칸의 재료가 되는 것으로, 각종 발효성 당질 중에서도 가장 우식 유발성이 높은 당이다. 그래서 수크로오스를 대신할, 치아우식을 잘 유발하지 않는 감미료, 즉 대용 감미료가 개발되어 이 중 몇 가지가 식품(주로 과자나 음료수 등)에 응용되고 있다.

수크랄로오스나 아스파탐 등은 단맛이 수크로오스의 수백 배인 인공 합성 감미료로, 수크로오스와 비슷한 정도의 달콤함을 발휘할 정도의 미량으로는 산을 생산하지 않고 불용성 글루칸도 생성되지 않는다. 단맛의 정도가 수크로오스와 비슷하지만 치아우식의 원인이 되기 힘든 당으로 자일리톨이나 말티톨 등의 당 알코올이나 수크로오스 유도체 등이 있다. 이들은 거의 산을 생성하지 않고 불용성 글루칸도 생성하지 않는다(표 II-4-2). 당 알코올은 당에 수소를 첨가한 환원당으로 장에서 흡수되기 어렵기 때문에 대량으로 섭취하면 설사를 일으킬 수 있다. 따라서 섭취량에 주의할 필요가 있다. 예를 들어 자일리톨이나 말티톨은 설사를 일으키지 않는 최대 섭취량이 체중 1kg당 약 0.3g이기 때문에 체중 50kg인 성인의 경우 약 15g이 된다. 이 양을 5%의 당 알코올 음료수로 섭취할 경우에는 약 300mL에 해당된다. 녹차, 주스 등 페트병의 작은 사이즈는 약 280mL 정도로, 이 정도가 한 번에 섭취할 때의 안전량이라고 할 수 있다. 에리스리톨은 당 알코올 중에서는 장에서 흡수되기 쉬운 편이기는 하나, 수크로오스나 글루코오스에 비하면 역시 흡수되기 어려운 편이기 때문에 대량 섭취하면 설사를 일으킨다(체중 1kg당 약 0.7g이 한도).

발효성 당질을 필요량 섭취하는 것은 영양학상 꼭 필요하기 때문에 정규 식사 시의 당질까지 대용 감미료로 바꾸는 것은 바람직하지 않다. 간식이나 약의 시럽 등에 대용 감미료를 사용하는 것으로 치아우식 예방을 도모하는 것이 바람직하다.

치아우식 예방을 목적으로 하고 섭취 후 치태 pH를 pH5.7보다 낮추지 않는 식품에는 치아건강식품위원회(TSI)의 치아건강 마크인 「튼튼이 마크」를 붙일 수 있도록 허가하고 있다(그림 II-4-10).

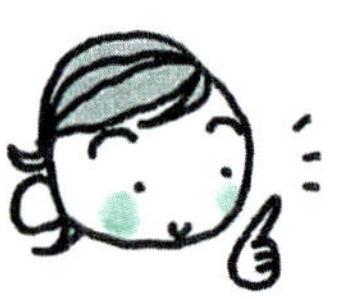

튼튼이 마크
식품 섭취 후 30분 이내에 치태 pH를 임계 pH 이하로 저하시키지 않는 식품에 대하여 국제 투스 프렌들리 협회에서 마크를 붙이는 것을 허가하고 있다.

[표 II-4-2] 수크로오스 또는 당 알코올 용액 양치 후 치태 pH

	최저 pH
수크로오스	4.50
말티톨	6.30
락티톨	6.20
만니톨	6.40
자일리톨	6.50
솔비톨	6.40

※ 10% 용액 2분간 양치, 20분간 측정(전극내장법)

[그림 II-4-10] 튼튼이 마크

3 치태에 의한 구취 유발기구

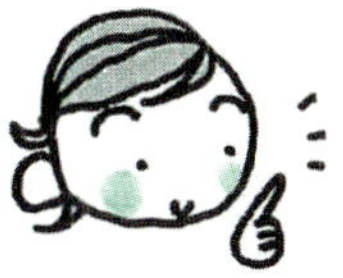

휘발성 황화합물
황화수소(H_2S), 메틸멀캅탄(CH_3SH), 디메틸설파이드($(CH_3)_2S$) 모두 황(S)화합물로서 냄새나는 친구들이다.

구취란 타인이 불쾌하다고 느끼는 호기의 냄새를 말한다. 구강 내 원인으로 발생하는 구취는 전체의 90%를 차지한다. 단백질이나 아미노산이 구강 내의 혐기성 균에 의해 분해될 때 생기는 휘발성 황화합물이 구취의 주된 원인물질이다. 휘발성 황화합물에는 황화수소, 메틸멀캅탄, 디메틸설파이드 등이 있다.

혐기성 균이 증식하는 장소로 치주질환이나 치아우식의 원인이 되는 치태가 있으며 그 외에는 혀 표면에 형성된 설태가 있다(그림 II-4-11).

혀 표면은 설유두로 덮여 있기 때문에 매끈하지 않고 요철(凹凸)이 있다. 이러한 구조로 인해 타액의 흐름이 원활하지 못하여 세정작용이 일어나기 어렵기 때문에 각종 미생물이 정착하는 장소가 되기 쉽다. 미생물이 혀 표면에 정착 · 증식하여 치태와 유사한 부착물이 된 것이 설태이다. 특히 설근부에는 설태가 부착되기 쉽다. 치태와 마찬가지로 설태의 표면에는 산소가 침투하지만 심부에는 혐기적인 환경이 만들어지기 때문에 단백질이나 아미노산이 설태 심부에 있는 혐기성 균에 의해 분해되어 휘발성 황화합물이 생산되기 용이하다. 혀는 경조직이 아니며 설태는 치아우식도 치주질환도 일으키지 않기 때문에 존재가 눈에 띄지 않지만 구취 발생원으로서 중요하다.

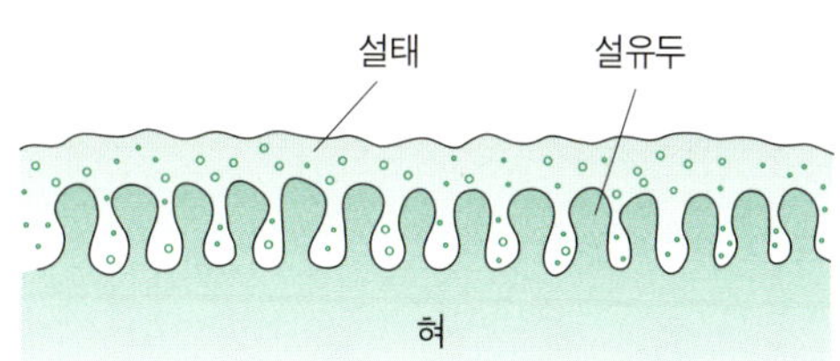

[그림 II-4-11] 설태

4 치태에 의한 치주질환 유발기구

치주질환도 치아우식과 마찬가지로 구강 내 상주균이 증식하여 형성된 치태 내 세균에 의해 발병하고 진행된다. 그러나 치아우식의 경우에는 산 생성균이 관여하는 것에 비해 치주질환에는 비 산 생성균이며 혐기성인 그람음성 균이 관여한다. 또한 우식은 산에 의한 치질의 탈회와 타액에 의한 재석회화와 역학관계가 있지만, 치주질환의 경우에는 세균 활성과 생체방어 반응과의 역학관계가 있다.

또한 생체방어 반응의 힘을 약화시키는 요인으로 연령 증가, 당뇨병, 흡연 습관 등이 있다.

1. 세균 활성

치은연하 치태 세균의 대부분은 조직에의 정착인자나 백혈구의 식작용에 저항하는 인자를 가지며, 세균성 독소나 조직파괴 효소 또는 조직 독성이 있는 대사산물 등을 생산한다. 이 세균 활성이 치주질환을 일으키는 병원성이 된다.

1) 식작용 저항인자

(1) 협막

협막은 다당을 주성분으로 한 점액성의 두꺼운 층으로 이루어진다. 많은 치주병 원인균은 이러한 협막을 가지고 있다. 협막이 세균의 표층에 있는 항원결정기를 뒤덮어 숨기기 때문에 세균은 백혈구의 식작용을 피할 수 있다(그림 II-4-12). 또한 협막은 점착성이 있기 때문에 조직에의 정착인자도 된다.

(2) 활성 산소 분해효소

세균이 분비하는 SOD(superoxide dismutase)나 카탈라아제는 호중구나 대식세포가 세균을 파괴하기 위해 생성하는 활성 산소를 분해한다.

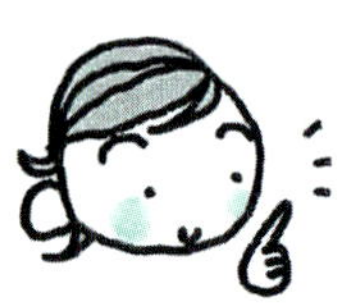

SOD
수퍼옥사이드 디스뮤타아제(superoxide dismutase). *Porphyromonase gingivalis* 등 많은 혐기성 균이 생성하는 효소로, 백혈구가 분비하는 활성 산소인 수퍼옥사이드를 분해하여 백혈구의 식작용을 피하는 것이다.

2) 세균성 독소

(1) 외독소

외독소는 살아 있는 세균이 균체외로 분비하는 단백질로 독성은 강하지만 사람에게는 중화항체를 생성시키는 면역원성도 강하다. 외독소의 일종인 로이코톡신은 대식세포에 손상을 일으킨다.

(2) 내독소

내독소는 세균의 세포벽 성분으로 균체가 파괴되어 용균되어 유리되고, 세균성 독소로 작용한다. 독성은 약하지만 면역원성도 약하여 중화항체가 생산되기 어렵다. 치

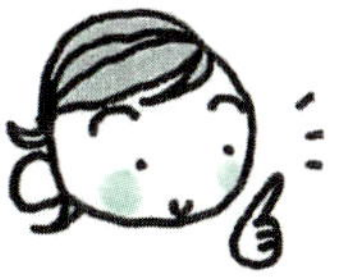

카탈라아제 (catalase)
과산화수소를 물과 산소로 분해하는 효소. 카탈라아제를 분비하는 세균은 백혈구가 분비하는 활성 산소의 과산화수소를 분해하여 백혈구의 식작용을 피하는 것이다.

대식세포 (macrophage)
백혈구의 일종으로 혈액 내에서는 단핵구, 조직 내에서는 대식세포가 된다. 식작용을 하며, 항원제시나 세포성 면역에 관여한다.

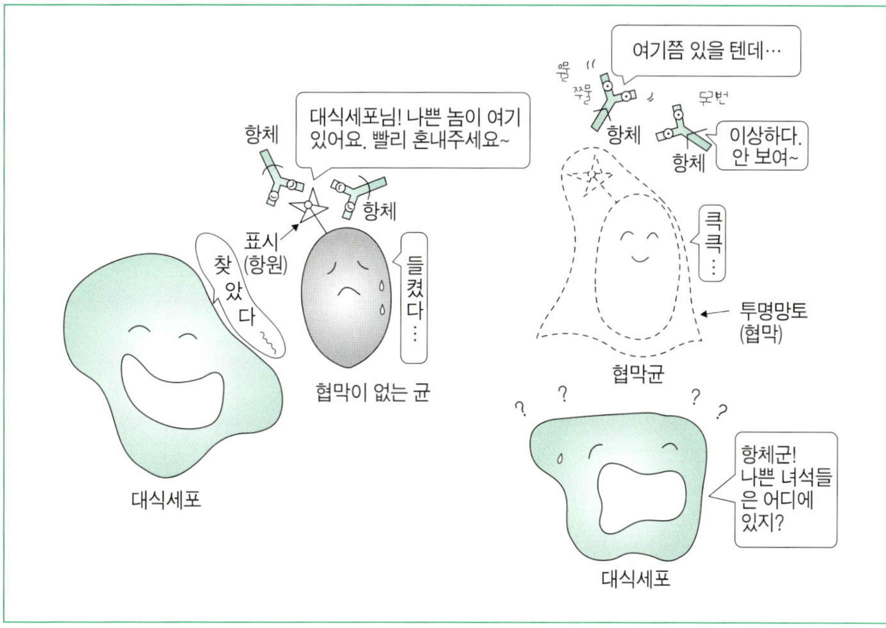

[그림 II-4-12] **협막**

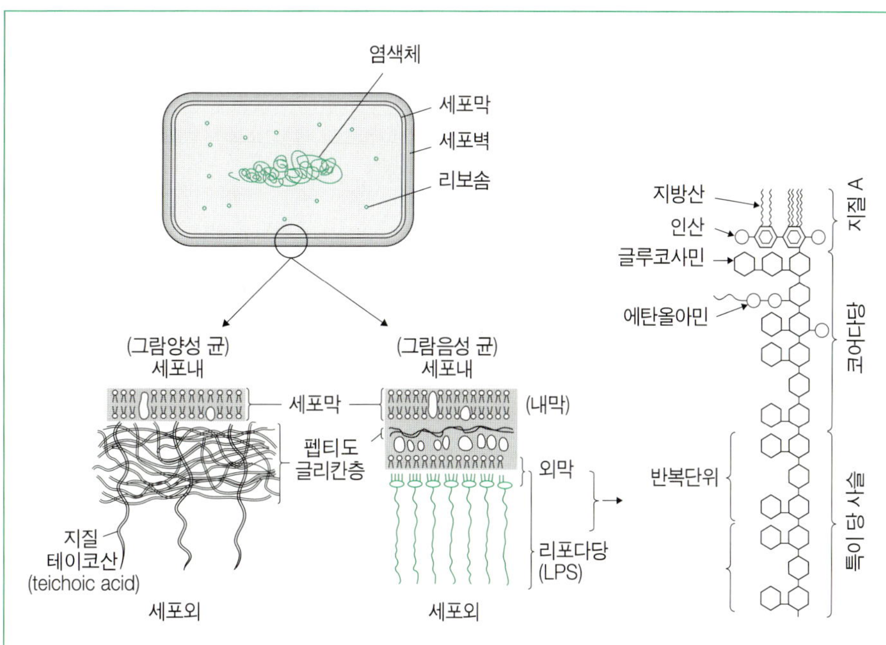

[그림 II-4-13] **세균의 세포벽과 리포다당(LPS)**

주병 원인균의 대부분은 그람음성균이다. 이 그람음성 균의 세포벽 외막의 구성성분인 리포다당(LPS : 그림 II-4-13)은 내독소의 대표 물질이며, 치주질환과 밀접하게 관련되는 것이 밝혀졌다. 또한 대부분 세균의 세포벽 성분인 펩티도글리칸도 내독소로 작용한다.

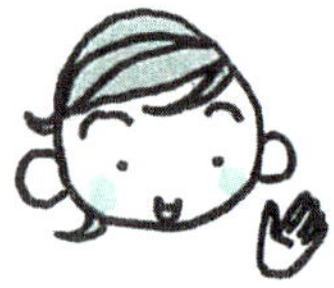

류코톡신(leukotoxin)
*Actinobacillus actinomycetemcomitans*의 외독소. 각종 백혈구(다형 핵 백혈구나 단핵구, 대식세포)에 대하여 독작용을 일으켜 식작용의 기능을 파탄시킨다.

그람음성 균
크리스탈 바이올렛으로 염색 후, 알코올로 쉽게 탈색되는 세균을 그람음성 균, 탈색되지 않는 세균을 그람양성 균이라고 한다.

3) 조직파괴 효소

치주병 원인균으로부터 분비되는 조직파괴 효소는 조직 단백질 등을 분해하여 치주조직을 파괴한다. 조직에 가장 많이 존재하는 콜라겐을 분해하는 콜라게나아제, 히아루론산을 분해하는 히알루로니다아제, 특이항체를 분해하는 면역글로불린 분해효소 등의 단백질 분해효소 등 여러 가지 효소가 치주병 원인균으로부터 분비된다.

4) 대사산물

세균에 의한 각종 대사산물(암모니아, 부티르산, 황화수소, 인돌 등)은 조직 독성이 높아 치주조직에 상해적으로 작용한다.

2. 생체방어 기구와 염증반응

생체에는 미생물 등의 이물질로부터 생체를 방어하는 기구가 있다. 이물질이 생체에 침입하는 것을 막는 자연면역계와 침입한 이물질을 제거하는 획득면역계이다.

1) 자연면역

건강한 피부나 점막은 미생물이 생체 내로 침입해 들어오는 것에 대하여 물리적 방어막이 된다. 즉 피부나 점막을 형성하고 있는 상피세포 간에는 강인한 세포간 결합이 있기 때문에 미생물이 쉽게 침입할 수 없다. 또한 눈물, 콧물, 타액 등의 분비물에는 세정작용이 있으며, 각종 항균물질이나 항균 활성을 가진 효소류가 포함되어 있어 미생물의 증식을 억제하는 화학적 방어막이 되고 있다. 더욱이 피부나 점막 표면에는 상주 미생물군이 안정된 생태계를 형성하고 있으며, 외래성 세균의 정착이나 증식을 저지하는 생물학적 방어막이 되고 있다.

2) 획득면역 (그림 II-4-14)

자연면역의 각 방어막을 뚫고 생체 내에 미생물 등의 이물질이 침입하면, 각종 백혈구나 조직의 세포, 여러 가지 단백질이 협동하여 이물질을 제거하기 위한 기능을 한다. 조직 내를 순회하는 대식세포나 조직 내에서 대기하고 있는 수상세포 등은 항원제시세포라고 불린다. 항원제시세포는 이물질을 만났을 때 식작용으로 이들 이물질을 삼켜 면역의 중추로 불리는 도움 T 세포에게 이물질에 존재하는 항원을 제시하는 역할을 한다. 도움 T 세포는 항원제시세포로부터 항원 정보를 받은 후 2개의 T 세포(Th1과 Th2)로 분화된다. Th1은 세포성 면역을, Th2는 체액성 면역을 각각 유도한다.

(1) 체액성 면역

골수에서 분화된 B 세포는 Th2에 유도되어 형질세포로 분화한다. 형질세포는 Th2

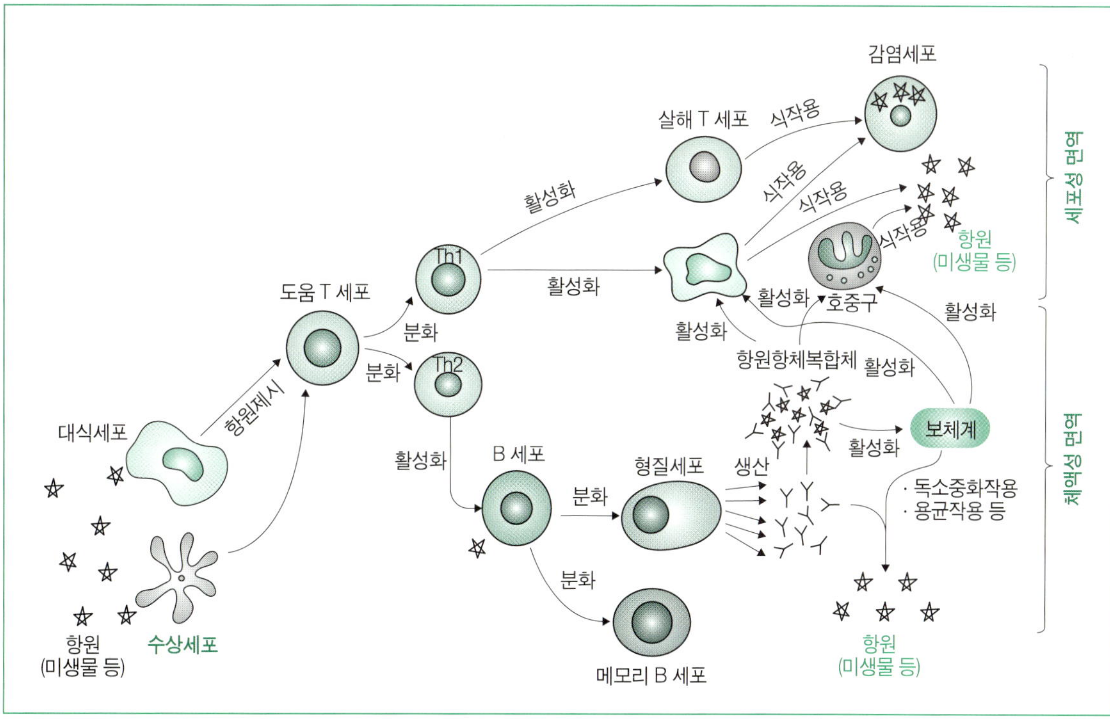

[그림 II-4-14] **획득면역(체액성 면역과 세포성 면역)**

의 지시에 따라 항체를 생산한다. 일부 B 세포는 항체에 관한 정보를 기억한 기억 B 세포로 분화된다. 기억 B 세포는 두 번째 감염 시에 대량의 항체를 생산하여 생체방어에 크게 기여한다. 생산된 항체는 항원과 면역복합체(항원항체 복합체)를 형성한다. 이 복합체는 보체계를 활성화하고, 항체와 보체계가 공동으로 독소 중화작용이나 세균에 대한 용균작용을 발휘한다.

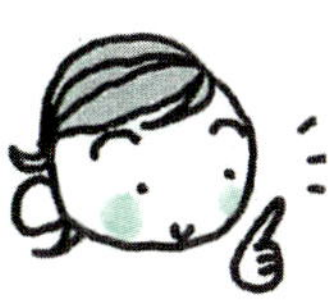

도움 T 세포
도움 T 세포는 골수의 조혈간세포에서 생성되어 흉선에서 분화 선별된다. 자기와 비자기를 식별하는 능력이나 항원 인식력이 뛰어나 면역의 중추적 역할을 하고 있다.

보체계
항체가 인식한 이물질을 공격하는 효소 단백질군. 평소에는 불활성 상태로 혈장 내에 존재한다. 항원항체 복합체나 리포다당에 의해 활성화된 보체계는 주화성, 옵소닌 작용, 활성화 작용, 세포용해 작용 등을 한다.

(2) 세포성 면역

Th1은 살해 T 세포(세포장애성 T 세포)나 대식세포를 활성화하여 식세포의 식작용을 항진시킨다. 세포에 침입한 바이러스에 대하여 항체는 공격할 수 없다. 그러나 이들 식세포는 감염 세포를 식세포 내로 흡인하는 것으로 세포 내에 침입한 바이러스를 파괴할 수 있다.

또한 체액성 면역과 세포성 면역은 각각 완전히 독립적인 것이 아니라 상호 밀접하게 연관되어 있다. 항원항체 복합체가 보체계를 활성화시키는 것은 앞서 기술하였듯이 이 보체계는 호중구나 대식세포를 불러들이고(주화성), 나아가 이들 식세포를 활성화시킨다. 또한 항원항체 복합체 스스로도 이들 세포를 직접 활성화시켜 효율적으로 이물질을 탐식할 수 있게 한다.

3) 치주질환에 있어서의 생체방어 기구와 염증반응

치주병 원인균이 자연면역의 방어막을 뚫고 조직에 침입함에 따라 병원성 인자에

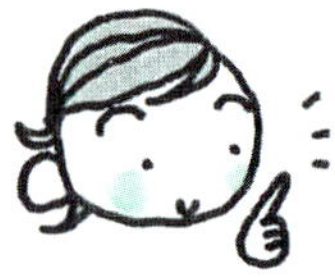

파골세포
다수의 핵을 가진 거대한 세포로 활성화된 성숙 파골세포가 되면 골을 흡수한다.

사이토카인(cytokine)
세포로부터 분비되는 단백질성의 정보전달물질이다. 세포로부터 다른 세포, 또는 자기 세포에 정보를 전달한다. 예를 들어, 대식세포에서 분비된 사이토카인의 일종인 인터루킨-1(IL-1)은 미분화 파골세포(전구세포)의 파골세포로의 분화와 성숙 파골세포의 활성화를 통해 골흡수를 촉진시킨다.

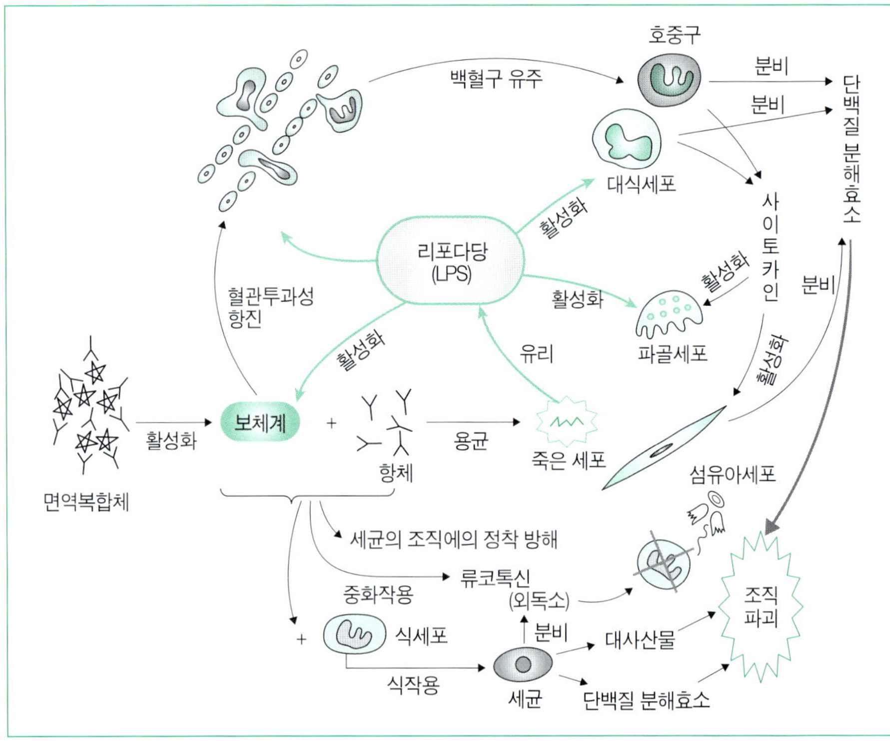

[그림 II-4-15] **치주질환에 있어서의 염증반응에 끼치는 리포다당의 영향**

대한 특이항체가 면역복합체를 생성한다. 이 복합체가 보체계를 활성화시키고, 다음의 염증반응이나 조직 파괴를 진행시킨다(그림 II-4-15).

① 활성화된 보체계는 혈관 투과성을 높여 호중구나 대식세포 등의 염증성 세포가 조직으로 침윤된다.

② 활성화된 보체계는 항체와 함께 용균작용, 세균의 조직 정착 방해, 외독소의 중화작용 등의 생체방어 반응을 일으킨다.

③ 호중구나 대식세포가 분비한 단백질 분해효소가 치은조직을 파괴한다.

④ 호중구나 대식세포가 분비한 사이토카인이 파골세포의 분화 · 활성화를 촉진한다.

3. 리포다당(LPS)

리포다당(lipopolysaccharide; LPS)은 그람음성 균의 세포벽 외막 표면에 결합되어 있는 성분으로 치주질환을 진행시키는 세균내 독소의 대표이다. 세균이 죽어서 용균된 후에 리포다당이 유리되어 내독소로 작용한다.

「2. 생체방어 기구와 염증반응」에서 기술한 염증반응에 용균된 치주병 원인균에서 유리된 리포다당이 내독소로 작용하면 염증반응과 조직 파괴가 가속화된다. 그 주된 작용은 치은조직의 파괴와 치조골 흡수의 두 가지이다.

1) 치은조직의 파괴 (그림 II-4-16)

① 용균된 세균에서 유리된 리포다당은 보체계를 직접 활성화하여 이 보체계가 호중구나 단핵구(대식세포)를 활동하게 하여 염증반응을 진행시킨다.

② 리포다당은 호중구나 대식세포를 직접 활성화하여 각종 단백질 분해효소를 분비시켜 조직을 파괴시킨다.

③ 리포다당은 호중구나 대식세포를 직접 활성화하여 각종 사이토카인을 분비시키고, 이들 사이토카인에 의해 섬유아세포를 활성화시킨다. 그 결과 섬유아세포도 콜라게나아제 등의 단백질 분해효소를 분비하여 조직 파괴를 진행시킨다.

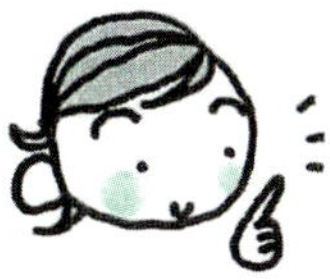

섬유아세포
생리적으로는 섬유아세포는 콜라겐 섬유나 가용성 세포외 기질 성분을 합성한다.

2) 치조골의 흡수 (그림 II-4-17)

① 리포다당은 파골세포를 직접 활성화하여 성숙 파골세포로 만들어 골흡수를 촉진한다.

② 리포다당에 의해 활성화된 대식세포에서 분비된 각종 사이토카인은 치은조직의 파괴 이외에 골흡수에도 깊이 관여한다. 전구세포를 파골세포로 분화시키고, 나아가 파골세포를 활성화하여 성숙 파골세포로 만들기 때문에 골흡수가 촉진된다.

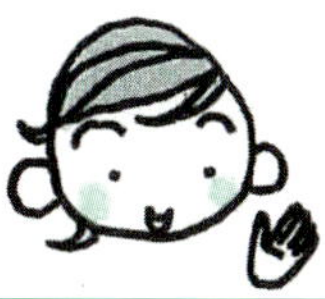

콜라게나아제(collagenase)
콜라겐 분해효소이다. 콜라겐이 분해되어 조직이 파괴되기도 한다.

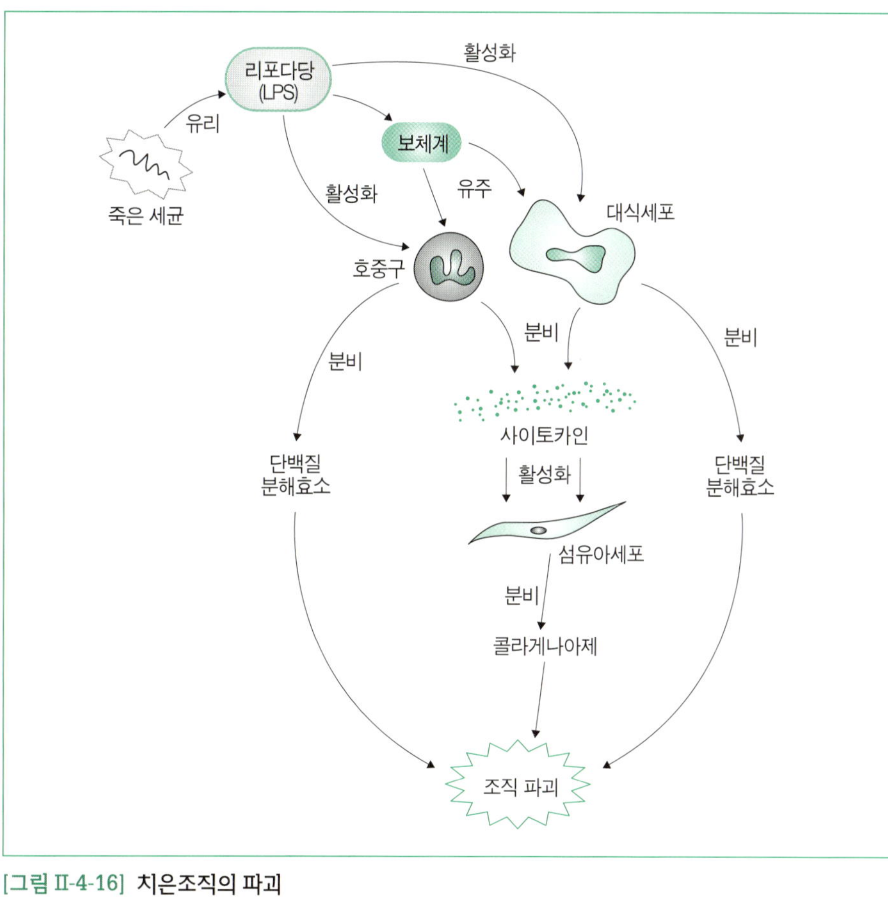

[그림 II-4-16] 치은조직의 파괴

이렇게 내독소인 리포다당이 통상적인 염증반응에 더해지면 염증반응과 조직 파괴가 가속된다(그림 II-4-15 참조).

- 용균작용에 의하여 리포다당이 유리된다.
- 리포다당은 혈관투과성을 높여 염증성 세포의 침윤을 심화시킨다.
- 리포다당은 염증성 세포를 지속적으로 활성화시켜 단백질 분해효소나 사이토카인을 과잉 생산하여 조직 파괴나 치조골 흡수를 가속화시킨다.
- 리포다당은 파골세포를 직접 활성화시켜 치조골 흡수를 더욱 촉진시킨다.

생체방어 반응의 하나로서 침입한 치주병 원인균이 계속적으로 용해되는 한 내독소인 리포다당 또한 지속적으로 유리된다. 내독소에 대한 중화항체는 만들어지기 어

COFFEE BREAK

파골세포에 의한 골흡수의 구조

학생 : 박사님 질문이 있습니다. 파골세포는 어떻게 골을 파괴하나요? 골을 야금야금 파 먹는 것인가요?

박사 : 아니요. 파골세포는 산을 생산하여 골 무기질을 녹여 나갑니다.

학생 : 네? 산으로 녹여 나간다구요? 우식 같네요.

박사 : 그렇지요. 파골세포는 산으로 골을 녹여서 용출된 칼슘이온을 흡수, 배출합니다. 그리고 파골세포는 산성에서 활성화되는 단백질 분해효소를 분비하여 골 단백질을 분해합니다. 이렇게 파골세포가 활성형인 동안에는 골흡수가 진행됩니다.

학생 : 그렇군요. 잘 알겠습니다. 박사님 감사합니다(그림 II-2-7 참조).

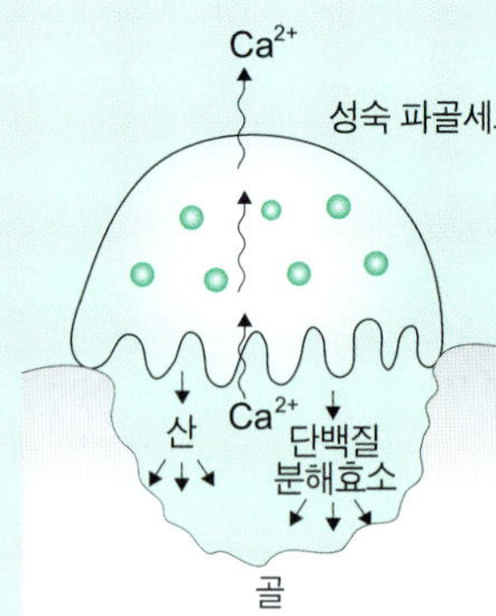

성숙 콜라겐의 생물학적 반감기와 골의 개조

골은 생리적 조건하에서 낡은 골의 흡수와 새로운 골의 형성을 반복한다(골 개조). 치조골의 경우 성숙 콜라겐의 생물학적 반감기는 6일이기 때문에 낡은 치조골은 겨우 6일만에 절반이 파괴되고, 파괴와 동시에 새로운 치조골이 만들어져 간다. 골의 흡수와 형성은 균형을 이루기 때문에 겉보기에는 아무런 변화도 없는 것처럼 보인다. 이것을 동적 평형이라고 한다. 만성염증이 장기간 지속되면 이 평형이 무너지고, 파골세포의 기능 항진에 의한 골흡수로 크게 기울어져 버린다.

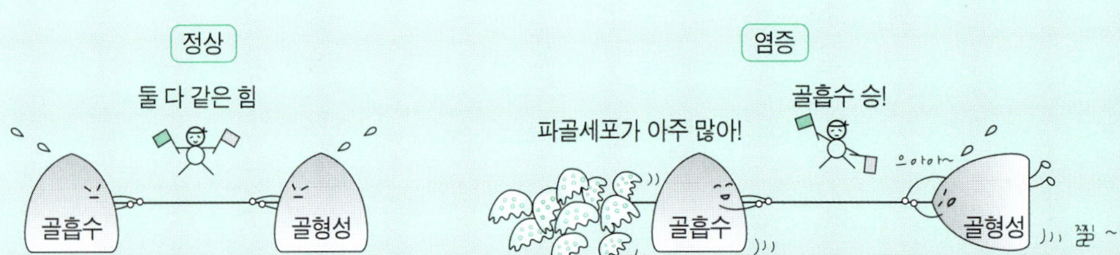

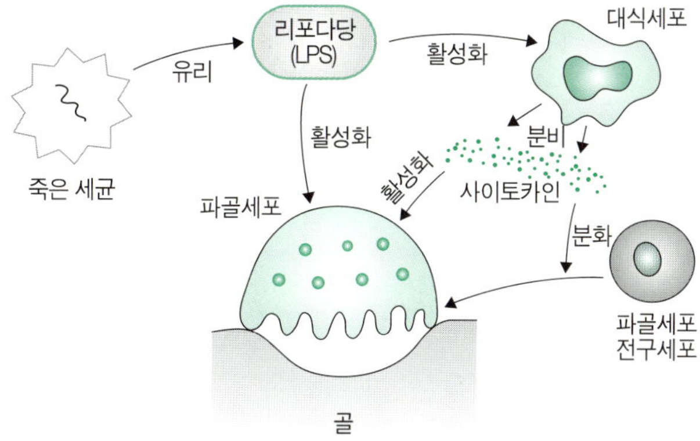

[그림 II-4-17] **치조골의 흡수**

렵기 때문에 일단 생긴 염증반응을 진행시켜, 조직 파괴를 가속하는 방아쇠를 연속적으로 당기고 있는 것은 리포다당이라고 할 수 있다. 이렇게 생체방어 기구의 폭주가 일어나 치주조직의 파괴가 진행된다.

치태 세균이 치은연하에 다량으로 잔류해 있는 한, 지금까지 설명해 온 세균에 의한 치주조직의 파괴와 과도한 생체방어 반응은 계속된다. 치은연하 치석은 치태가 석회화한 것이며 치태 세균의 정착 · 증식의 장소가 된다. 따라서 치태를 치석과 함께 스케일링이나 치근활택술로 제거하는 것은 치주질환의 진행을 막기 위한 중요한 수단이라고 할 수 있다.

4장 ◆ 치태의 생화학의 요점

❶ 각종 당질 중에서 수크로오스는 세균에 의한 산 생성의 재료가 될 뿐 아니라, 부착 응집작용을 하는 균체외 다당 생성의 재료도 되기 때문에 치아우식 유발성이 당질 중 가장 높다.

❷ 치아우식을 일으키는 세균의 병원성은 치태 형성능, 산 생성능, 내산성, 에너지원으로서의 다당 생성능이며, 이들 능력이 높은 세균의 대표가 뮤탄스연쇄구균이다.

❸ 불소가 치아에 흡수되면 내산성이 높은 불화인회석이 생성되고, 탄산이나 마그네슘이 흡수될 경우에는 내산성이 낮은 결정이 만들어진다.

❹ 타액의 작용 중 항 우식작용에 관여하는 것은 세정작용-타액 분비량, 완충작용-중탄산이온 농도, 재석회화 작용-칼슘, 인산, 불소, 항균작용-분비형 IgA를 비롯한 락토페린, 라이소자임, 펠옥시다아제 등이 있다.

❺ 정규 식사에서 산이 생산되어 치질이 일시적으로 탈회되더라도 식간에 치태 pH가 중성으로 회복되면 재석회화가 일어난다.

❻ 식간에 재석회화를 위한 충분한 시간이 확보되지 못하는 경우는 간식시기가 식간일 때, 간식 횟수가 많을 때, 간식의 내용이 수크로오스 위주이거나 치아에 부착되기 쉬운 성상일 때 등을 들 수 있다.

❼ 치아우식 예방법으로 불화물의 응용이나 대용 감미료의 이용을 들 수 있다.

❽ 구강 내 원인으로 인해 일어나는 구취는 치태나 설태 심부의 혐기성 균에 의한 단백질이나 아미노산으로부터 생산된 휘발성 황화합물이 원인 물질이다.

❾ 치주질환은 치은연하 치태에 존재하는 혐기성 균의 세균 활성과 생체방어 반응과의 역학관계가 무너졌을 때 발생한다.

❿ 리포다당은 세균내 독소의 대표이며 세균이 죽어서 용균된 뒤에 유리되어 내독소로 작용한다.

⓫ 리포다당의 주된 작용은 치은조직과 치조골의 파괴이며, 생체방어 반응의 폭주를 일으켜 치주조직의 파괴를 가속화시키는 요인이 된다.

제 III 편

영양의 기초

제 1 장 영양의 기초지식

학습목표

❶ 건강 유지를 위하여 영양 지식을 배우는 의의를 안다.
❷ 현대인의 음식물 섭취에 있어서 영양상의 문제점을 안다.
❸ 영양소의 소화 · 흡수의 기본을 안다.
❹ 영양소의 상호작용, 상호 영향과 건강 유지의 관계를 안다.

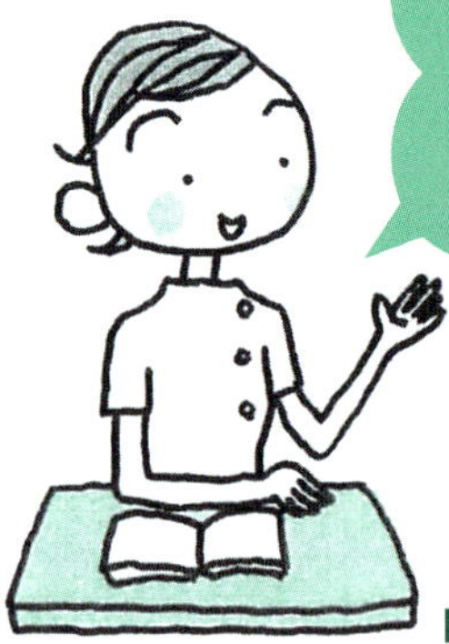

1 식생활과 영양

1. 영양학을 배우는 이유

인간이 음식물(물을 포함)을 섭취하고 싶어지는 것은 공복, 갈증, 염분, 단맛에 대한 욕구라는 본능(섭취 본능)이다. 이에 따라 음식물을 먹고, 물을 마시며, 소금이나 설탕을 섭취한다. 그러나 공복, 갈증, 염분이나 단맛에 대한 욕구 충족과 이에 따른 건강의 유지 · 증진에 차이가 있다는 것이 오늘날 식생활의 큰 문제점이다.

공복은 에너지원의 부족을 알려주며, 갈증은 수분의 필요성을 알린다. 염분이나 단맛에 대한 욕구는 염화나트륨 및 당분(포도당 등)의 필요성 및 욕구를 알린다. 이들은 인간이 생명을 유지하는 데 있어 지극히 중요한 물질이며, 본능에 의해 이의 필요성을 알게 되는 것은 인간의 생존에 있어서 빼놓을 수 없는 것이다. 그러나 강제적이지 않은 섭취 본능에 의해 섭취한 음식물이 인간의 건강에 부정적인 영향을 주고 있다는 사실이 큰 문제점이다. 한편 맛있는 음식을 먹고 싶다는 섭취 본능과는 다른 욕구(기호)에 의해 섭취하는 음식물도 인간의 건강에 부정적인 영향을 주는 경우가 적지 않다.

암, 심장병, 뇌혈관질환을 비롯하여 의사의 치료를 필요로 하는 각종 질환(고혈압, 당뇨병, 고지혈증, 비만, 골질환, 통풍 등)의 배경에는 부적절한 음식물 섭취가 있다는 것은 이미 잘 알려져 있다.

인간의 섭취 본능은 건강을 지키기에 충분하지 않다는 것 그리고 현재 유통되고 있는 음식물 중에는 맛, 씹는 맛, 식감 등이 좋더라도 이들을 지속적으로 섭취함으로써 건강상의 문제를 일으키는 조성이 적지 않다는 것도 알아두어야 할 것이다.

특히 정제 · 정백 식품, 정제 식소재 등은 맛있고 먹기 쉬운 반면, 정제 · 정백 과정에서 버려지는 부분에 포함되는 영양성분은 섭취할 수 없고 정제 · 정백에 의해 농축되는 영양성분을 과잉 섭취하게 되는 등 영양소 섭취의 불균형 현상이 심화되기 쉽다는 특징을 가진다. 예를 들어 주식이 되는 쌀이나 밀가루는 정제에 의해 식이섬유, 무기질, 비타민 등이 감소하는 한편 당질 함량 등은 증가한다. 식용유지인 콩기름, 옥수수기름 등도 정제에 의해 거의 100%가 지방인 기름이 되며, 콩이나 옥수수에 포함된 유지방 이외의 영양성분은 섭취하기 어렵게 된다. 이러한 식품 소재로 만들어진 가공식품도 특정 영양성분이 특히 많거나 혹은 극단적으로 적은 영양적 불균형을 보인다.

국민 전체가 이러한 식생활 환경에 노출되어 있다는 것을 우리들은 알아야만 한다. 이것이 영양 및 식생활에 대해서 배우지 않으면 안 되는 기본적인 이유이다.

2. 영양 섭취 상황

1) 현대의 식생활 개요

우리들은 식생활을 통하여 건강의 유지 · 증진에 필요한 다양한 영양성분을 섭취하고 있다. 매일의 식생활을 통하여 적절한 영양성분의 섭취가 이루어지지 않으면 건강은 물론 생명유지를 할 수 없다.

세계 각국의 평균 수명이 증가하고 있는 배경에는 의약품의 개발, 의료기술의 진보, 환경위생의 개선, 유아 사망률의 저하, 건강보험제도의 충실, 영양섭취의 개선 등을 들 수 있다. 이 중에서도 일본이 1945년의 평균 수명 50세 시대에서 매년 수명을 늘려 1970년대에는 세계 최장수 국가가 된 이후로 오늘날까지 이를 유지하고 있는 식생활상의 배경은 충분히 평가할 필요가 있다. 일본이 세계 최장수 국가가 된 최대의 이유는 식생활에 있다. 쌀, 콩(대두), 생선 등을 주식으로 하고 있다는 것, 에너지 섭취량을 크게 증가시키지 않고, 고기, 달걀 등 양질의 단백질 섭취량을 늘리고, 해조류, 녹황색 채소, 근채류 등을 주식으로 하고 있다는 것이 식생활상의 커다란 특징이다. 이러한 일본의 식생활을 관심 있게 살펴볼 필요가 있다.

최근 우리의 식생활 환경을 살펴보면 부적절한 음식물 섭취에 의한 문제점이 나타나고 있다. 그 배경에는 다음과 같은 요인이 있다.

① 식생활의 서구화(지방 섭취량 증가)
② 먹는 행위의 간편화(즐겁지 않은 식탁, 영양 불균형, 급하게 먹는 등)
③ 정제 · 정백 식품의 증가(맛이나 감촉 등은 좋으나 필요한 영양소의 균형 있는 섭취 곤란, 특정 영양소의 과잉 또는 부족, 저작력 저하 등)
④ 조리된 식품이나 가공 식품의 증가(획일적인 미각 형성, 전통적 조리법의 계승 단절, 계절감의 상실 등)
⑤ 외식의 증가와 습관화(획일적인 미각 형성, 가정의 맛 소실 등)
⑥ 결식 증가(아침 결식자, 저혈당, 영양소 섭취 부족 등)
⑦ 불규칙한 식사 시간, 늦은 저녁 식사(아침 식사의 식욕 저하, 생활리듬 불규칙 등)

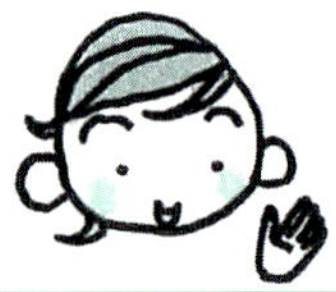

IU(International Unit)
비타민이나 호르몬 등의 효력을 나타내는 국제단위를 말한다. 식품 내 카로틴 등의 비타민 A 전환율이나 카로틴의 장관에서의 흡수율을 고려하여 섭취한 비타민 A 량을 나타낼 수 있다. 비타민 A 1 IU는 β-카로틴 0.6㎍에 해당한다.

레티놀 당량(RE : Retinol Equivalent)
식품에 포함된 비타민 A(레티놀)량을 산출하기 위하여, 생체내에서 비타민 A로 전환되어 작용하는 β-카로틴, α-카로틴, β-클립토키산틴의 비타민 A 활성을 1㎍의 레티놀 값으로 환산한 단위이다. 예를 들어 식품에서 유래한 β-카로틴 12㎍은 레티놀 1㎍에 해당(1레티놀 당량 : 1RE)한다.

⑧ 기타

이러한 식생활이 영위되는 배경에는 개인적인 이유 뿐만 아니라 음식에 대한 사회 가치관의 영향을 크게 받은 개인이나 가정의 식생활이 있다.

2) 국민건강, 영양 조사로부터

(1) 영양소 섭취 상황

한국인 영양섭취기준에서는 에너지 적정비율을 탄수화물 55~70%, 단백질 7~20%, 지질 15~25%로 권장하고 있다.

국민건강영양조사에서 영양소 섭취량의 연차 추이를 보면, 에너지 섭취는 추정량 대비 85~96.5%로 초과하지 않고 있으며, 이 중 탄수화물 에너지 섭취비율은 66.8%E로 조사 이래 꾸준히 감소 경향을 보였다. 단백질 15.4%E, 지질은 23.6%E로 적정범위에 있는 것으로 나타났으나 지질 섭취량이 꾸준히 증가 추세를 보이고 있으며, 동물성 단백질 섭취비율이 42.4%를 차지하여 총 단백질 섭취량의 1/3 수준을 훨씬 능가하고 있다. 동물성 단백질 섭취 증가는 동물성 지방 섭취 증가를 동반할 수 있으므로 주의가 필요하다. 나트륨은 초과 섭취하고 있으며, 식이섬유는 지속적인 감소 경향을 보이고 있고, 칼슘은 전 국민이 매우 부족하게 섭취하고 있는 것으로 나타났다.

2 영양소의 소화 및 흡수

음식물에 포함된 영양소는 그 자체로는 분자가 너무 커서 흡수할 수 없다. 때문에 구강, 위, 소장 등에서 음식물 중의 영양소를 흡수하기 좋은 크기까지 변화시키는 작용이 일어난다. 이러한 작용을 소화작용이라고 한다. 이 소화작용에 의하여 음식물의 영양소는 흡수할 수 있을 정도의 작은 영양소(저분자)까지 변화된다. 그러나 음식물 중에는 사람의 소화작용에 의해서 거의 변화되지 않는 성분도 포함되어 있다.

한편 소장이나 대장에는 장내 미생물이 존재하며, 사람의 소화작용에 의해서는 변화되지 않는 음식물 중의 성분을 이용하여 생명을 유지하고 증식을 계속한다. 이 과정에서 만들어지는 성분을 인체가 이용하는 경우도 있으며, 장내 미생물에 의한 작용 또한 소화작용의 하나로 볼 수 있다.

1. 소화작용의 종류

소화작용은 구강, 위, 소장, 대장 등의 소화기관에 의한 세 가지 방법이 있다.

1) 기계적 (물리적) 소화

구강 내에서 음식물을 잘게 씹는 것은 기계적 (물리적) 소화의 대표적인 예이다. 또한 위의 연동작용, 위나 소장의 신축운동은 음식물을 더욱 잘게 만들고 음식물과 소화액을 잘 혼합시켜 소화를 촉진시키며 음식물을 다음 소화기관으로 운반하는 역할을 한다.

2) 화학적 소화

구강, 위, 소장 등의 소화기관에서 분비되는 소화액에 포함되는 소화 효소에 의하여 큰 영양소(고분자)를 분해하여, 작은 영양소(저분자)로 변화시키는 소화를 화학적 소화라고 한다. 구강 내에서 밥을 오래 씹으면 점차 단맛이 느껴지는데, 이것은 구강에서 분비된 타액 내의 소화 효소가 전분을 분해하여 단맛이 있는 맥아당이나 포도당을 생성하기 때문이다.

3) 장내 미생물에 의한 소화

소장이나 대장에는 여러 가지 미생물이 존재한다. 이들 미생물은 사람의 소화 효소에 의해서는 분해되지 않는 음식물 중의 성분(예를 들어 식이섬유)의 일부 또는 대부분을 분해하는 역할을 하고 있다.

2. 소화작용의 기구

소화기관 및 여기서 분비되는 소화액에 의하여 소화작용이 일어난다. 소화작용은 음식물 성분(영양소)을 흡수할 수 있는 크기까지 분해하는 과정이다. 흡수의 주역은 소장 상피조직의 상피세포이다. 소화작용에 의해 이 상피세포를 통과할 수 있을 정도까지 영양소가 분해된다.

상피세포의 크기는 20~30μm 정도, 세포막의 두께는 6nm 정도이다. 소화에 의한 분해산물의 크기가 1nm 정도로 충분히 작을 것이 흡수를 위해 필요하다. 동시에 인체에 대한 이물질이 되지 않도록 생체 공통 성분으로 인식할 때까지 변환될 필요가 있다. 단백질이 아미노산 상태까지 분해되는 것이 그 예이다.

3. 영양소의 소화

소화기관마다 소화 효소에 의한 영양소의 소화 방식은 다르다.

1) 당질의 소화

당질의 소화는 구강에서 시작된다. 타액의 소화 효소에 의해 음식물의 전분이 덱스트린, 말토오스, 글루코오스까지 변화된다. 글루코오스가 되는 양은 매우 적다고 알려져 있다. 생전분은 소화작용을 잘 받지 않는다. 타액의 소화 효소는 위에서 위산에 의해 그 작용을 잃지만, 음식물은 위에서 소장으로 운반되어 소장의 소화 효소의 작용을 받는다.

2) 단백질의 소화

단백질의 소화는 주로 위와 소장에서 이루어진다. 위에서 단백질은 위산에 의하여 소화 효소의 작용을 받기 쉽게 되며, 어느 정도 크기까지 변화되어 소장으로 보내진다.

소장으로 보내진 단백질은 소화 효소에 의하여 더욱 작은 단백질(펩티드, 아미노산)까지 변화된다. 대부분의 단백질은 아미노산 상태까지 분해된다.

3) 지질의 소화

지질의 소화는 위와 소장에서 이루어진다. 위에 존재하는 지질 소화 효소는 그 작용이 약하기 때문에 지질 소화의 대부분은 소장에서 이루어진다. 소장에 들어간 지질은 담즙의 작용에 의하여 작은 입자로 변화하여, 췌장액으로서 소장에 분비되는 소화 효소의 작용을 받는다.

음식물에 다량 포함되는 지질은 지방산과 글리세린(글리세롤)으로 되어 있다. 소장에서의 소화과정은 글리세린(글리세롤)과 결합하고 있는 세 개의 지방산이 하나씩 떨어져 흡수되기 쉬운 형태로 변화된다.

4) 무기질의 소화

무기질의 소화는 위산 및 알칼리성 장액에 의하여 이루어진다. 산 및 알칼리에 의한 무기성분의 용해 및 이온화가 주이다.

5) 비타민의 소화

비타민 그 자체는 특별히 소화를 필요로 하지 않지만 비타민을 포함하는 음식물이나 세포벽 등이 용해 또는 분해되어 비타민이 유리될 필요가 있다.

4. 영양소의 흡수

소화된 영양소의 흡수는 대부분이 소장에서 이루어지며 일부는 대장에서도 흡수된다.

소화 · 흡수는 연령, 영양소의 종류, 음식물의 종류와 그 조합, 먹는 방법, 섭취량에 따라서 큰 차이를 보인다.

1) 당질의 흡수

건강한 사람의 경우 가열 조리된 당질(전분)의 소화 흡수율은 95~100%이다. 당질의 흡수는 모두 단당류로 변화되어 일어난다. 단당류 중에서도 글루코오스와 갈락토오스의 흡수속도는 빠르며, 이들 당질의 흡수속도를 100이라고 하면 프룩토오스는 43, 만노오스는 19, 자일로오스는 15, 아라비노오스는 9로 알려져 있다.

2) 단백질의 흡수

단백질은 대부분이 아미노산으로 변화되어 흡수되지만 일부는 아미노산이 2~6개 결합한 펩티드 상태인 채로 흡수된다. 단백질의 소화 흡수율은 80~95% 이다.

신생아의 경우 모유 중의 면역 단백질 등은 그대로 흡수되는 것으로 알려져 있다.

3) 지질의 흡수

지질의 흡수는 주로 소장에서 일어난다. 지질의 흡수율은 일반적으로 70~95%이다.

4) 무기질의 흡수

무기질의 흡수는 종류에 따라 다르다. 또한 소화 흡수율은 음식물 중 다른 성분의 영향을 크게 받는다.

(1) 칼슘(Ca)

칼슘의 흡수는 대부분이 소장에서 일어난다. 최근 연구에서 일부는 대장에서도 흡수된다는 것이 밝혀졌다. 흡수율은 칼슘 섭취량이나 함께 섭취한 단백질, 인, 식이섬유, 비타민 D의 양과 연령에 영향을 받는다. 따라서 칼슘의 흡수율을 일반적으로 나타낼 수 없으나 대체로 20~45% 정도인 것으로 알려져 있다.

영아의 경우 락토오스에 의해 칼슘 흡수율이 향상된다고 알려져 있으며 섭취한 칼슘의 75% 이상이 흡수된다고 알려져 있다.

또한 일반적으로 유류 칼슘의 흡수율이 우수하다고 알려져 있으나 지금까지의 연구결과를 보면 유류 칼슘과 같은 정도의 흡수율을 보이는 음식물도 보여진다.

단백질 부족, 인 과잉, 식이섬유 과잉, 비타민 D 부족 등은 칼슘의 흡수율을 저하시킨다. 섭취 칼슘량이 적은 경우에는 흡수율이 상승한다.

(2) 철(Fe)

음식물 중의 철은 비교적 흡수되기 쉬운 형태의 헴철과 그렇지 않은 비헴철의 두 종류가 있다.

헴철은 육류, 어류, 간 등의 철의 약 40%를 차지하며 흡수율은 23~28% 정도이다. 비헴철은 야채, 곡류, 달걀, 유제품, 육류 등에 포함되며 흡수율은 수 %이다. 그러나 비타민 C, 육류 성분 등은 비헴철의 흡수를 촉진시킨다. 흡수를 방해하는 것으로는 녹차의 탄닌, 곡류의 피틴산, 제산제, 인 등이 있다.

장애인자가 없고 흡수 촉진인자가 있는 경우에는 비헴철의 흡수가 10배나 상승한다는 것도 알려져 있다. 인체에 저장되어 있는 철의 양이 적은 경우에는 헴철, 비헴철 양쪽 모두 흡수율이 상승한다.

(3) 마그네슘(Mg)

흡수율을 조사한 예는 적으나 성인 남성의 경우 30% 정도라는 보고가 있다.

(4) 인(P)

인의 흡수에는 칼슘, 비타민 D 등이 관련되어 있다. 비타민 D는 인의 흡수를 촉진시키지만 다량의 칼슘은 인의 흡수를 저하시킨다.

영아는 우유 인의 65~70% 정도, 모유 인의 85~90% 정도를 흡수하며 영아 이외의 경우는 음식물 중 인의 50~70% 정도의 흡수율을 나타낸다. 인의 섭취량이 적은 경우에는 흡수율이 90% 이상까지 상승한다.

(5) 나트륨, 칼륨(Na, K)

나트륨은 흡수가 빠르며 대부분이 흡수되지만 배설도 빠르다. 칼륨은 90% 이상이 흡수된다. 그러나 필요량 이상은 배설된다. 나트륨, 칼륨 모두 대부분이 소변, 일부는 땀으로 배설된다.

5) 비타민의 흡수 (표 III-1-1)

(1) 비타민 A

흡수율은 건강한 사람의 경우 90% 이상이다. 또한 비타민 A의 전구체인 β-카로틴은 일반적으로 10~60%이다. 또한 β-카로틴은 필요량 이상은 비타민 A로 전환되지 않는다.

(2) 비타민 B_1

흡수율은 60% 정도이다. 약제 등으로서 대량으로 섭취한 경우에는 12~27%까지 저하된다.

(3) 비타민 C

흡수율은 섭취량이 적을 경우 100%, 1일 30~60mg 섭취에서는 80~90%이다. 1일 90~150mg의 비타민 C를 섭취해도 흡수율은 저하되지 않으며, 혈장 농도가 100mL 당 1.2~1.5mg에 달할 때까지 상승한다.

또한 물은 특별한 소화작용을 받지 않고 소장과 대장에서 흡수된다.

이상의 과정에서 흡수되지 않았던 음식물 성분 및 장내 미생물은 대변으로 배설된다.

[표 III-1-1] 비타민의 흡수율

비타민 이름	인체에서의 흡수율
비타민 A(β-카로틴)	90% 이상(10~60%)
비타민 D	불명(실험동물 흰쥐에서 40~65%)
비타민 E	20~80%
비타민 K	40~70%
비타민 B_1	60%
비타민 B_2	50~70%
니아신	30%
비타민 C	80~90%

식이섬유와 같이 소화 · 흡수되지 않는 음식물 성분이라도 인체의 건강 유지 및 증진에 중요한 역할을 하고 있다. 따라서 음식물 중 영양소의 소화 · 흡수 효율만으로는 음식물의 좋고 나쁨을 평가할 수 없다고 할 수 있다.

5. 영양소의 역할

소화 · 흡수된 영양소는 혈액에 의해 체내 각 부분으로 운반되어 여러 가지 역할을

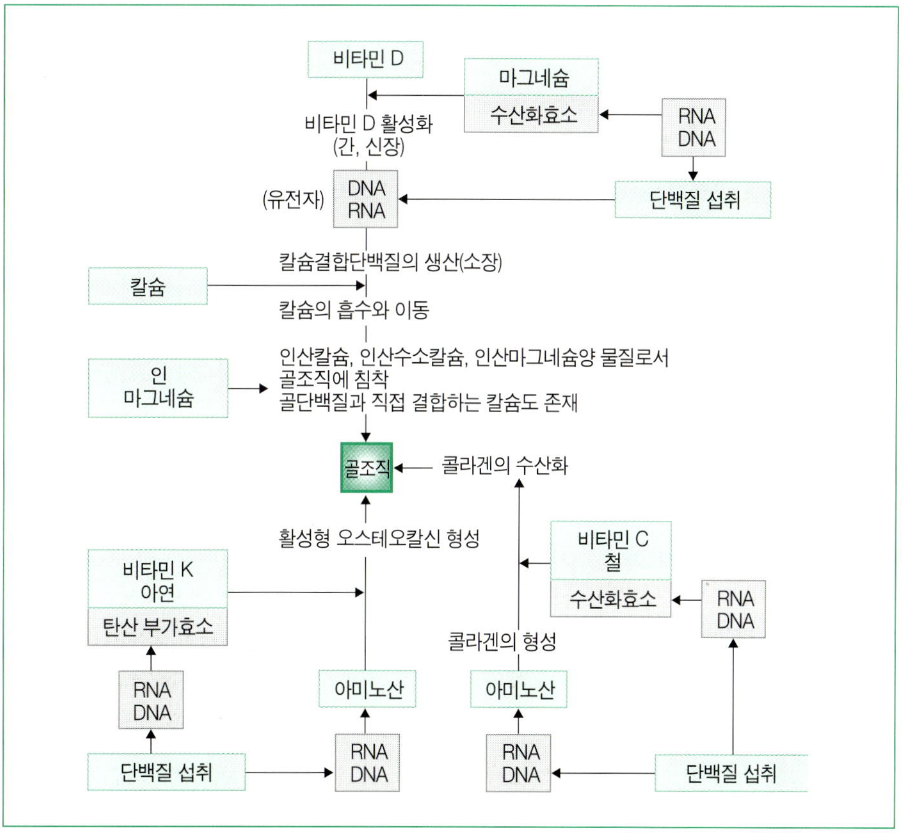

[그림 III-1-1] 골형성과 영양소의 상호 관계

한다. 이들을 크게 나누면 다음과 같다.

① 에너지가 되는 영양소 : 당질, 지질, 단백질
② 신체 구성성분이 되는 영양소 : 단백질, 지질, 무기질, 물
③ 신체 기능을 조절하는 영양소 : 단백질, 지질, 당질, 비타민, 무기질, 물

모든 영양소는 상호작용을 하며 그 역할을 다하고 있다. 예를 들어 에너지원이 되는 영양소를 충분히 섭취한다고 하여도, 그 영양소가 에너지가 되는 것을 돕는 영양소가 부족하거나 결핍된 경우에는 체내에서 에너지로 변환될 수 없다.

모든 영양소를 균형 있게 섭취하는 것이 중요하다는 것은 이러한 이유 때문이다.

영양소가 상호 관계하고 있는 하나의 예로서, 칼슘이 골로 형성될 때까지 관계되는 영양소를 그림 III-1-1에 나타내었다. 골 형성에는 적어도 9종류의 영양소가 필요하다. 우선 칼슘과 인, 단백질이 중요하다. 즉 칼슘과 인의 섭취량과 그 비율이 중요하며 단백질은 적당량이 필요하다. 이 밖에도 마그네슘, 아연, 철, 비타민 C, 비타민 D, 비타민 K 등이 골형성에 관여하고 있다.

섭취된 칼슘이 효율적으로 흡수되기 위해서는 소장벽에서 칼슘결합단백질(Calcium Bindling Protein; CaBP) 과 칼슘이 결합할 필요가 있다. 이 CaBP 가 합성되기 위해서는 비타민 D가 섭취되어야 하며, 섭취된 비타민 D는 마그네슘을 보조효소로 하는 수산화효소에 의하여 수산화됨으로써 활성형 비타민 D가 되고, 이것이 소장벽의 세포에 작용하여 CaBP 의 합성이 이루어지게 된다. 나아가 흡수된 칼슘이 골에 침착하여 튼튼한 골을 형성하기 위해서는 골에 수산화된 콜라겐, 카르복실화된 오스테오칼신 등 칼슘과 결합하는 단백질이 필요하다. 콜라겐에 수산기가 결합하기 위해서는 비타민 C와 철을 보조효소로 하여 콜라겐을 수산화하는 수산화효소가 작용해야 한다. 한편 오스테오칼신의 카르복실화에는 비타민 K와 아연을 보조효소로 하는 탄산부가효소의 작용이 필요하다. 또한 이들 효소가 충분히 합성되기 위해서는 식사를 통한 단백질 섭취가 충분히 이루어져야 한다. 단백질 부족은 세포 내 단백질 생합성 장소인 리보솜 RNA(rRNA) 양의 저하를 일으키기 때문이다. 인도 골의 무기질로서 중요하기 때문에 일정량을 섭취하지 않으면 안 된다.

이 밖에도 적정량의 비타민 A는 골단연골의 재형성을 촉진하여 골 성장을 돕는 것으로 알려져 있다. 또한 칼륨의 섭취와 골밀도의 증대, 탄산수소 칼륨의 투여가 소변 중 칼슘 배설을 저하시킨다는 연구결과도 있다.

COFFEE BREAK

단백질의 역할

단백질은 근육, 골 등의 신체 구성성분 및 효소로서 신체의 기능을 조절하는 작용을 한다. 그러나 에너지 섭취량이 필요량 이하가 될 경우 단백질은 에너지원으로 우선 이용되어 생명을 유지하기 위하여 기능한다.

위에 제시한 영양소는 골형성에 관여하는 모든 영양소를 나열한 것은 아니지만 이것만으로도 충분히 많은 성분이 필요하다는 것은 이해할 수 있으리라 생각한다.

1장 ◆ 영양의 기초지식의 요점

❶ 인간의 음식물 섭취 본능에는 중대한 결점이 있으며 먹고 싶다고 원하는 것만을 먹어서는 건강을 유지할 수 없다. 때문에 영양의 기본지식을 공부한다.

❷ 현대인의 식생활은 정제 식품, 정백 식품에 둘러싸여 있으며, 이들 식품을 지속적으로 섭취함으로써 영양소 섭취의 균형이 무너지거나 에너지의 과잉 섭취를 초래한다.

❸ 영양소의 소화는 구강, 위, 소장, 대장에서 이루어지며, 음식물 중의 고분자를 단계적으로 저분자로 분해한다. 그리고 이들 저분자를 주로 소장에서 흡수하고, 일부 위나 대장에서 흡수하여 인간의 생명과 건강을 유지한다.

❹ 각 영양소는 인간에게 필요한 양이 있으며 넘치거나 모자라면 건강 유지에 좋지 않다. 한 가지 영양소가 과도할 경우에는 다른 영양소의 흡수를 방해하거나, 어떤 영양소가 부족하면 다른 영양소가 신체 구성성분이 되는 것을 방해하는 경우가 있다.

제 2 장 식사섭취기준

학습목표

❶ 식사섭취기준이 무엇인가를 안다.
❷ 개인의 에너지 필요 추정량 계산법, 섭취량의 평가방법을 안다.
❸ 지방에너지 비율이란 무엇인가, 왜 중요시 되는지를 안다.
❹ 운동에 의한 에너지 소비 증가 기전을 안다.

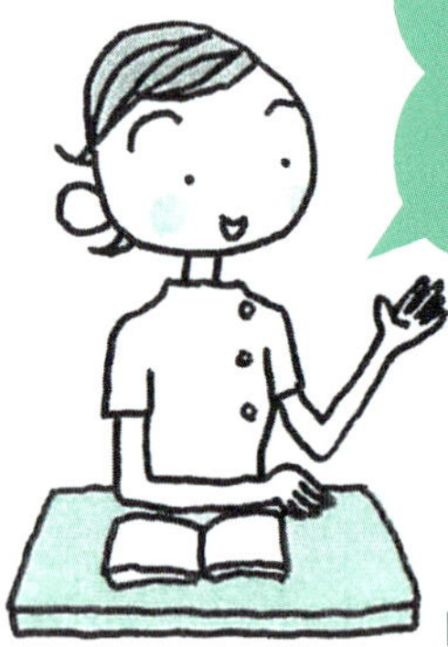

식사섭취기준은 에너지 및 각 영양소의 섭취량의 기준이 된다. 이 기준은 국민이 몸과 마음을 건전하게 발달시켜 건강의 유지 · 증진과 질병의 예방을 위해 섭취해야 하는 에너지 및 각 영양소의 양을 성별, 연령, 신체활동 수준별로 1일당 수치로서 나타낸 것으로 평균필요량, 권장섭취량, 충분섭취량, 상한섭취량으로 구성된다. 식사섭취기준 급식 시설이나 개인 및 집단의 영양 평가, 영양 계획, 영양 교육 등에 사용된다.

1 기초대사

1. 기초대사량

기초대사량은 정신적 · 육체적으로 안정한 상태에서 산출되는 최소의 에너지량을 의미하며, 아침 공복 시에 쾌적한 실내에서 안정된 누운 자세, 각성 상태로 측정된다.

여러 측정치를 기준으로 체중 1kg당 기초대사량이 산출되며, 이것을 기초대사 기준치라고 부르고 있다. 기초대사량은 일반적으로 '기초대사량 = 기초대사 기준치 × 체중' 으로 계산된다.

일반적으로 체중 1kg당 기초대사량은 소아가 높으며, 여성은 남성보다 낮다.

2. 기초대사량에 영향을 주는 인자

기초대사량은 연령, 성별, 체격, 체온, 영양상태, 임신, 호르몬 등에 영향을 받는다

① 연령 : 체중 1kg당 1~2세의 기초대사량이 가장 높다. 이후 연령증가에 따라 감소된다.

② 성별 : 여성의 기초대사량은 같은 체중의 남성보다 6~10% 낮다. 근육량의 영향 때문이다.

③ 체격 : 기초대사량은 체중 및 체표면적에 비례한다.

④ 체온 : 체온이 1℃ 상승하면 기초대사량은 약 3% 증가한다.

⑤ 수면 시 : 수면 시에는 대사량이 10% 정도 저하된다. 진정한 기초대사량은 수면 시의 에너지대사량이라고도 생각되고 있다.

⑥ 영양상태 : 저영양상태에서는 기초대사량이 낮아지고, 고 단백질 식사 시에는 높아진다.

⑦ 호르몬 : 갑상선 기능이 높아진 경우에는 기초대사량도 높아진다. 또한 정신적 긴장 시에도 기초대사량은 높아진다.

⑧ 노동 조건 : 근육운동을 하는 사람은 기초대사량이 높다. 스포츠 선수 또한 높다.

⑨ 환경 온도 : 외부 기온이 높으면 기초대사량이 저하된다. 그러나 이것은 민족차가 있다고 한다.

⑩ 월경 시 : 월경 2~3일 전에는 높아지며 월경 시에는 최저가 된다.

⑪ 임신 : 임신 후기에 15~20% 높아진다.

개인의 에너지 필요 추정량의 적합을 판단하기 위해서는 이상과 같은 요인에 대해서도 배려하여야 한다.

2 에너지 필요 추정량

인간이 생명을 유지하기 위해 필요한 에너지, 일상생활 활동을 행하기 위해 필요한 에너지의 부족 및 과잉의 위험성이 가장 적어지는 에너지 섭취량을 에너지 필요 추정량이라고 한다. 이들 에너지는 연령, 성별, 신체활동의 강약, 임신, 수유, 기타 조건에 따라 다르다.

에너지량은 칼로리(cal)라는 단위로 표시된다. 1cal는 순수한 물 1g을 1기압하에서 14.5°C에서 15.5°C까지 1°C 상승시키는 데 필요한 에너지의 양을 말한다. 영양학에서 사용되는 에너지의 단위는 1cal의 1,000배인 킬로칼로리(kcal)이다. 많은 국제적 기관에서는 모든 에너지 형태를 줄(Joul; J)로 표현하는 것을 권장하고 있다(1kcal = 4.184kJ이다).

1. 식품의 에너지 함량

음식물에 포함된 영양소 중 체내에서 에너지를 생산하는 것은 당질, 지질, 단백질이다. 이들 영양소가 생산하는 에너지량은 폭발열량계(bomb calorimeter)라는 장치에서 음식물을 실제로 연소시켜 측정할 수 있다. 이 장치로 측정하면 당질 1g은 4.1kcal,

지질 1g은 9.45kcal, 단백질 1g은 5.65kcal의 에너지를 발생시킨다. 당질과 지질은 그 구성원소가 탄소(C), 수소(H), 산소(O)의 3원소이며, 폭발열량계의 연소 최종 생성물은 탄산가스(CO_2)와 물(H_2O)이며, 신체 대사의 산화 분해물과 같다. 그러나 단백질의 경우에는 폭발열량계로 측정한 경우와 같은 에너지량이 체내에서 발생되는 것은 아니다. 인체 내에서 연소되지 않고 소변으로 배설되는 성분도 폭발열량계에서는 연소되어 에너지를 발생시키기 때문이다. 단백질은 구성원소로 탄소, 수소, 산소 및 질소(N)를 포함하기 때문에 폭발열량계에서는 질소가스(N_2)를 생성한다. 그러나 인체 내에서는 단백질은 완전히 분해되지 않고 요소로 배출된다. 이 요소의 연소열 1.30kcal를 뺀 수치인 4.35kcal가 단백질의 체내 생성 에너지로 고려되고 있다.

미국의 영양학자인 Atwater는 미국인이 보통 섭취하고 있는 음식물 중의 당질, 지질, 단백질의 소화 흡수율을 측정하여 당질 98%, 지질 95%, 단백질 92%라는 결과를 얻었다. 따라서 각 영양소가 체내에서 이용되는 에너지량은 다음과 같다.

당질 : 4.1kcal × 0.98 ≒ 4kcal
지질 : 9.45kcal × 0.95 ≒ 9kcal
단백질 : 4.35kcal × 0.92 ≒ 4kcal

이 '4, 9, 4' 를 Atwater의 에너지 환산계수라고 한다.

그러나 음식물 중의 영양소의 소화 흡수율은 조리법 등에 따라 다르다. 따라서 음식물 중의 이용 에너지량을 정확하게 측정하려면 음식물 중 각각의 당질, 지질, 단백질의 양과 그 소화 흡수율을 조사해야만 한다. 이렇듯 음식물(식품)마다의 소화 흡수율을 구한 계수를 그 식품의 에너지 환산계수라고 한다.

현재 사용되는 각각의 음식물의 에너지량은 식품 성분표에 기재되어 있다. 식품 성분표에 기재되어 있지 않은 기타 음식물에 포함되는 에너지에 대해서는 그 음식물에 포함되는 당질, 지질, 단백질의 양과 Atwater의 에너지 환산계수로 구할 수 있다.

2. 개인의 총 에너지 소비량(에너지 필요 추정량)의 산출법

에너지 필요 추정량은 에너지 부족의 위험성과 과잉의 위험성이 최저가 되는 에너지 섭취량으로 나타낸다. 그러나 성장기에는 신체 성분이 증가하는 양을 가산하여 결정한다.

「한국인의 영양섭취기준(2010년도)」에서는 총 에너지 소비량을

총 에너지 소비량(TEE) = 기초대사량(BEE) × 활동계수
활동계수 = 총 에너지 소비량(TEE) / 기초대사량(BEE)

으로 구하고 있다.

활동 강도별 신체활동과 신체활동 수준별 생활 패턴을 표 III-2-1, 2에 나타내었다. 에너지 영양섭취기준은 표 III-2-3과 같다.

[표 III-2-1] **신체활동 강도별 신체활동의 예**

신체활동의 강도	활동 예
1.0	수면
1.1~1.9(휴식, 여가활동)	옆으로 눕기, 앉아서 책 읽기, 서예, TV 시청, 대화, 요리, 식사, 세면, 배변, 바느질, 재봉일, 꽃꽂이, 다도, 카드놀이, 악기 연주, 운전, 서류 정리, 워드 작업, 사무용 기기 사용
2.0~2.9(저강도 활동)	지하철/버스 서서 탑승, 쇼핑, 산책, 세탁(세탁기 사용), 청소(청소기 사용)
3.0~5.9(중강도 활동)	정원 손질, 보통속도로 걷기, 목욕, 자전거 타기, 아기 업고 보행, 게이트볼, 캐치볼, 골프, 가벼운 댄스, 하이킹(평지), 계단 오르기, 이불 널고 걷어 들이기, 체조
6.0 이상(고강도 활동)	근력 트레이닝, 에어로빅, 노 젓기, 조깅, 테니스, 배드민턴, 배구, 스키, 축구, 스케이트, 수영, 달리기

[표 III-2-2] **신체활동 수준별 일상생활 패턴 및 1일 활동 구성**

신체활동단계		저활동적	활동적	매우 활동적
신체활동 수준(PAL)		1.50(1.40~1.59)	1.75(1.60~1.89)	2.00(1.90~2.19)
일상생활 패턴		대부분의 시간을 앉아서 하는 정적 활동으로 보냄	주로 앉아 있지만, 서서 하는 작업, 통근, 물건 구입, 가사, 가벼운 운동 등 포함	주로 일어서서 하는 작업 종사 및 운동 등 활발한 여가 활동
1일 활동구성 (시간/일)	1.0(수면)	8	7~8	7
	1.1~1.9 (휴식, 여가활동)	13~14	11~12	10
	2.0~2.9 (저강도 활동)	1~2	3	3~4
	3.0~5.9 (중강도 활동)	1	2	3
	6.0 이상 (고강도 활동)	0	0	0~1

[표 III-2-3] **2010년 한국인의 에너지 영양섭취기준**

(kcal/일)

연령(세)		에너지 필요 추정량	
영아	0~5(개월)	550	
	6~11	700	
유아	1~2(세)	1,000	
	3~5	1,400	
아동, 청소년, 성인, 노인		남자	여자
	6~8(세)	1,600	1,500
	9~11	1,900	1,700
	12~14	2,400	2,000
	15~18	2,700	2,000
	19~29	2,600	2,100
	30~49	2,400	1,900
	50~64	2,200	1,800
	65~74	2,000	1,600
	75 이상	2,000	1,600
임신부	1분기		+0
	2분기		+340
	3분기		+450
수유부			+320

3. 지방 에너지 비율에 대하여

1일당 총 에너지 섭취량(kcal) 중 몇 %를 지방으로 섭취하고 있는지를 나타내는 것이 지방 에너지 비율이다.

지방 섭취량은 너무 적거나 많으면 좋지 않다. 지방 에너지 적정비율은 일반 성인의 경우 15~25%E로 본다. 2005년 국민건강영양조사에서 지방 에너지 섭취비율이 20.6%로 나타났다. 지방 에너지 섭취비율은 1969년 이래 꾸준히 증가하는 추세를 보이고 있다.

또한 동물성 지방과 식물성 지방의 섭취 비율을 1 : 2로 보지만, 적어도 1 : 1의 범위는 되어야 적당하다고 여겨지고 있다.

지방 에너지 비율이 중요시 되는 것은 지방 섭취량이 증가하면 동맥경화성 질환이나 유방암, 대장암의 발생이 증가하는 것으로 밝혀지고 있기 때문이다.

4. 운동에 의한 에너지 소비량의 증가

최근에는 신체활동을 통한 에너지 소비량이 점차 줄어들고 있다. 에너지 소비량이 높은 노동에 종사하고 있는 경우에는 소비된 에너지를 보충하는 식사를 하여야 한다. 에너지 소비량이 극단적으로 적은 업무에 종사하는 경우에도 운동 등을 통하여 일정량의 에너지를 소비하여, 성인의 경우 남성 2,550kcal/일, 여성 2,000kcal/일의 총 에너지 소비량이 되도록 하는 것이 건강의 유지 · 증진에 좋다고 알려져 있다.

비만은 각종 건강장애의 발생요인이 되기 때문에 병적인 경우를 제외하고 적절한 식사조절과 운동이 필요하다. 소아 비만은 성인 비만으로 이어지는 경우가 많으며 조기 사망, 당뇨병, 고혈압, 심장질환 등에 걸릴 확률이 높아지는 것은 잘 알려져 있다.

2장 ◆ 식사섭취기준의 요점

❶ 식사섭취기준은 건강한 개인 또는 집단을 대상으로 하여 국민건강의 유지·증진 및 생활습관병의 예방을 목적으로 에너지 및 각 영양소 섭취량의 기준을 제시하는 것이다.

❷ 개인의 하루 총 에너지 필요량은 다음 식으로 구할 수 있다.
기초대사량 × 신체활동 계수

❸ 지방 에너지 섭취비율은 15~25%E 정도가 적절하다.

❹ 운동에 의한 에너지 소비량 증가가 요구되고 있다. 이 배경에는 운동부족이 있다. 운동부족은 비만을 초래할 뿐만 아니라 당뇨병, 고혈압, 심장병 등의 발병에 관련되어 있다.

제 3 장 영양소의 작용

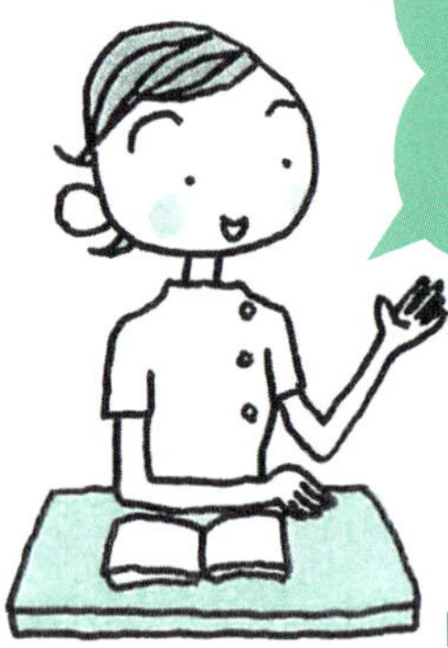

학습목표

❶ 식품으로부터 섭취한 당질, 단백질, 지질의 생체에서의 역할을 이해한다.
❷ 비타민의 종류 및 각각의 작용에 대하여 이해한다.
❸ 무기질의 종류 및 각각의 작용에 대하여 이해한다.

1 당질의 영양적 의미

당질은 주요 에너지원이며 주로 탄소(C), 수소(H), 산소(O)로 구성되어 있다. 일반적인 구조식은 $C_n(H_2O)_n$으로 표기됨에 따라 탄수화물이라고도 불린다.

1. 당질의 종류

1) 단당류(monosaccharide)

단당류란 더 이상 분해되지 않는 단순 당으로, 구성되는 탄소의 수에 따라 3~7탄당으로 분류된다. 흔하게 볼 수 있는 것은 5탄당과 6탄당이다. 5탄당의 대표적인 것은 리보오스이며 생체의 핵산의 성분이다. 6탄당의 대표적인 것에는 글루코오스(포도당), 프룩토오스(과당), 갈락토오스 등이 있다.

(1) 글루코오스(glucose 포도당)

과일, 식물 조직이나 사람의 혈액에 포함되어 있다. 전분, 자당, 유당의 구성성분이며 자연에도 광범위하게 존재한다. 생체 에너지원으로서 중요하다.

(2) 프룩토오스(fructose 과당)

과일, 벌꿀 등에 포함되어 있다. 단맛은 글루코오스보다 약 1.7배 강하며 차가워지면 단맛이 더욱 강해진다. 자당의 구성성분이다.

(3) 갈락토오스(galactose)

유당, 한천, 펙틴의 구성성분이다. 단맛은 글루코오스의 약 0.4배이다.

2) 이당류(disaccharide)

2개의 단당이 결합한 당질을 이당류라고 한다. 대표적인 것은 수크로오스, 락토오스, 말토오스가 있다.

(1) 수크로오스(sucrose 자당)

글루코오스와 프룩토오스로 구성된다. 사탕수수, 사탕무에 다량 포함되어 있으며 감미료로 널리 이용되고 있다. 요리에 사용하는 정백당, 그래뉴당은 99% 이상이 수크로오스로 구성된다.

(2) 락토오스(lactose 유당)

글루코오스와 갈락토오스로 구성된다. 동물의 유즙에 존재하며, 모유에는 5~7%, 우유에는 4~5%의 락토오스가 포함되어 있다.

(3) 말토오스(maltose 맥아당)

글루코오스가 2개 결합한 것이다. 맥아나 감주, 물엿에 존재한다. 전분 등이 체내의 소화 효소에 의해 분해될 때에도 생성된다.

3) 다당류(polysaccaride)

단당이 다수 결합한 것을 다당류라고 한다. 전분, 글리코겐, 셀룰로오스 등이 있다.

(1) 전분(starch)

글루코오스가 다수 결합한 것이다. 쌀이나 보리, 감자, 고구마 등에 다량 함유되어 있으며 식물의 글루코오스 저장형태이다. 글루코오스 간의 결합 차이에 따라 아밀로오스와 아밀로펙틴으로 구분된다. 아밀로오스는 글루코오스가 긴 사슬 형태로 이어진 것이고, 아밀로펙틴은 글루코오스가 나뭇가지처럼 연결된 것이다.

멥쌀보다 찹쌀의 차짐이 강한 것은 아밀로펙틴의 함유량이 많기 때문이다.

생전분은 소화되기 힘들며 물을 가하여 가열함으로써 알파화(α-전분)되어 소화 효소의 작용을 받기 쉽게 된다.

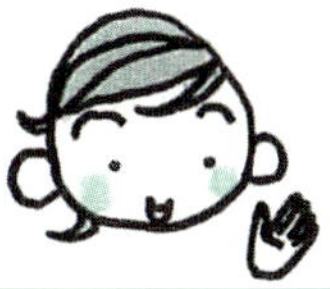

알파화
호화라고도 한다. 생 전분에 물을 더하여 가열, 또는 알칼리로 처리하는 것에 의해, 구조를 유지하고 있던 수소 결합이 잘려나가 팽윤되는 현상이다. 점도도 증가한다. 조리할 때, 물에 녹인 녹말로 점성을 더하는 것은 이 성질을 이용한 것이다. 비상식으로 시판되고 있는 알파미는 쌀 전분이 알파화 한 상태이며, 물이나 온수를 붓는 것 만으로 먹을 수 있다.

(2) 글리코겐(glycogen)

전분과 마찬가지로 글루코오스가 다수 결합한 것이다. 전분의 아밀로펙틴과 유사한 구조이지만 아밀로펙틴보다 가지 수가 많으며, 결합하고 있는 글루코오스의 수는 적다.

글리코겐은 동물에 있어서의 글루코오스 저장 형태이며 운동을 할 경우의 에너지원이 된다.

동물의 간이나 근육, 조개류에 포함되어 있다. 말고기에는 닭, 돼지나 소고기보다 글리코겐이 많이 포함되어 있다.

(3) 셀룰로오스(cellulose)

글루코오스가 다수 결합한 것이며 식물 세포벽의 주성분이다. 전분이나 글리코겐과 달리 인간의 소화 효소로는 분해할 수 없으나, 장의 연동운동을 촉진시키기 때문에 식이섬유로서 중요하다. 초식동물인 소나 말, 양은 소화기관의 미생물에 의해 셀룰로오스를 분해하여 에너지원으로 활용할 수 있다.

(4) 펙틴(pectin)

과일이나 야채의 세포막에 셀룰로오스와 결합하여 존재한다. 당과 산을 첨가하여 가열하면 젤리 상태가 되는 성질을 가지고 있어 오렌지나 사과 등 펙틴이 많은 과일을 이용하여 마멀레이드나 잼 등을 만들 수 있다.

(5) 만난(mannan)

단당의 만노오스로부터 구성되며 씨앗이나 과실의 표피에 포함된다. 곤약만난(글루코만난)은 글루코오스와 만노오스로 구성되며 곤약고구마의 뿌리와 줄기에 포함된다. 알칼리를 첨가하여 가열하면 응고되는 성질이 있다. 사람의 소화 효소로는 분해할 수 없다.

(6) 이눌린(inulin)

프룩토오스가 다수 결합한 것이며 백합과나 국화과의 뿌리와 줄기에 포함된다. 백합뿌리, 우엉, 아스파라거스 등에 포함된다.

4) 기타 당질

저 에너지 또는 에너지원이 되지 않는 감미료가 청량음료, 껌, 사탕 등에 널리 이용되고 있다. 이들은 사람의 소화 효소로는 분해 · 흡수되지 않고, 흡수되더라도 이용되지 않고 배설된다는 특징을 가진다. 또한 구강 내 미생물에 이용되지 않는 것이나 비피더스 균의 생육인자가 되는 것도 있다.

저 에너지 및 저 우식성을 가지는 감미료는 솔비톨, 말티톨, 자일리톨 등이 있다. 또한 저 우식성 및 비피더스 균의 생육인자를 가지는 감미료에는 프룩토올리고당, 커플링슈가 등이 있다.

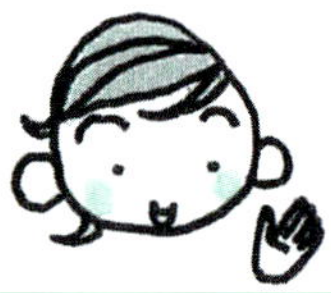

곤약

곤약만난에 물과 알칼리를 첨가하여 가열, 응고시킨 것이다. 곤약의 수분함유량은 99%이기 때문에 만난이 장내 미생물에 의해 분해되어도 에너지원으로서는 무시할 수 있다.

자일리톨

자일리톨은 D-자일로오스의 당 알코올이다. '자당이나 글루코오스에 비해 치아우식이 잘 발생되지 않는다', '저 칼로리로 혈당치 상승 억제효과를 가지는 감미료'라고 불리며, 껌, 사탕 등에 널리 사용되고 있다. 당도는 수크로오스와 비슷하지만 장관에서 흡수되기 어렵기 때문에 한번에 대량(30~40g) 섭취하면 설사나 복부 불쾌감을 느낄 수 있다.

사람 장관 소화성, 흡수성

섭취한 음식물은 저작이나 장관 운동, 소화 효소의 활동에 의해 흡수 가능한 저분자로 분해된다. 이 과정을 소화라고 하며, 소화성이란 이러한 분해되기 쉬운 정도, 소화 효소의 작용을 받기 쉬운 정도를 말한다. 또한 소화되어 저분자가 된 물질은 장관의 점막 세포에서 흡수되어 체내에서 이용된다. 이 장관에서 흡수되기 쉬운 정도를 흡수성이라고 한다.

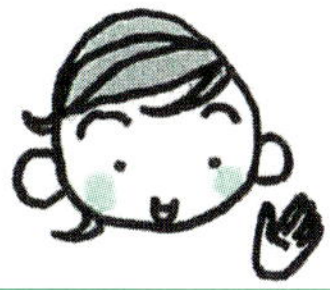

아드레날린
부신수질에서 분비되어 혈당치를 높이는 작용을 한다.

인슐린
췌장에 있는 랑게르한스섬의 β 세포에서 분비되며, 혈당치를 낮추는 작용을 한다.

글루카곤
췌장에 있는 랑게르한스섬의 α 세포에서 분비되어, 혈당치를 높이는 작용을 한다.

2. 당질의 영양적 의미

1) 당질의 작용

당질의 주된 작용은 에너지원이 되는 것이며 1g당 약 4kcal의 에너지가 발생한다. 식사로부터의 에너지 급원으로 가장 큰 부분을 차지하며 쉽게 이용된다. 섭취한 당질은 소화 효소에 의해 단당류로 분해되어 장관에서 흡수된다. 그러나 셀룰로오스 등의 식이섬유는 사람의 소화 효소로는 분해되지 않고 변으로 배설된다.

흡수된 당류는 글루코오스가 되어 혈액으로 들어가 에너지가 필요한 조직에 공급된다. 혈액 중 글루코오스 농도를 혈당치라고 하며 인슐린, 글루카곤, 아드레날린 등의 호르몬이나 간에서의 글루코오스 생합성에 의하여 일정 농도가 유지되도록 조절되고 있다. 공복 시의 혈당치는 건강한 사람의 경우 70~110mg/dL이다.

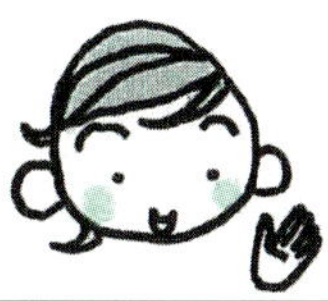

내당능
혈액 중 글루코오스 농도의 상승이 일어나는 상황에 대처하여, 혈당치를 일정 범위 내로 유지하는 능력. 식사 등의 섭취에 의해 혈당치가 상승하려고 하면 인슐린 등의 호르몬이 분비되어 혈당치를 일정 수준으로 유지하도록 작용한다. 이러한 능력이 정상적이지 못하면 당뇨병에 걸리기 쉬워진다.

(1) 글루코오스의 저장과 이용

간과 근육에는 글루코오스의 저장형태인 글리코겐이 저장되어 있다. 글리코겐은 필요에 따라 글루코오스로 분해되어 혈액으로 방출되어 각 조직에서 에너지원으로 이용된다. 다만 근육의 글리코겐은 근육을 움직일 때의 에너지원은 되지만 글루코오스로 다시 분해되어 혈당으로 혈액에 흡수되지는 못한다. 간의 글리코겐은 혈당으로 혈액 중에 방출되어 혈당 유지에도 이용된다. 체내에 저장할 수 있는 글리코겐의 양은 간에 약 100g, 근육에 약 250g으로 알려져 있다. 그러나 이 양으로는 사람이 하루에 필요한 에너지를 충족시킬 수 없기 때문에 음식물로부터의 섭취가 필요하다.

(2) 잉여 당질의 행방

에너지원으로 이용되거나 글리코겐으로 저장되지 못한 당질은 중성지방이나 지방산으로 생합성되어 지방조직에 침착된다. 수크로오스의 구성 당인 프룩토오스는 글루코오스보다 중성지방이 되기 쉬우며 혈청 콜레스테롤치를 상승시키기 쉽다. 또한 내당능의 저하를 일으키기 쉽다고 알려져 있다.

지방침착 증가, 혈청 콜레스테롤치의 상승, 내당능 저하 등은 심혈관질환이나 당뇨병 등 생활습관병의 요인이 되기 때문에 바람직하지 못하다. 수크로오스를 비롯한 당질을 과잉 섭취하지 않도록 주의할 필요가 있다.

(3) 글루코오스의 대사

혈액에 의해 체내 각 조직으로 운반된 글루코오스는 대사되어 최종적으로 이산화탄소(CO_2)와 물(H_2O)로 분해된다. 이 대사과정에서 방출되는 에너지를 각 조직의 활동 에너지로 이용하고 있다.

글루코오스가 원활하게 대사되기 위해서는 충분한 양의 산소와 비타민 B_1, B_2, 니아신 등이 필요하다. 이들이 충분하지 않을 경우 글루코오스는 완전히 대사되지 않고 중간 대사물인 피루브산이나 유산(젖산) 등이 증가하여 바람직하지 않다.

뇌의 에너지 소비량은 높으며 체내에서 소비되는 에너지의 약 20%, 1일당 약 400~500kcal나 된다. 뇌의 유일한 에너지원은 글루코오스이며 혈당이 직접 에너지원으로 이용된다. 공복 시에도 혈당치가 일정 수준을 유지하는 것은 뇌에의 에너지 공급을 위함이다. 아침을 거르면 혈당치가 저하되어 뇌의 에너지원이 부족해지기 때문에 뇌가 충분히 활동하지 못하여 집중력이나 기억력 등이 저하된다.

(4) 유당에 관하여

유제품을 섭취하면 설사나 복통을 일으키는 사람이 있는데, 이것은 유제품에 포함된 유당을 분해하는 효소(락타아제)가 선천적으로 결손되거나 효소의 작용이 제대로 일어나지 않을 경우에 나타날 수 있다. 흑인이나 아시아인은 나이와 더불어 락타아제의 작용이 저하된다고 알려져 있다. 병적으로 낮은 경우 유당불내증으로 진단된다. 그러나 유당불내증인 사람도 유제품을 소량으로 자주 섭취하거나 가열하여 섭취하면 설사를 하지 않는 경우도 있다. 유당은 칼슘의 흡수 촉진효과, 장내 유용세균의 증식 작용이 있다는 것도 알려져 있다.

2) 당질의 필요량과 급원

(1) 당질의 필요량

당질의 필요량은 총 에너지 섭취량의 55~70% 정도가 적당하다고 알려져 있다. 당질을 전혀 섭취하지 않으면 에너지원으로 단백질이나 지방이 이용된다. 단백질이 이용되면 신체 단백질의 감소가 일어날 수 있다. 또한 지방이 많이 이용되면 분해가 제대로 진행되지 않아 혈중 케톤체가 증가하여 악영향을 끼치는 경우도 있다.

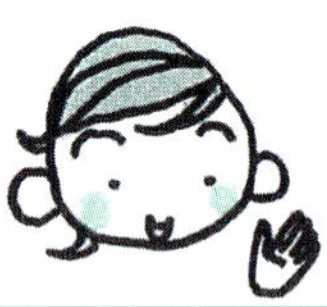

전화당
수크로오스를 산이나 효소로 가수분해하면, 수크로오스 1분자에서 글루코오스와 프룩토오스가 1분자씩 생성된다. 이 혼합물을 전화당이라고 한다. 자당보다 용해도가 높고, 단맛도 강하다.

(2) 당질의 급원

당질은 전분으로서는 곡류, 감자류, 옥수수, 두류 및 이들로부터 제조되는 각종 식품으로도 섭취할 수 있다. 또한 청량음료 등에도 수크로오스, 글루코오스, 전화당 등으로 10~15%의 당질을 포함하고 있다. 과일에도 프룩토오스, 글루코오스 등으로 포

[표 III-3-1] 당질을 많이 포함한 식품

식품명	100g당 양(g)	식품명	100g당 양(g)	식품명	100g당 양(g)
백미	77	백반	37	귤 과즙	10
밀가루	73	식빵	44	사과 과즙	11
대맥	68	옥수수	14	아이스크림	23
좁쌀	70	서양호박	17	초콜릿	60
피	68	바나나	21	우동(데친 것)	21
백설탕	99	팥	41	마카로니	27
과자류	14~98	강낭콩	39	스파게티	27
감자	16	녹두	43	메밀국수	24
고구마	29	포도	15	당면	79
토란	11	사과	13	찹쌀가루	80

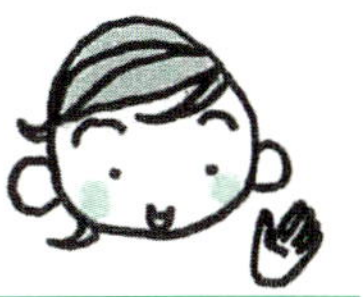

구연산
감귤류에 포함되는 신맛이다. 식품첨가물의 산미료로서 청량음료수, 소스 등에 첨가되어 있다.

함된다. 한국인의 당질 에너지 섭취비율은 59~72% 정도이며, 연령 증가에 따라 섭취비율이 증가하는 추이를 보이고 있다(2005년 국민건강영양조사). 표 III-3-1에 당질을 많이 포함하는 식품을 제시하였다.

현대의 식생활은 주로 정제 당질(백미, 식빵, 백설탕 등)을 섭취하는 소비구조 속에서 이루어지기 때문에 식이섬유, 무기질, 비타민 등의 섭취 부족을 일으키기 쉽다. 또한 정제 당질은 소화 · 흡수가 빠르기 때문에 혈당치가 쉽게 상승하게 된다. 혈당치의 급격한 상승은 당뇨병이나 비만으로 이어질 위험이 있다.

3) 당질과 치아우식

당질, 특히 수크로오스가 치아우식의 발생을 현저히 증가시킨다는 것이 알려져 있다. 치아우식은 구강 내의 우식원성 미생물(주로 뮤탄스연쇄구균)이 수크로오스를 기질로 하여 치아의 표면에 부착하기 쉬운 다당류인 불용성 글루칸을 생성하여 치태 형성을 촉진하는 것으로부터 시작된다. 치태가 치아에 부착되면 치면과 치태 사이에 타액이 들어갈 수 없게 되어 우식원성 미생물이 당질을 대사하여 생성된 산을 중화하는 효과가 방해 받는다. 따라서 치아의 표면이 산성(pH 저하)에 노출되어 탈회가 일어나 치아우식이 발생된다. 글루코오스, 프룩토오스, 말토오스, 락토오스 등도 우식원성 미생물이 이용하지만, 점질 다당류(불용성 글루칸)의 생성이 일어나지 않기 때문에 우식 발생 정도는 수크로오스보다 낮다. 또한 당질계 감미료(커플링 슈거, 파라치노오스, 트레할로오스, 자일리톨 등)는 우식원성 미생물에 이용되지 않기 때문에 산 생성이 없고 점질 다당류도 생성되지 않아 치아우식 발생 위험성도 낮아진다.

또한 구연산을 포함하는 청량음료 등은 구강 내의 수소이온 농도(pH)를 저하시켜 치아 표면을 직접 용해하여 치아우식 발생을 용이하게 하는 것으로 알려져 있다.

2 단백질의 영양적 의미

단백질은 당질이나 지질과는 달리 분자 내에 탄소(C), 수소(H), 산소(O)의 3원소 외에 질소(N) 및 황(S)을 포함하고 있다. 당질과 지질은 상호 대체가 가능하지만 단백질의 대체는 불가능하다.

단백질은 신체를 구성하는 세포에 가장 많은 유기화합물이며 인체에서 수분을 제외한 부분의 약 50%를 차지한다. 단백질은 근육, 장기, 혈액 등의 구성성분임과 동시에 신체 조직의 합성, 분해, 영양소의 소화 등을 행하는 효소의 본체이기도 하다. 또한 대사조절 기능을 지배하는 호르몬, 병에 대한 저항력에 관여하는 면역반응의 항체 등도 단백질로 구성되어 있다.

식품에 포함된 단백질에는 평균적으로 16%의 질소가 포함되어 있다. 식품 중의 단백질 양을 구하려면 질소 함량을 분석하여 여기에 100/16 = 6.25를 곱하면 된다. 이 6.25를 질소 단백질 환산계수라고 한다.

1. 단백질의 종류

단백질은 아미노산이 다수 펩티드 결합한 것이며, 약 20종의 아미노산의 결합 순서와 양에 따라서 여러 종류의 단백질이 된다. 단백질은 그 구성성분이나 물리 · 화학적 성질에 따라 여러 종류로 분류된다. 영양상의 중요성으로부터 말하자면 각각의 단백질이 어떠한 아미노산으로 구성되어 있는지, 그리고 각각의 아미노산의 양과 비율, 소화 흡수율 등에 주목하여 단백질의 분류를 이해하는 것이 중요하다.

1) 필수아미노산과 비 필수아미노산

단백질을 구성하고 있는 약 20종의 아미노산 중 체내에서 합성할 수 없거나 합성속도가 느리기 때문에 음식물로부터 섭취하지 않으면 안 되는 것을 필수아미노산이라고 한다. 사람의 필수아미노산은 리신, 메티오닌, 트립토판, 로이신, 이소로이신, 발린, 트레오닌, 페닐알라닌 그리고 히스티딘의 9종류이다. 아르기닌은 동물 종에 따라서는 공급에 의해 성장 개선이 이루어지는 경우가 있기 때문에 필수아미노산에 준하는 취급을 하는 경우가 있으나 사람에게는 필수아미노산이 아니다. 다만 유아기에는 '조건부 필수아미노산' 취급을 하는 경우가 있다.

필수아미노산 이외의 아미노산을 비 필수아미노산이라고 하나 이는 불필요한 아미노산이라는 것이 아니라 체내에서 필수아미노산으로부터 생성된다는 의미이며 영양상 중요한 작용을 하고 있다.

2) 단백질의 영양가

인체가 필요로 하는 필수아미노산의 양을 기준으로 하여 각 필수아미노산의 바람직한 비율이 계산되고 있다. 이 비율은 통상, 단백질 1g 또는 단백질에 포함된 질소 1g 상당에 대한 각 필수아미노산의 mg으로 표시된다.

'인체가 필요로 하는 각 필수아미노산의 양과 그 비율' 은 영양학의 진보 등에 따라 몇 번 개정되었다. 2007년에 국제연합식량농업기구(FAO), 세계보건기구(WHO), 국제연합대학(UNU)의 합동전문위원회가 발표한 영 · 유아부터 성인의 필수아미노산 필요량을 표 III-3-2에 나타내었다. 티로신은 페닐알라닌으로부터 합성, 시스틴은 메티오닌으로부터 합성되기 때문에 이들 합계량이 충족되고 있는지를 판단기준으로 하고 있다.

식품 중 단백질의 필수아미노산의 양과 권장 필수아미노산의 양을 비교하여, 권장 필수아미노산의 양보다 적은 식품 중의 필수아미노산을 제한아미노산이라고 부른다. 이 제한아미노산 중 가장 비율이 적은 것을 제1제한아미노산이라고 한다.

1955년에 FAO가 제창한 수치를 토대로 계산된 식품 중의 필수아미노산 비율(%)을 단백가, 1973년에 FAO와 WHO의 합동전문위원회가 발표한 수치를 토대로 계산된 식품 중의 필수아미노산 비율(%)을 아미노산스코어라고 한다. 또 1985년에는 연령별

[표 III-3-2] 유아부터 성인의 필수아미노산 필요량

연령 (세)	His 히스티딘	Ile 이소로이신	Leu 로이신	Lys 리신	SAA 함유황 아미노산	AAA 방향족 아미노산	Thr 트레오닌	Trp 트립토판	Val 발린	합계
	(mg/kg 체중/일)									
0.5	22	36	73	64	31	59	34	9.5	49	337.5
1~2	15	27	54	45	22	40	23	6.4	36	268.4
3~10	12	23	44	35	18	30	18	4.8	29	213.8
11~14	12	22	44	35	17	30	18	4.8	29	211.8
15~18	11	21	42	33	16	28	17	4.5	28	200.5
18 이상	10	20	39	30	15	25	15	4.0	26	184
	(mg/g 단백질)									
0.5	20	32	66	57	28	52	31	8.5	43	337.5
1~2	18	31	63	52	26	46	27	7.4	42	312.4
3~10	16	31	61	48	24	41	25	6.6	40	292.6
11~14	16	30	60	48	23	41	25	6.5	40	289.5
15~18	16	30	60	47	23	40	24	6.3	40	286.3
18 이상	15	30	59	45	22	38	23	6.0	39	277

(WHO/FAO/UNU, 2007)

[표 III-3-3] 식품 단백질의 아미노산스코어(수치가 높을수록 좋은 단백질. 최고 100)

식품명	아미노산스코어		식품명	아미노산스코어	
	1973년	2007년		1973년	2007년
달걀	100(없음)	100(없음)	옥수수	32(Lys)	39(Lys)
우유	100(없음)	100(없음)	감자	68(Leu)	81(Leu)
가공 치즈	91(SAA)	100(없음)	귤	50(Leu)	59(Leu)
전갱이	100(없음)	100(없음)	백미	65(Lys)	79(Lys)
연어	100(없음)	100(없음)	밀가루	41(Lys)	50(Lys)
가다랑어	100(없음)	100(없음)	보리	62(Lys)	75(Lys)
멸치	100(없음)	100(없음)	메밀국수	65(Lys)	79(Lys)
시바새우	87(Val)	100(없음)	동부	86(SAA)	100(없음)
돼지다리살	100(없음)	100(없음)	팥	84(Thr)	100(없음)
닭가슴살	100(없음)	100(없음)	대두	86(SAA)	100(없음)
시금치	50(SAA)	82(Lys)	목면두부	82(SAA)	100(없음)
오이	56(Thr)	73(Leu)	낫토	84(Thr)	100(없음)
토마토	48(Leu)	57(Leu)	매운 된장	68(SAA)	100(없음)
서양호박	68(Thr)	89(Leu)	브로콜리	80(Leu)	95(Leu)
			가지	64(SAA)	86(Leu)

( ) 안은 제1제한아미노산
SAA : 함유황 아미노산, Trp : 트립토판, Lys : 리신, Leu : 로이신, Thr : 트레오닌, AAA : 페닐알라닌 + 티로신, Val : 발린, Ile : 이소로이신

권장 필수아미노산의 양과 그 비율(필수아미노산 패턴)이 제시되었고, 2007년에도 새로운 수치가 공표되었다. 이들 수치를 토대로 얻어진 아미노산스코어는 식품의 단백질 영양가 평가에 이용되고 있다.

표 III-3-3에 주된 식품의 아미노산스코어를 제시하였다.

3) 동물성 단백질과 식물성 단백질

단백질은 영양학적으로는 동물성 단백질과 식물성 단백질로 분류된다.

표 III-3-3에 나타낸 바와 같이 동물성 단백질이 식물성 단백질보다 영양가가 높다. 하지만, 식물성 단백질이라도 대두 단백질은 영양가가 높다. 식물성 단백질에서는 리신이나 로이신이 제한아미노산일 수 있지만 동물성 단백질에 이들 아미노산이 많이 포함된다. 그렇기 때문에 식물성 단백질과 동물성 단백질을 함께 섭취하면 부족한 것이 보완되어 단백질의 영양가가 개선된다. 통상, 동물성 단백질비(총 단백질 섭취량에 대한 비율)가 40% 이상이라면 단백질의 영양가는 충분히 높다고 봐도 좋다. 다만 제한아미노산을 보충하기 위해 단일 아미노산을 다량으로 섭취하면 영양가가 저하되거나 과잉 독성이 나타날 수 있으므로 주의가 필요하다.

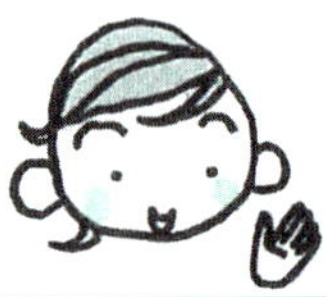

과잉 독성
영양소의 과잉 섭취에 따른 폐해를 말한다. 예를 들면 어떤 아미노산만을 과잉으로 섭취하면, 체중이 감소하는 것이 동물실험에서 보고되었다. 이 경우 다른 아미노산을 함께 섭취하는 것으로 이러한 폐해가 경감된다.

또 아미노산스코어만으로 단백질의 영양가를 비교하는 것이 아니라 그 식품에 포함된 단백질의 양도 고려할 필요가 있다. 단백질 함유량이 적으면 단백질로서의 가치가 낮아지기 때문이다.

2. 단백질의 영양적 의미

1) 단백질의 작용

(1) 단백질의 역할

단백질은 체내에서 분해되어 1g당 4kcal의 에너지를 발생시키지만 주된 역할은 신체의 구성성분이 되는 것이다.

식품 중의 단백질은 성장기 어린이나 임신부의 경우 새로운 조직의 형성이나 증식을 위해, 그리고 소모된 체단백질을 보충하기 위해 사용된다. 성인의 경우에도 소모된 체단백질을 보충하기 위해 식품 중의 단백질은 필요하다.

성인과 같이 체조직량이 증가하지 않는 경우에도 체내에서는 상당량의 단백질 분해와 합성이 일어나고 있다. 1일에 체중 1kg당 약 3g의 단백질이 합성되고 있다는 보고에 의하면 체중이 60kg인 경우 약 180g의 체단백질이 매일 합성과 분해를 되풀이하고 있는 것이 된다. 이러한 사실은 약 180g의 단백질에서 발생된 아미노산의 대부분이 합성을 위하여 재이용되고 있다는 것을 의미하고 있다.

혈액이나 간 등의 조직에는 섭취한 단백질이 소화 · 흡수되어 아미노산이 되어 들어옴과 동시에 체조직을 구성하고 있던 단백질의 분해에 의해 발생하는 아미노산이 섞여 있는 상태로 존재하고 있다. 이것을 아미노산 풀이라고 한다. 이 아미노산 풀 의 아미노산이 근육이나 장기 등의 단백질 합성이나 효소나 호르몬, 혈액 단백질의 합성에 이용되고 있다(그림 III-3-1).

체단백질은 항상 대사 전환되고 있는데 이 대사 전환속도는 체단백질의 종류에 따라 다르다. 체단백질을 구성하고 있는 아미노산의 절반이 교체되는 데 필요한 시간은 간에서 약 12일, 근육에서 약 80일이다.

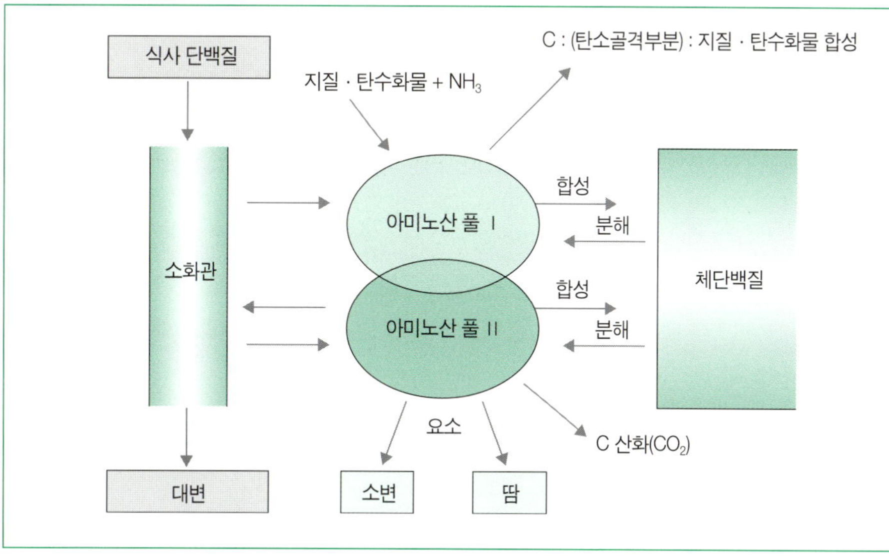

[그림 III-3-1] 아미노산 풀의 모식도

골이나 치아와 같은 경조직도 그 기본구조는 콜라겐이라는 단백질로 만들어져 있다. 골의 경우 단백질의 반이 새로운 것으로 교체되는 데에는 약 240일 걸린다고 한다. 그러나 치아의 경우 음식물로 섭취된 단백질이 치아 단백질로 이용되지만 그 단백질이 새로운 것으로 교체되는 일은 없다.

(2) 아미노산의 보충 효과

식품 중의 단백질은 사람이 필요로 하는 아미노산을 바람직한 양과 비율로 포함하고 있다고 보기는 어렵다. 그렇기에 어떤 특정 필수아미노산이 부족한 식품과 그 아미노산을 많이 포함하는 식품을 함께 섭취하면 섭취한 필수아미노산의 양과 그 비율이 바람직한 상태가 된다. 이것을 아미노산의 보충효과라고 한다. 밥이나 빵 등의 주식과 고기, 생선, 달걀 등의 반찬을 섭취하는 것이 이 보충효과에 해당된다.

(3) 잉여 단백질의 처리

단백질을 과잉으로 섭취해도 체내의 단백질이 제한 없이 증가하는 일은 없다. 섭취된 잉여 아미노산은 간에서 질소 부분(아미노기)이 유리되어 요소가 되어 소변으로 배설된다. 남은 질소 이외의 성분(탄소골격)은 에너지원이나 글리코겐, 지방이 되어 체내에 축적된다.

(4) 단백질의 작용

단백질은 근육을 비롯하여 각 조직의 구성성분이 되는 이외에도 효소가 되어 생체 내에서 일어나는 많은 화학반응에 관여하고 있다. 인슐린이나 뇌하수체 호르몬 등의 호르몬 구성성분, 면역반응의 항체가 되는 면역 글로불린, 면역반응에 관여하는 사이토카인의 구성성분도 된다. 효소를 운반하는 헤모글로빈, 지방을 운반하는 지단백, 철을 운반하는 트랜스페린, 칼슘과 결합하는 칼슘결합단백질 등 효소나 각종 영양소를 운반하는 역할도 맡고 있다.

또 단백질은 그 분자 중에 산성을 나타내는 부분과 알칼리성을 나타내는 부분이 있어 필요에 따라 산성물질로 또는 알칼리성 물질로 작용할 수 있다. 사람의 체액을 약알칼리성 또는 중성으로 유지하는 데 있어서 혈액 중의 단백질은 중요한 역할을 수행하고 있다. 그 외에도 혈액 중의 단백질은 체액의 삼투압을 조절하고 있다. 단백질의 섭취량이 부족하여 혈액 중의 단백질 농도가 낮아지면 혈관 내의 삼투압이 낮아지기 때문에 조직에 물이 고여 붓기가 생긴다. 이것을 영양성 부종이라 한다.

2) 단백질의 필요량과 급원

(1) 단백질의 필요량

단백질의 필요량은 성별, 연령, 신체 상황(성장기, 임신기, 수유기 등), 신체활동 수준, 섭취하는 단백질의 질 등에 따라 결정된다.

성인의 경우 단백질의 필요량을 결정하기 위해 기본적으로 고려할 것은 체내에서 사라진 단백질(소변, 대변, 땀, 모발, 피부, 손톱 등)의 양을 보충한다는 것이다. 또 섭취하는 단백질의 소화 · 흡수율과 아미노산스코어, 개인차도 고려하여야 한다. 영아의 경우 모유 중의 단백질량과 영아의 모유섭취량을 참고로 하여, 성장기 어린이는 체내에 축적되는 단백질량을 연령별로 계산하여 구하고 있다. 임신부의 경우에는 태아의 성장에 필요한 단백질량, 수유부의 경우에는 모유 생성에 필요한 단백질량이 각각 부가된다.

이처럼 정해진 수치를 단백질의 영양섭취기준이라고 한다. 성인의 경우 단백질의 권장량은 0.825g/kg/일이다(한국인 영양섭취기준 2010년).

하루 단백질 섭취량은 75.8g이며, 그 중 동물성 단백질 섭취비율은 42.4%로 총 단백질 섭취량의 1/3을 훨씬 능가하고 있다. 또 총 에너지 섭취량에서 차지하는 단백질 에너지 비율은 15.4%E이며 평균적으로 적정한 수준이라고 생각된다.

식품 중 단백질의 영양가는 식품의 종류에 따라 다르다. 그렇기 때문에 영양가가 낮은 단백질을 섭취하는 경우에는 양적으로 필요량을 충족하고 있어도 단백질 부족 현상이 나타난다. 총 단백질 섭취량의 40% 정도는 동물성 단백질로 섭취하는 것이 바람직하다. 다만 동물성 단백질비가 높아지면 동물성 지방의 과잉 섭취와 연결될 수도 있기 때문에 주의가 필요하다.

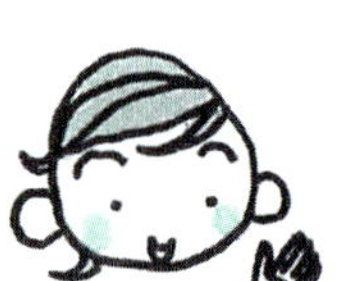

동물성 단백질비
총 단백질 섭취량에 대하여 동물성 단백질이 차지하는 비율을 말한다.

또 격렬한 운동 등을 오랜 시간 하는 경우에는 그에 따른 증가 에너지의 약 10~15%를 단백질에서 보충하는 것이 바람직하다. 헤모글로빈의 합성이나 철의 흡수 · 저장 · 운반에도 단백질이 관여하고 있기 때문에 단백질이 부족하면 빈혈이 일어날 수 있다.

(2) 단백질 부족과 과잉의 영향

단백질은 신체 구성성분이 될 뿐만 아니라 생체기능 유지에 다양하게 관련되어 있기 때문에 섭취량이 부족하면 여러 가지 장애가 발생한다.

영·유아의 단백질 부족은 성장지연, 병에 대한 저항성의 저하를 일으킨다. 또 치아맹출 지연, 유치 형성부전도 보고되고 있다.

성인의 단백질 부족은 빈혈, 세균 감염에 대한 저항력 감소(감기에 걸리기 쉽다, 상처가 잘 낫지 않는다 등), 피로해지기 쉬움 등의 증상으로 나타난다. 다이어트를 위한 음식물 섭취량 감소로 인해 단백질 섭취부족이 되는 사례가 젊은 여성들에게서 발견된다. 임신부의 경우에는 빈혈, 태아 발육부전, 부종 등을 일으키고 심한 경우 유산의 위험도 있다. 와상노인의 경우 단백질 부족이 되면 감염증에 걸리거나 욕창이 악화되기 쉬워진다.

한편 단백질 섭취량이 어느 정도 많아도 특별한 장애는 나타나지 않고 과잉분은 에너지원으로 축적된다. 그러나 권장량의 2배 이상의 단백질, 특히 동물성 단백질의 과잉은 바람직하지 않다. 단백질의 과잉 섭취는 당질 등의 섭취 감소를 초래하여 장의 운동을 저하시켜 변비에 걸리기 쉽다. 또 동물성 단백질의 과잉 섭취는 소변 중의 칼슘 배출량을 증가시켜 골 내 칼슘이 감소되는 것으로 알려져 있다.

섭취한 단백질이 소화·흡수되어 체내에서 원활하게 대사되기 위해서는 비타민 B_6가 필요하다. 고 단백질 식사를 하는 경우에는 비타민 B_6도 충분히 섭취하도록 신경 쓸 필요가 있다.

(3) 단백질의 급원

단백질의 주된 급원은 육류, 어패류, 우유 및 유제품, 대두제품 등이다. 쌀, 밀류의 단백질 함유량은 적지만 하루에 섭취하는 양이 많기 때문에 단백질의 급원으로 중요하다. 밥 한 끼(150g)로 약 4g, 식빵 1장(60g)으로 약 6g, 우동 한 그릇(250g)으로 약 7g의 단백질을 섭취할 수 있다. 다만 쌀, 밀 등은 리신 등의 필수아미노산이 부족하기 때문에 어패류, 난류, 육류, 우유 및 유제품, 대두제품 등의 식품을 조합하여 쌀이나

[표 III-3-4] 식품의 단백질 함유량

동물성 식품	100g당 함유량(g)	식물성 식품	100g당 함유량(g)
까나리(건조)	43	대두	35
건어물	18	유부	19
생선살	14~26	낫토	17
오징어	12~18	된장	10~17
조개류	6~22	두부	5~9
탈지분유	34	땅콩	27
치즈	8~44	팥	20
우유	3	녹두	22
수조육(獸鳥肉)	12~21	밀가루	8~12
햄	12~26	식빵	9
콘비프	20	데친 면	3
로스트비프	22	대맥·압맥	6
달걀	12	백미	6~9
		정백반	3
		서양호박	1~2
		토마토	1
		마른미역	14

밀의 단백질 부족을 보충하도록 해야 할 것이다.

특히 사람은 공복 즉 에너지 부족을 본능적으로 채우고자 하는 능력을 가지고 있지만, 단백질 부족을 자각하는 능력은 상당히 부족다는 것에 유의하여 식사관리를 해야 한다. 이것은 비타민, 무기질에 대해서도 마찬가지이다.

표 III-3-4에 대표적인 식품 중의 단백질 함유량을 나타내었다.

3 지질의 영양적 의미

식품 성분 중 물에 녹지 않고 클로로포름이나 에테르, 메탄올 등의 유기용매에 의해 추출되어 생체에서 이용되는 물질을 지질이라 한다. 지질은 에너지원으로 중요할 뿐만 아니라 다양한 생리기능을 가지고 있다.

1. 지질의 종류

지질은 구성성분에 따라 단순지질과 복합지질, 스테롤로 분류된다.

1) 단순지질

단순지질에는 글리세린(글리세롤)과 지방산 3분자로 구성되는 중성지방, 고급 알코올과 지방산으로 구성되는 밀랍이 있다. 보통 식생활에서 가장 많이 섭취하고 있는 것은 중성지방이며, 식물성 기름이나 육류의 지방은 이 중성지방에 해당한다.

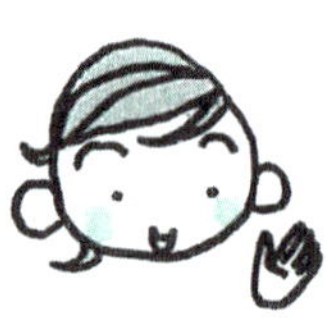

HDL, LDL, VLDL
혈중의 지단백은 밀도에 따라 분류되고 있다. 고밀도 지단백(HDL), 저밀도 지단백(LDL), 초저밀도 지단백(VLDL) 등을 들 수 있다. 밀도가 낮을수록 지방의 함유량이 높아진다.

2) 복합지질

복합지질은 단순지질(글리세롤과 지방산)에 인산, 당질, 단백질 등이 결합한 것을 말하며 각각 인지질, 당지질, 지단백이라 불린다. 인지질이나 당지질은 생체막의 구성성분이 되는 외에 뇌나 신경조직에도 많이 존재하고 있다. 혈중에는 지단백으로서 HDL, LDL, VLDL 등이 있고 장기에서 장기로 지질을 운반하는 작용을 하고 있다.

에르고스테롤
비타민 D_2의 전구체로 표고버섯이나 효모에 포함되어 있다. 표고버섯을 햇볕에 말리면 에르고스테롤이 비타민 D_2가 된다.

3) 스테롤

콜레스테롤, 에르고스테롤, 담즙산, 스테로이드호르몬(부신피질호르몬이나 성호르몬), 유리지방산, 지용성 비타민 등을 스테롤류라고 한다. 콜레스테롤은 인지질과 함께 생체막을 구성하고 있다.

담즙산
담즙에서 분비되어 지질이나 지용성 비타민의 흡수를 돕는 작용을 한다.

4) 지방산

지질의 구성성분인 지방산은 직쇄의 탄화수소기 말단에 카르복실기를 갖는 유기산

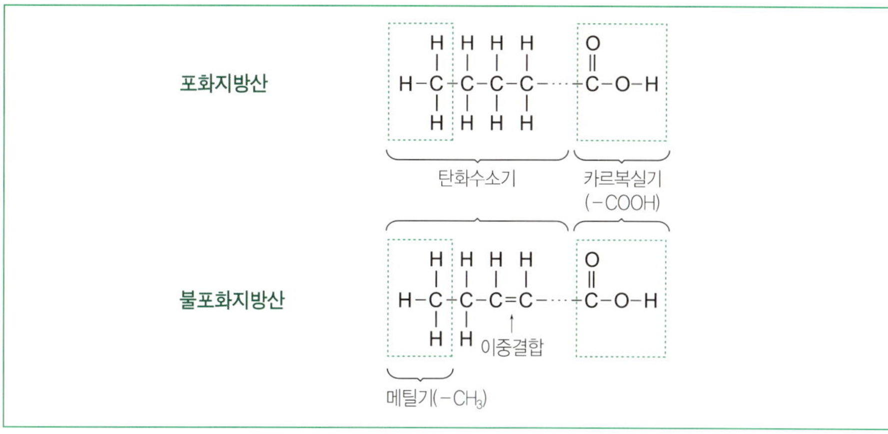

[그림 III-3-2] 지방산의 구조

[표 III-3-5] 지방산의 종류

지방산명			화학식	녹는점(℃)	관용기호	계열	함유식품 등
포화지방산		라우린산	$CH_3(CH_2)_{10}COOH$	44	$C_{12:0}$		버터, 야자유
		미리스틴산	$CH_3(CH_2)_{12}COOH$	54	$C_{14:0}$		낙화생유, 야자유
		팔미트산	$CH_3(CH_2)_{14}COOH$	63	$C_{16:0}$		동식물유
		스테아린산	$CH_3(CH_2)_{16}COOH$	70	$C_{18:0}$		동식물유
		아라키돈산	$CH_3(CH_2)_{18}COOH$	75	$C_{20:0}$		낙화생유, 면실유
불포화지방산	일가	팔미트올레인산	$CH_3(CH_2)_5CH = CH(CH_2)_7COOH$	0.5	$C_{16:1}$		생선기름, 경유(고래기름)
		올레인산	$CH_3(CH_2)_7CH = CH(CH_2)_7COOH$	11	$C_{18:1}$		동식물유
	다가	리놀산	$CH_3(CH_2)_3(CH_2CH = \overset{9,12}{C}H)_2(CH_2)_7COOH$	−5	$C_{18:2}$	n-6	옥수수유, 대두유
		α-리놀렌산	$CH_3(CH_2CH = \overset{9,12,15}{C}H)_3(CH_2)_7COOH$	−10	$C_{18:3}$	n-3	들기름
		아라키돈산	$CH_3(CH_2)_3(CH_2\overset{5,8,12,14}{C}H = CH)_4(CH_2)_3COOH$	−50	$C_{20:4}$	n-6	생선기름, 간유
		에이코사펜타엔산(EPA)	$CH_3(CH_2\overset{5,8,12,14,17}{C}H = CH)_5(CH_2)_3COOH$	−	$C_{20:5}$	n-3	생선기름
		도코사헥사엔산(DHA)	$CH_3(CH_2\overset{4,7,10,13,16,19}{C}H = CH)_6(CH_2)_2COOH$	−	$C_{22:6}$	n-3	생선기름

이다. 지방산의 탄소 수는 짝수로 일반적으로 탄소수가 4 이하의 것을 단쇄지방산, 6~10의 것을 중쇄지방산, 12 이상인 것을 장쇄지방산이라 한다.

탄화수소기에 이중결합을 갖지 않는 것을 포화지방산, 1개의 이중결합을 갖는 것을 일가불포화지방산, 2개 이상 갖는 것을 다가불포화지방산이라고 한다.

또한 지방산 구조식의 메틸기 쪽부터 세어 최초의 이중결합이 3번째와 4번째의 탄소 사이에 있는 지방산을 n-3계 지방산, 6번째와 7번째 탄소 사이에 있는 지방산을 n-6계 지방산이라고 한다.

그림 III-3-2에 지방산의 구조, 표 III-3-5에 지방산의 종류를 나타내었다.

(1) 포화지방산과 불포화지방산

포화지방산은 라드(돼지 지방), 우지(소 지방) 등의 동물성 지방에 많이 포함되어 있지만 팜유, 코코넛 오일 등의 식물성 지방에도 포함된다. 이들은 녹는점이 높기 때문에 실온에서 고체이다. 포화지방산 중에서는 팔미트산과 스테아린산을 식사에서 많이 섭취하고 있다.

불포화지방산은 일반적으로 대두유, 옥수수기름, 참기름 등의 식물성 지방에 많이 포함되어 있다. 그러나 동물성 지방이라도 생선기름에는 다가불포화지방산인 EPA(eicosapentaenoic acid)나 DHA(docosahexaenoic acid)가 포함되어 있다. 이들은 녹는점이 낮기 때문에 실온에서 액체이다. 불포화지방산 중에는 올레인산이나 리놀산이 식사에서 많이 섭취되고 있다.

(2) 필수지방산

체내에서 합성되지 않거나 충분한 양이 합성되지 않는 지방산을 필수지방산이라고 한다. 리놀산, α-리놀렌산, 아라키돈산이 여기에 해당하며 이들은 음식물로 섭취하지 않으면 안 된다. 아라키돈산은 체내에서 리놀산으로부터 합성될 수 있지만 합성량이 적다.

또 EPA나 DHA는 혈중 중성지방 저하, 혈전예방, 항 알레르기 작용 등의 유효성이 제시되고 있다. 이들 지방산은 α-리놀렌산으로부터 합성되지만 합성되는 양이 충분하지 않기 때문에 필수성이 주장되고 있다.

(3) 그 밖의 지방산

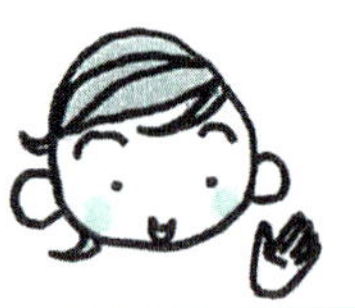

시스형, 트랜스형
탄소와 탄소 사이가 이중결합인 경우에, 탄소원자 각각에 결합하는 것의 위치관계에 따라 2개의 이성체가 발생한다. 이들을 시스형, 트랜스형이라고 한다.

천연유지의 불포화지방산의 이중결합은 대부분이 시스형이지만, 불포화지방산에 공업적으로 수소를 첨가하여 포화지방산으로 만들 때 부산물로 트랜스형의 이중결합이 생긴다. 이 트랜스형 이중결합을 갖는 지방산을 트랜스지방산이라고 한다. 마가린이나 쇼트닝은 비교적 저가의 식물성 유지를 이용하여 거기에 많이 포함되어 있는 리놀산에 수소를 첨가하여 만들어지고 있다. 트랜스지방산은 혈청 LDL 콜레스테롤을 증가시키고 HDL 콜레스테롤을 저하시켜 관상동맥질환의 위험성을 높인다는 보고가 있어 트랜스지방산에 대하여 규제를 강화하고 있다.

2. 지질의 영양적 의미

1) 지질의 작용

지질의 주된 작용은 에너지원이 되는 것이다. 식품 중의 지질은 1g당 9kcal의 에너지를 생산하며, 당질이나 단백질(1g당 4kcal)에 비해 효율이 좋다. 지질이 대사되어 에너지원이 되기 위해서는 비타민 B_2, 니아신, 판토텐산 등이 필요하다.

지질의 일종인 콜레스테롤은 스테로이드호르몬(부신피질호르몬이나 성호르몬), 프로비타민 D, 담즙산 등의 구성성분으로 이용된다.

또 리놀산 등의 필수지방산은 인지질로서 생체막의 구성성분이 되고 있다. 생체막은 대사, 막수송, 정보전달 등의 역할을 수행하며 생체기능의 유지에 중요한 작용을 하고 있다. 필수지방산의 섭취부족 또는 필수지방산이 산화되면 정상적인 생체막을 유지할 수 없게 된다. 필수지방산은 불포화지방산이기 때문에 산화되기 쉬우므로 비타민 E, 비타민 C, 카로틴 등 항산화작용을 갖는 비타민의 섭취가 산화방지에 도움이 된다.

지용성 비타민인 비타민 A, D, E, K는 식품 중의 지질에 녹아 있기 때문에 지용성 비타민의 급원이 된다. 또 이들 비타민이 흡수될 때에도 지질이 유효하게 작용하고 있다. 야채, 과일에 포함된 β-카로틴은 지질과 함께 섭취하면 흡수가 촉진된다.

2) 지질의 필요량과 급원

1일당 지질의 섭취 권장량은 에너지 비율로 15~25%를 권장하고 있다. 지질의 섭취량은 개인차가 크고 지방 에너지 섭취비율이 점차 증가하고 있다. 지질은 음식의 맛과 직결되어 있어 주의하지 않으면 과잉 섭취하기 쉽다.

'한국인 영양섭취기준' 에는 포화지방산, n-6계 지방산, n-3계 지방산의 목표섭취량이 제시되어 있다. '일본인 식사섭취기준' 에서는 EPA 및 DHA는 하루에 1g 이상 섭취할 것을 권장하고 있다.

콜레스테롤의 과잉 섭취는 혈중 LDL 콜레스테롤치를 증가시키고 동맥경화의 위험성을 촉진시키기 때문에 관리가 필요하다. 그러나 한국인을 대상으로 한 콜레스테롤 섭취에 대한 연구가 없어 심혈관질환 예방을 위한 권장량을 고려하여 19세 이상의 성인에 대해 남녀 공히 300mg/일 미만으로 목표량을 설정하였다(한국인 영양섭취기준 2010년). 표 III-3-6에 콜레스테롤을 많이 포함하는 식품, 표 III-3-7에 식품 중의 지질 함유량을 나타내었다.

[표 III-3-6] 콜레스테롤을 다량 포함하는 식품

식품명	100g당 함유량 (mg)	1식당 함유량 (mg) (1식 기준량)	식품명	100g당 함유량 (mg)	1식당 함유량 (mg) (1식 기준량)
오징어(건조)	980	294(30g)	돼지(간)	250	250(100g)
아구(간)	560	280(50g)	달걀(전란)	420	231(51g)
달걀(노른자)	1,400	280(20g)	돼지(대장, 데침)	210	168(80g)
장어(구이)	230	276(120g)	연어(알젓)	510	153(30g)
대구(흰살)	360	252(70g)	청어(말린 것)	370	111(30g)

[표 III-3-7] 식품의 지질 함유량(%)

식품명		식품명		식품명	
식물성 기름	100	마가린(묽은 형태)	82	웨하스	14
가염 버터	81	마요네즈	75	감자칩	35
돼지기름	100	베이컨	39	밀크 초콜릿	34
참깨	54	달걀	10	낫토(휘저은 후)	10
땅콩	49	소 · 돼지비계	74~86	두유	4
호두	69	지방 많은 생선	10~25	돼지고기(간 것)	15
대두	19	우유	4	아이스크림	8
유부	33	도넛	20	가공 치즈	26
감모도키(유부의 일종)	18	유과	12	모유	4

4 비타민의 영양적 의미

1. 비타민의 종류

비타민은 생체의 기능을 유지하기 위한 필수 영양소이며, 체내에서 합성되지 않거나 합성량이 불충분하기 때문에 식품으로부터 섭취할 필요가 있는 유기화합물이다. 필요량은 마이크로그램(㎍), 밀리그램(mg) 단위로 표시될 정도로 미량이지만 섭취가 부족하면 결핍증이 발생한다.

비타민은 지용성 비타민과 수용성 비타민으로 나눠진다. 지용성 비타민에는 비타민 A, D, E 및 K가 있고, 수용성 비타민에는 비타민 B군과 비타민 C가 있다. 비타민 B군에는 비타민 B_1, B_2, B_6, 니아신, 판토텐산, 엽산, 비타민 B_{12}, 비오틴이 있다.

2. 비타민의 영양적 의미

1) 비타민의 작용과 결핍증 · 과잉증

비타민은 에너지원이나 신체의 구성성분은 되지 않지만 체내의 물질대사나 생리기능의 보효소나 조절인자로 작용하고 있다. 비타민 섭취량이 부족하면 체내 조절기능이 제대로 제어되지 못하여 각 비타민 특유의 결핍증상이 나타난다. 또 비타민을 과잉 섭취한 경우 수용성 비타민은 소변으로 배설되지만 지용성 비타민은 체내에 축적되어 과잉증을 유발하는 경우가 있다. 다만 일반적인 식생활을 하는 경우에는 식품에서 과잉이 될 정도로 비타민을 섭취하게 되지는 않는다. 특정 식품만을 섭취하는 것과 같은 불균형적인 나쁜 식사나 비타민제를 생각 없이 섭취하면 과잉증이 발생되는 경우가 있다. 한편 과도한 스트레스, 알코올의 과잉 섭취, 비타민의 분해 · 배설을 촉진하는 약물을 섭취하고 있는 경우에는 비타민 이용 증가 또는 배설이 증가하기 때문에 비타민결핍증이 나타날 수 있다. 또 극단적인 다이어트도 비타민결핍증을 발생시키므로 주의가 필요하다.

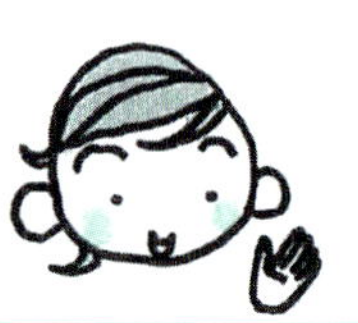

각기
정제된 쌀(정백미)을 주식으로 하는 경우에 발생하는데, 이는 쌀의 도정과정에서 비타민 B_1이 제거되기 때문이다. 쌀겨 · 배아 부분에 비타민 B_1이 많이 함유되어 있다.

베르니케뇌증(Wernicke encephalopathy)
알코올 중독에 비타민 B_1 결핍이 동반되어 일어난다.

2) 수용성 비타민

(1) 비타민 B_1(thiamin)

당질과 아미노산 대사에 중요한 작용을 한다. 부족하면 신경이나 근육의 기능이 쇠퇴하며 식욕부진이나 심장비대가 나타난다. 대표적인 결핍증은 각기병, 베르니케뇌증이다.

(2) 비타민 B_2(riboflavin)

당질 · 지질 · 아미노산 대사에 중요한 작용을 한다. 정상적인 발육을 유지하기 위해 불가결하며 피부나 점막의 상태를 유지하는 작용도 있다. 결핍되면 성장장애, 구각염, 구순염, 설염 등을 일으킨다.

(3) 니아신(niacin)

당질 · 지질 · 아미노산 대사에 중요한 작용을 한다. 아미노산인 트립토판으로부터도 생성되기 때문에 결핍은 거의 없다. 과거 옥수수를 주식으로 하는 지방에서 펠라그라라는 니아신결핍증이 만연한 적이 있었다. 이것은 옥수수에는 트립토판 함유량이 적기 때문에 니아신의 생성이 충분하지 못한 것이 원인이었다. 펠라그라의 주 증상은 피부염, 소화장애, 정신기능장애 등이다.

(4) 비타민 C(ascorbic acid)

세포 내의 산화환원반응이나 콜라겐 생성에 관여한다. 콜라겐은 결합조직에 있는 단백질로 비타민 C가 결핍되면 콜라겐이 충분히 생성되지 않기 때문에 혈관이 약해지거나 출혈되기 쉽다. 전신권태, 관절통, 치은의 종창이나 출혈은 비타민 C 결핍증인 괴혈병의 주 증상이다. 골조직의 단백질도 콜라겐이기 때문에 골조직도 약해진다. 부신피질 및 수질 호르몬의 생성과 이용에도 관여하고 있으며, 스트레스를 받을 때에는 이들 호르몬의 생성과 이용이 높아지기 때문에 비타민 C의 필요량도 증가한다. 흡연자는 비타민 C의 체내 소비량이 많다고 한다. 또한 간에서 약물대사 활성이나 철의 흡수를 촉진하는 작용도 있다.

(5) 엽산(folic acid)

정상적인 조혈기능을 유지하기 위해 작용한다. 통상의 식사에서는 결핍이 잘 일어나지 않지만, 결핍되면 거대적아구성빈혈이나 신경장애가 나타난다. 임신초기의 결핍은 신생아의 신경관폐쇄장애(이분척추증)를 일으킬 위험성이 있다.

(6) 비타민 B_{12}(cobalamin)

코발트 원소를 포함하고 있기 때문에 코발라민이라고도 불린다. 핵산의 합성이나 아미노산이나 당질의 대사에 관여하고 있다. 흡수에는 위에서 분비되는 내인자가 필요하기 때문에 위절제를 한 경우나 위에 질환이 있는 경우 내인자의 분비가 불충분해서 비타민 B_{12}의 흡수가 저하된다. 결핍되면 핵산의 합성이 억제되어 적혈구가 정상적으로 성숙하지 못하기 때문에 악성빈혈이 된다.

3) 지용성 비타민

(1) 비타민 A(retinol)

동물성 식품에 포함되는 비타민 A는 레티놀로 존재한다. 녹황색 채소에는 β-카로틴(프로비타민 A)으로 존재하며 흡수 후 필요에 따라 레티놀로 변환된다.

비타민 A는 시각기능의 유지, 상피세포의 정상화, 면역기능의 강화, 세포의 분화 및 성장에 관여하고 있으며 결핍되면 야맹증, 성장장애, 피부 건조, 감염증에 걸리기 쉬워진다. 세포의 분화 및 성장에 관여하기 때문에 비타민 A 결핍에 의해 골이나 치아의 발육도 나빠진다. 법랑질이나 상아질의 형성부전, 치조골 흡수가 일어난다.

과잉증으로 구토, 메스꺼움을 들 수 있다. 또한 임신초기의 과잉 섭취는 태아기형을 일으킬 위험이 있다. 치아에서 발견되는 과잉증은 치조골의 골흡수나 천공, 치근의 노출이다. 다만 이들 과잉증은 레티놀(동물성 식품)로 비타민 A를 섭취한 경우에 나타나며 카로틴으로 비타민 A를 섭취한 경우에는 나타나지 않는다. 감귤류를 과잉으로 섭취하면 카로틴이 축적되어 피부가 오렌지색이 되지만 특별한 폐해는 없다.

(2) 비타민 D(calciferol)

비타민 D는 칼슘 대사에 관여하고 있기 때문에 칼시페롤이라고도 불린다. 소장에서의 칼슘이나 인의 흡수에 관여하며 골이나 치아의 형성을 촉진한다. 결핍되면 골이나 치아의 형성이 억제되어 유아에서는 구루병, 성인에서는 골연화증을 일으킨다. 유아의 경우 O형 다리나 X형 다리, 척추가 휘어지기도 한다. 급성 과잉증으로는 구토, 식욕부진, 만성 과잉증으로는 신장이나 동맥에 석회화가 일어난다.

(3) 비타민 E(tocopherol)

비타민 E는 항산화작용을 갖기 때문에 식품 내에서는 유지의 산화를 방지하고 생체 내에서는 세포막의 산화장애를 방지하고 있다. 적혈구막을 안정화시키기 때문에 용혈방지의 효과가 있다. 노화나 생활습관병의 원인 중 하나인 활성산소를 무독화하는 작용도 있다. 사람에 있어서 결핍증은 쉽게 발견되지 않지만, 불포화지방산을 과잉으로 섭취하여 비타민 E의 필요량이 증가한 경우 또는 비타민 E의 흡수장애 시에 용혈성 빈혈이나 신경 · 근장애가 나타날 수 있다.

(4) 비타민 K(phylloquinone, menaquinone)

혈액응고에 관여하고 있기 때문에 결핍되면 혈액응고 지연이 일어난다. 장내세균에서 생산되기 때문에 결핍은 거의 없으나, 장내세균이 충분히 증식하지 않은 신생아에서는 비타민 K 결핍에 의해 두개내출혈이 일어나는 경우가 있다. 골에 칼슘침착을 촉진하는 단백질의 합성에도 관여하고 있다.

4) 비타민의 필요량과 급원

(1) 비타민의 필요량

비타민은 영양소로서 식품으로부터 섭취하지 않으면 안 된다. 그 필요량은 '한국인 영양섭취기준' 에 제시되어 있다.

비타민은 당질 · 지질 · 아미노산 대사나 에너지 대사를 원활하게 하도록 작용하기 때문에 영양소 섭취량에 따라 그 필요량이 달라진다. 예를 들면 밥이나 빵 등 당질을 많이 섭취한 경우 당질 대사에 관련된 비타민 B_1, B_2, 니아신 등의 필요량이 증가한다.

(2) 비타민의 급원

A. 비타민 B_1

동물성 식품으로는 돼지고기, 식물성 식품으로는 배아, 마늘, 대두에 많이 포함되어 있다(표 Ⅲ-3-8).

B. 비타민 B_2

간, 달걀 노른자, 효모, 말린 표고버섯, 치즈 등에 많이 포함되어 있다. 장내세균에 의해서도 합성된다(표 Ⅲ-3-9).

C. 니아신

간, 육류, 어류, 두류, 효모 등에 많이 포함되어 있다. 필수아미노산인 트립토판으로부터도 합성된다.

D. 비타민 C

과일, 채소, 감자류 등에 많이 포함되어 있다(표 Ⅲ-3-10).

E. 엽산

간, 육류, 효모, 두류, 녹색 야채에 많이 포함되어 있다. 장내세균에 의해 합성된다.

F. 비타민 A

동물성 식품으로는 간, 장어, 식물성 식품으로는 시금치, 당근, 호박 등에 많이 포함되어 있다(표 Ⅲ-3-11). 돼지 간은 25g으로 비타민 A의 섭취 상한량(3,000μgRE)에 도달하기 때문에 매일 · 매식 이어 먹지 않도록 주의가 필요하다.

G. 비타민 D

어패류나 버섯에 많이 포함되어 있다. 자외선에 의해 피부에서도 생성된다. 말린 표고버섯은 자연 건조된 것이 좋지만 기계 건조된 것이라도 몇 시간 햇볕에 말리는 것으로 비타민 D가 증가된다.

H. 비타민 E

밀의 배아, 달걀 노른자, 식물유, 대두, 아몬드, 깨, 시금치 등에 많이 포함되어 있다(표 Ⅲ-3-12).

I. 비타민 K

낫토, 천연 치즈 등의 발효식품이나 달걀 노른자, 간, 녹황색 채소 등에 많이 포함되어 있다. 장내세균에 의해 합성된다.

[표 Ⅲ-3-8] 비타민 B_1을 많이 함유한 식품

식품명	100g당 함유량 (mg)	1식당 함유량 (mg) (1식 기준량)	식품명	100g당 함유량 (mg)	1식당 함유량 (mg) (1식 기준량)
돼지등심(살코기)	0.98	0.98(100g)	쥐노래미	0.24	0.24(100g)
장어(소금구이)	0.75	0.90(120g)	소(간)	0.22	0.22(100g)
돼지안심(지방)	0.69	0.69(100g)	호밀	0.47	0.19(40g)
메밀가루	0.46	0.37(80g)	로스햄	0.60	0.18(30g)
돼지(간)	0.34	0.34(100g)	배아 정미	0.23	0.18(80g)
현미	0.41	0.33(80g)	누에콩	0.30	0.15(50g)
명태(알)	0.71	0.28(40g)	땅콩	0.23	0.07(30g)
대추(말린 것)	0.83	0.25(30g)	소맥 배아	1.82	0.04(2g)

[표 III-3-9] 비타민 B_2를 많이 함유한 식품

식품명	100g당 함유량 (mg)	1식당 함유량 (mg) (1식 기준량)	식품명	100g당 함유량 (mg)	1식당 함유량 (mg) (1식 기준량)
돼지(간)	3.60	2.88(80g)	정어리	0.36	0.32(90g)
소(간)	3.00	2.40(80g)	어묵, 어육소시지	0.60	0.30(50g)
닭(간)	1.80	0.90(50g)	우유(보통)	0.15	0.30(200g)
장어(소금구이)	0.74	0.89(120g)	정어리(건조)	0.41	0.29(70g)
미꾸라지	1.09	0.65(60g)	고등어	0.28	0.28(100g)
참가자미	0.35	0.42(120g)	아몬드(건조)	0.92	0.28(30g)
방어	0.36	0.36(100g)	모로헤이야	0.42	0.25(60g)
닭(염통)	1.10	0.33(30g)	달걀(전란)	0.43	0.24(55g)

[표 III-3-10] 비타민 C를 많이 함유한 식품

식품명	100g당 함유량 (mg)	1식당 함유량 (mg) (1식 기준량)	식품명	100g당 함유량 (mg)	1식당 함유량 (mg) (1식 기준량)
아세로라	1,600	510(30g)	냉이	74	75(100g)
브로콜리	120	120(100g)	감(홍시)	70	70(100g)
바나나	110	110(100g)	키위	69	69(100g)
네이블	60	90(150g)	무청	82	66(80g)
붉은 피망	170	85(50g)	서양호박	43	65(150g)
콜리플라워	81	81(100g)	딸기	62	62(100g)
양배추	160	80(50g)	귤	40	60(150g)
황색 피망	150	75(50g)	고구마	29	58(200g)

[표 III-3-11] 비타민 A를 많이 함유한 식품

식품명	100g당 함유량 (㎍RE)	1식당 함유량(mg) (1식 기준량)	식품명	100g당 함유량 (㎍RE)	1식당 함유량(mg) (1식 기준량)
돼지(간)	13,000	13,000(100g)	서양호박	330	495(150g)
닭(간)	14,000	7,000(50g)	녹즙	440	440(100g)
아구(간)	8,300	4,150(50g)	쑥갓	380	380(100g)
장어(소금구이)	1,500	1,800(120g)	시금치	350	350(80g)
은대구	1,100	1,430(130g)	당근	680	340(50g)
소(간)	1,100	880(20g)	무청	330	264(80g)
장어(간)	4,400	504(60g)	체다 치즈	330	99(30g)

[표 III-3-12] 비타민 E를 많이 함유한 식품

식품명	100g당 함유량 (㎍RE)	1식당 함유량(mg) (1식 기준량)	식품명	100g당 함유량 (㎍RE)	1식당 함유량(mg) (1식 기준량)
아몬드(건조)	31.0	9.3(30g)	은어	5.0	3.8(75g)
서양 호박	4.9	7.4(150g)	해바라기씨	12.0	3.6(30g)
무지개송어	5.8	7.0(120g)	명태(알)	7.1	3.6(50g)
아구(간)	13.8	6.9(50g)	붉은돔	3.4	3.4(100g)
장어(소금구이)	4.9	5.9(120g)	면실유	28.3	3.4(12g)
해바라기유	38.7	4.6(12g)	참치	3.3	3.3(100g)
방어(양식)	4.1	4.1(100g)	연어(알젓)	10.6	3.2(30g)

COFFEE BREAK

비타민 K와 와파린

비타민 K는 혈액을 응고시키는 작용을 하고, 항혈액 응고약인 와파린은 비타민 K의 활성을 억제하는 작용이 있다. 그렇기 때문에 혈전 방지를 위해 와파린을 복용하고 있는 동안에 비타민 K를 다량 섭취하면 와파린의 작용이 약화될 위험성이 있다. 낫토는 비타민 K를 특히 많이 함유한 식품으로서 최근에는 비타민 K를 통상의 1.5배 많이 함유된 낫토도 개발되어 있다. 낫토의 원료인 대두에는 비타민 K가 그다지 많이 포함되어 있지 않기 때문에 대두제품을 섭취할 때는 콩자반, 두부, 유부 등을 권장한다. 또한 낫토만큼은 아니지만 녹황색 야채에도 비타민 K가 함유되어 있다. 이들 식품을 매일 다량 섭취하면 와파린의 작용을 약화시키기 때문에 주의가 필요하다. 건강보조식품인 클로렐라나 말차에도 비타민 K가 많이 함유되어 있으므로 주의해야 한다.

5 무기질의 영양적 의미

1. 무기질의 종류

인체를 구성하는 원소는 약 60종류이며 이 중 산소, 탄소, 수소, 질소의 4원소가 약 96%를 차지하고 나머지 약 4%가 칼슘, 인, 칼륨, 나트륨 등의 무기질이라고 불리는 원소이다. 철보다 체내 존재량이 많은 무기질(1일 필요량이 100mg 이상)을 다량 원소, 철 및 철보다 존재량이 적은 무기질(1일 필요량이 100mg 이하)을 미량원소라고 부르고 있다(표 Ⅲ-3-13).

[표 Ⅲ-3-13] 주요 무기질의 체내 분포

명칭	원소기호	%	g/체중 65kg
칼슘	Ca	1.5~2.2	975~1,430
인	P	0.8~1.2	520~780
황	S	0.25	163
칼륨	K	0.2	130
나트륨	Na	0.15	98
염소	Cl	0.15	98
마그네슘	Mg	0.05	33
철	Fe	0.0057	3.7
아연	Zn	0.0033	2.2
구리	Cu	0.00014	0.09
요오드	I	0.000043	0.03
망간	Mn	0.000030	0.02
세린	Se	미량	
크롬	Cr	미량	
몰리브덴	Mo	미량	
코발트	Co	미량	
불소	F	미량	

'한국인 영양섭취기준(2010년)' 에는 칼슘, 인, 나트륨, 염소, 칼륨, 마그네슘, 철, 아연, 구리, 불소, 망간, 요오드, 셀레늄, 몰리브덴의 섭취기준이 제시되어 있다.

2. 무기질의 작용과 결핍증 · 과잉증

1) 무기질의 일반적인 작용

체내에 흡수된 무기질의 주된 작용은 다음과 같다.

(1) 생체 조직의 구성성분이 된다

① 골, 치아 등 경조직의 구성재료가 된다(칼슘, 인, 마그네슘 등).

② 인지질(인), 헤모글로빈(철), 함황아미노산(유황) 등의 구성성분으로 근육, 피부, 혈액, 장기 등 연조직의 구성재료도 된다.

(2) 생체기능을 조절한다

① 체액 중에 용해되어 pH나 삼투압을 조절한다(칼륨, 나트륨, 칼슘, 마그네슘, 인 등).

② 신경, 근육, 심장의 흥분성을 조절한다(칼륨, 나트륨, 칼슘, 마그네슘 등).

③ 효소반응 활성화 물질로 작용한다(마그네슘, 구리, 아연, 망간, 칼슘 등).

④ 생리활성물질의 구성성분이 되어 생명활동을 조절한다(요오드, 철, 아연, 인, 몰리브덴 등).

2) 무기질의 작용과 결핍 · 과잉

(1) 칼슘(Ca)

칼슘은 생체에 가장 많이 포함되어 있는 무기질로서 체중의 1~2%를 차지한다. 그 중 약 99%는 골과 치아에, 나머지 약 1%는 혈액, 체액, 연조직에 존재한다. 혈중 칼슘

[표 III-3-14] 칼슘을 많이 함유한 식품

식품명	100g당 함유량 (mg)	1식당 함유량 (mg) (1식 기준량)	식품명	100g당 함유량 (mg)	1식당 함유량 (mg) (1식 기준량)
미꾸라지	1,100	660(60g)	가공 치즈	630	189(30g)
빙어	450	450(100g)	요구르트(전지무당)	120	180(150g)
에멘탈 치즈	1,200	360(30g)	탈지분유	1,100	165(15g)
정어리(건조)	440	308(70g)	말린 톳	1,400	140(10g)
두부튀김	240	240(100g)	얼린 두부	660	132(20g)
우유(보통)	110	220(200g)	분홍새우	2,000	100(5g)
말린 새우	7,100	213(3g)	참깨	1,200	60(5g)
배추	210	210(100g)	말린 치어	520	52(10g)
무청	260	208(80g)	무말랭이	540	54(10g)
순무잎	250	200(80g)	말린 미역	780	39(5g)

농도는 9~11mg/dL로 유지되도록 조절기구가 작용하고 있으며, 칼슘 섭취량이 적어 혈청 칼슘농도가 저하된 경우 골의 칼슘이 혈중으로 녹아든다.

혈중 칼슘의 50%는 알부민, 글로불린 등의 단백질과 결합하고 있으며, 나머지 50%는 이온의 형태로 존재한다. 이온화 칼슘은 심장근육을 비롯한 근육의 수축이나 신장 또는 뇌나 신경의 기능을 정상적으로 유지하도록 작용한다.

칼슘이 부족하면 소아는 흥분성이 높아지거나 성장이 늦어지는 것이 발견된다. 장기간의 칼슘 부족은 골밀도의 저하를 일으켜 골다공증을 일으키는 원인이 된다. 여성은 폐경 후 여성호르몬(에스트로겐)의 분비가 저하되기 때문에 골밀도가 급격하게 저하되어 골다공증이 되기 쉽다. 이를 예방하기 위해서는 성장기와 청년기에 골량을 최대로 높여 놓는 것이 중요하다. 골량을 최대로 높이기 위해서는 충분한 칼슘 섭취 외에 골형성에 관련된 비타민 D, 비타민 K, 비타민 C 등의 비타민이나 단백질의 섭취와 적절한 운동이 필요하다.

칼슘은 통상의 식생활에서 부족하기 쉬운 무기질의 하나이다. 하루 칼슘 권장량은 성인 650~750mg이지만 우리나라 국민의 평균 섭취량은 이에 미치지 못하는 400~600mg으로 보고되고 있다. 칼슘을 많이 포함하는 식품을 표 III-3-14에 제시하였다. 칼슘 함유량이 많아도 1회에 섭취하는 양이 적은 식품은 칼슘 급원으로 바람직하지 않다. 유제품은 칼슘의 좋은 급원이 될 수 있다. 칼슘 섭취를 높이는 한 가지 방법으로 식탁에 참깨를 상비하여 요리에 뿌리는 습관을 들이면, 한 작은 술(약 5g)로 60mg 정도 섭취할 수 있기 때문에 효과적이다.

(2) 인(P)

인은 칼슘에 이어 생체에 많이 포함되어 있으며 칼슘과 결합하여 뼈나 치아 등 경조직에 존재한다. 또한 인지질로서 세포막, 인산으로서 핵산(DNA, RNA)이나 ATP(아데노신삼인산)의 구성성분이 되고 있다. 체액의 산 · 알칼리 평형, 삼투압 조절, 근육 수축에 관여한다.

[표 III-3-15] 식품 중의 칼슘과 인 함유량(먹을 수 있는 부분 100g 중)

식품명	칼슘(mg)	인(mg)	식품명	칼슘(mg)	인(mg)
소맥	36	290	낫토	90	190
백미	5	94	정어리	70	230
식빵	29	83	연어(소금절임)	28	230
콩된장	150	250	고등어	9	230
두부	120	110	소(대퇴부)	4	160
백설탕	1	0	돼지(대퇴부)	4	210
흑설탕	240	31	프레스햄	8	260
달걀(전란)	51	180	사과	3	10
우유(보통)	110	93	귤	17	12
치즈	830	730	구운 김	280	700
양파	21	33	엽차	420	350
당근	27	24	팝콘	7	290
감자	3	40	즉석면(건조면)	110	110
양배추	43	27			

인은 많은 식품에 포함되어 있기 때문에 섭취부족이 나타나는 경우는 거의 없다. 오히려 가공식품에 각종 인산염이나 식품첨가물로 사용되고 있기 때문에 과잉 섭취가 우려된다. 또한 식품 중의 인산화합물인 피틴산은 칼슘이나 아연, 철의 흡수를 방해한다. 칼슘과 인의 섭취비율은 1 : 1 또는 1 : 2 이내에 있는 것이 바람직하다.

표 III-3-15에 식품의 칼슘과 인의 함량을 나타내었다.

(3) 마그네슘(Mg)

마그네슘의 약 60%는 골에 존재하고, 30%가 근육에, 나머지가 뇌나 신장 등 조직이나 세포외액에 존재하고 있다. 또한 마그네슘은 생체 내의 물질대사에 중요한 작용을 하고 있으며 300종류 이상의 효소반응에 관여하고 있다.

평소 식생활로 부족해지는 경우는 없지만 부족하면 식욕부진, 구토, 경련, 근육긴장감 저하, 심전도 이상을 볼 수 있다. 알코올 중독 환자는 소변 중 마그네슘 배설량이 많아져서 마그네슘 결핍이 되는 경우가 있다.

또한 식품으로부터 마그네슘을 다량 섭취해도 과잉증은 나타나지 않으나, 제산제(마그네슘 함유)나 마그네슘 보충제 섭취에 의해서 설사를 일으킬 수 있다.

[표 III-3-16] 식품 중의 마그네슘 함유량

식품명	100g당 함유량 (mg)	1식당 함유량 (1식 기준량)	식품명	100g당 함유량 (mg)	1식당 함유량 (1식 기준량)
현미	110	88(80g)	건미역	1,100	55(5g)
백미	23	18(80g)	건다시마	700	105(15g)
청주	1	1(100g)	아몬드	310	93(30g)
소맥(수입)	140	—	참깨	370	19(5g)
소맥분(강력분)	23	—	말차	230	12(5g)
소맥분(전립분)	140	—	인스턴트 커피	410	21(5g)
식빵	20	12(60g)	바나나	32	62(120g)
바게트	22	13(60g)	시금치(데침)	40	32(80g)
호밀빵	40	24(60g)	무	10	10(100g)
낫토	100	40(40g)	우유(보통)	10	20(200g)
목면두부	31	47(150g)	메밀국수(데침)	27	54(200g)

[표 III-3-17] 바람직한 Ca/Mg, P/Mg, P/Ca 비율을 갖고 있는 식품예

두부	그린보울	시금치
보리된장	우엉	쪽파
가지	사각콩	대추(말린 것)
꽃게	쑥갓	미역줄기
바다참게	떡잎야채의 큰 뿌리	다시마 차
강낭콩	바나나	우스터 소스
풋콩	당근잎	

* 칼슘 50~100mg/100g 정도 이상
* Ca/Mg는 1~3 이내, P/Mg는 4 이하, P/Ca는 2 이하

마그네슘을 다량 함유하는 식품을 표 III-3-16에 나타내었다. 배아나 밀기울 부분에 마그네슘이 많으나 정백 · 정제하는 과정에서 이 부분이 제거된다. 정백 · 정제 식품 중심의 식생활은 마그네슘 부족에 빠질 위험성이 있다. 마그네슘과 칼슘의 섭취 비율이 저하되면 심장질환의 위험성이 높아진다는 보고가 있으므로 마그네슘 섭취 부족이 되지 않도록 주의할 필요가 있다.

100g 당 칼슘을 50~100mg 이상 포함하고, 인, 마그네슘 비율이 좋은 권장할 만한 식품을 표 III-3-17에 제시하였다. 유제품은 칼슘과 인의 비율은 좋으나 마그네슘의 양이 적기 때문에 권장 식품으로 선택되지 않았다. 유제품을 섭취할 경우에는 마그네슘의 섭취를 염두에 두어야 한다.

(4) 나트륨(Na)

나트륨의 많은 부분은 세포 외에 존재하며, 세포외액의 삼투압 유지, 세포외액량 조절, 수분대사, 근육 수축, 산 · 알칼리 평형 등에 관여하고 있다.

나트륨의 대부분은 식염으로 섭취된다. 나트륨의 과잉 섭취는 혈압을 상승시킨다. 또한 위암, 뇌졸중의 발생에도 관여하고 있다. 나트륨 섭취 부족은 평소의 식생활에서는 일어나지 않으나 다량의 발한, 심한 설사, 이뇨제 사용에 의해 나트륨의 손실이 심각할 경우에는 나트륨 결핍에 의한 근육경련, 식욕저하, 두통 등의 증상이 나타난다.

'한국인 영양섭취기준(2010년)' 에서 나트륨의 목표섭취량을 1일 2,000mg으로 설정하고 있으나, 한국인의 평균 나트륨 섭취량은 4,553mg/일(2008년 국민건강영양조사)로 과잉섭취 수준이므로 식사에서 나트륨 섭취를 줄일 수 있도록 고려할 필요가 있다.

표 III-3-18에 주요 식품의 식염 함유량을 제시하였다.

[표 III-3-18] 식품 중 식염 함유량

식품명	100g당 함유량 (g)	1식당 함유량 (1식 기준량)	식품명	100g당 함유량 (g)	1식당 함유량 (1식 기준량)
다시마 차	48.3	1.4(3g)	바게트	1.6	1.0(60g)
미역(자른 것)	24.1	1.2(5g)	로스햄	2.5	0.8(30g)
매실장아찌	22.1	0.2(10g)	찐어묵	2.5	0.8(30g)
염장 다시마	18.0	0.9(5g)	구운어묵	2.1	0.6(30g)
간고등어	12.7	2.5(20g)	간연어	1.8	1.4(80g)
무(된장절임)	11.2	2.8(25g)	고형 스프	43.2	2.2(5g)
즉석면(유탕)	6.9	12(80g)	카레가루	10.7	0.2(20g)
즉석면(건조)	0.2	0.4(200g)	진간장	14.5	2.6(1큰술)
소면	0.3	0.6(200g)	쌀된장	10	2.2(1큰술)
초밥용 밥	1.0	1.5(150g)	우스터 소스	8.4	1.5(1큰술)

(5) 칼륨(K)

칼륨의 대부분은 세포 내에 존재하며, 세포외액에 존재하는 나트륨과 마찬가지로 삼투압 조절이나 산염기평형 유지에 관여하고 있다. 또한 칼슘과는 반대로 근육이나 신경의 흥분을 약하게 하는 역할을 하고 있다.

칼륨은 감자류, 육류, 야채, 과일 등 일상적으로 섭취하는 식품에 널리 포함되어 있다. 보통 식생활에서는 결핍이나 과잉이 잘 일어나지 않지만 구토, 설사, 이뇨제 사용 등에 의해 칼륨의 손실이 심각할 경우에는 저칼륨혈증이 되어 탈력감, 식욕부진, 구토, 부정맥 등이 나타날 수 있다. 일반적으로 과잉의 칼륨은 소변으로 배설되지만 신장 기능 이상에 의해 배설되지 않을 경우에는 고칼륨혈증이 되고, 저칼륨혈증과 마찬가지 증상이 나타난다.

칼륨은 나트륨의 과잉 섭취에 의해 일어나는 혈압 상승을 억제하는 작용을 하는 것으로 알려져 있다. 칼륨 섭취량과 뇌졸중, 칼륨 섭취량과 신결석 형성 사이에 역의 상관관계를 보였다는 보고가 있으며, 또 다른 연구결과에 따르면 하루에 칼륨을 1,600mg만 섭취해도 뇌졸중에 걸릴 위험이 20% 정도 줄어든다고 한다. 바람직한 식사의 나트륨과 칼륨의 몰(mol) 비는 1 : 1이며, 2010년도 한국인 영양섭취 기준에서는 나트륨 섭취량을 고려하고 고혈압 예방을 위한 섭취량을 고려하여 칼륨의 1일 충분섭취량을 3.5g으로 제시하고 있다.

(6) 철(Fe)

철은 적혈구의 헤모글로빈이나 근육의 미오글로빈의 구성 원소 또는 사이토크롬 등의 철 함유 효소의 구성성분으로 산소의 운반, 전자전달계나 조직 내의 산화반응에 중요한 작용을 한다. 철은 크게 기능철과 저장철로 나뉘어지며 기능철에는 헤모글로빈 · 미오글로빈 등의 헴철, 저장철에는 페리틴 · 헤모시데린 등의 비 헴철이 있다.

철은 칼슘과 마찬가지로 통상의 식사에서 충분히 섭취하기 어려운 무기질이다. 특히 젊은 여성이나 임산부의 경우에는 철의 섭취 부족에 의한 빈혈을 자주 볼 수 있다. 또한 철 결핍에 의해 운동능력의 저하, 면역기능 저하가 일어나는 경우도 있다. 운동선수의 경우에는 철 결핍에 의한 지구력 저하가 나타날 수 있다.

[표 III-3-19] **철을 많이 함유한 식품**

식품명	100g당 함유량 (mg)	1식당 함유량 (1식 기준량)	식품명	100g당 함유량 (mg)	1식당 함유량 (1식 기준량)
바지락	37.8	18.9(50g)	풋콩	2.7	2.7(100g)
돼지(간)	13.0	13.0(100g)	시금치	2.0	2.0(100g)
건조 톳	55.0	5.5(10g)	가다랑어	6.0	1.8(30g)
소(간)	4.0	4.0(100g)	얼린 두부	6.8	1.4(20g)
소(어깨, 살코기)	2.4	3.6(150g)	달걀(노른자)	6.0	1.2(20g)
미꾸라지	5.6	3.4(60g)	돼지(살코기)	1.1	1.1(100g)
피조개	5.0	3.0(60g)	흑참치	1.1	0.8(70g)
두부튀김	3.6	2.9(80g)	은어(양식)	0.8	0.6(75g)
대추(말린 것)	9.4	2.8(30g)	참게	9.9	0.5(5g)
평지(고마쯔나)	2.8	2.8(100g)	푸룬(말린 것)	1.0	0.3(30g)

소장에서의 철 흡수율은 생체의 저장철량, 식품 내 철의 형태, 다른 식사 인자의 영향을 받는다. 저장철(페리틴, 헤모시데린)의 양이 저하되면 철의 흡수율을 높이는 조절 기능이 작용한다. 또한 식물성 식품에 포함되는 비 헴철은 동물성 식품에 포함되는 헴철보다 흡수율이 나쁘지만, 비타민 C 등의 환원성이 있는 물질과 섭취하면 흡수율이 높아진다. 식물성 식품 중의 철은 대부분이 3가철이며 비타민 C에 의해 산화되어 2가철이 되면 흡수율이 높아지는 것으로 알려져 있다. 동물성 단백질과 함께 섭취하면 비 헴철의 흡수율이 높아진다. 표 III-3-19에 철을 많이 포함하는 식품을 제시하였다.

(7) 아연(Zn)

아연은 200종 이상의 효소 성분이 되며 성장이나 면역, 미각, 피부나 골 등의 기능 유지에 관여한다. 또한 인슐린의 구성성분이기도 하다.

아연 결핍이 되면 성장장애, 성선기능저하증, 피부장애, 미각장애, 면역력 저하가 나타난다. 선천성 장애로는 장성지단피부염을 들 수 있다.

아연의 독성은 약하기 때문에 보통 식사로 과잉 장애가 일어나는 일은 없으나, 보충제 등으로 과잉 섭취하는 경우 발열, 오심, 구토, 위통, 설사 등이 일어난다.

아연은 어패류, 육류, 현미, 백미, 두류 등에 많으며 특히 굴은 좋은 급원이다. 굴 2개(40g)로 5.3mg의 아연을 섭취할 수 있다(권장섭취량 19~29세 남자 10mg/일).

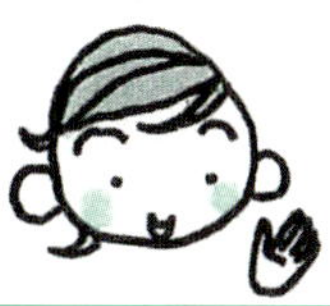

장성지단피부염
선천적인 아연의 장관흡수 장애로, 소아에서 발견된다. 눈이나 입 주변, 손 발에 피부염을 일으킨다.

멘케스병과 윌슨병
양쪽 모두 유전자 질환이며, 멘케스병은 구리 결핍, 윌슨병은 구리 과잉이다. 멘케스병은 혈중, 간 또는 뇌의 구리 함유량의 극심한 저하, 머리털의 엉김, 지능저하, 발육장애 등이 발견된다. 윌슨병은 간이나 뇌, 신장에의 구리 이상 침착이 일어나며, 간경변이나 정신 신경 증상을 보인다.

(8) 구리(Cu)

구리는 구리 결합단백질과 구리 함유 효소의 성분으로서 혈액응고나 조혈, 철의 운반, 골 형성, 콜레스테롤이나 당질 대사 등에 관여하고 있다.

구리 결핍에 의하여 빈혈, 성장장애, 골이나 피부의 이상, 색소침착 결손 등이 나타난다. 또한 선천적인 구리 대사이상으로 멘케스병과 윌슨병이 있다. 구리는 독성이 약하며, 과잉증은 발견되지 않는다.

구리의 급원은 소의 간, 어패류, 종실류, 두류 등이다.

(9) 셀레늄(Se)

셀레늄은 체내에서 단백질과 결합하여 항산화작용이나 갑상선호르몬의 생리활성을 높이는 작용을 한다.

셀레늄 결핍이 되면 성장장애, 근력저하, 간 기능장애, 불임증 등이 나타난다. 토양 중의 셀레늄 농도가 낮은 지역에서는 결핍증에 걸리기 쉽다.

과잉 장애로는 피로감, 탈모, 손톱의 변화, 오심, 구토 등을 볼 수 있다.

(10) 요오드(I)

요오드는 갑상선호르몬의 구성성분이며 에너지 대사, 단백질의 합성, 태아의 분화와 발육, 골 형성 등에 관여하고 있다.

요오드 결핍에 의해 혈청지질량의 상승, 피부장애, 혀의 비후, 심부전 등이 발생한다. 토양의 요오드 농도가 낮은 지역이나 해조류 섭취가 부족한 지역에서는 결핍되기 쉽다. 결핍증으로 갑상선종과 크레틴증, 과잉증으로는 갑상선종과 갑상선기능항진증이 있다. 크레틴증은 요오드와 셀레늄이 양쪽 모두 결핍될 때 발생한다.

요오드의 급원은 해조류 특히 다시마이다.

(11) 크롬(Cr)

크롬은 인슐린의 작용을 강화시키거나 면역반응을 개선하는 작용을 한다. 통상의 식사에서 부족하게 되는 경우는 거의 없다.

영양결핍인 어린이나 고령자, 크롬이 첨가되어 있지 않은 수액을 공급받는 환자는 결핍에 의해 인슐린 감수성이 저하되는 경우가 있다.

경구 섭취에 의한 과잉증은 보고되지 않았으나 작업 현장에서 6가크롬에 노출된 경우에 알레르기성 피부염, 폐암 등이 보고되고 있다.

(12) 망간(Mn)

효소의 성분으로 당질, 지질, 단백질 대사에 관여하고 있다. 또한 신경전달, 생식기능 유지, 골 형성에도 관여하고 있다. 식물성 식품에 광범위하게 포함되어 있으며 일반적인 식생활에서 결핍되는 경우는 없다.

결핍증으로는 성장장애, 골 형성 이상, 생식능력 결여, 저콜레스테롤혈증, 관절통, 신경통 등이 보고되고 있다.

식사 유래의 과잉증 보고 사례는 거의 없다. 그러나 항상성이 저하되어 있는 사람이 망간을 과잉 섭취할 경우 뇌에 망간이 축적되어 수면장애 등의 신경증상을 일으킬 위험성이 있다고 알려져 있다.

(13) 몰리브덴(Mo)

체내에서는 간이나 신장, 치아의 법랑질에 고밀도로 존재하지만 섭취량에 따라서 쉽게 변동된다. 아초산산화효소, 크산틴옥시다아제/디하이드로게나아제, 알데히드산화효소의 성분이다.

곡류나 두류에 다량 포함되어 있기 때문에 일반적인 식생활에서 결핍되는 경우는 없다. 몰리브덴이 첨가되어 있지 않는 수액을 공급받는 환자의 경우 결핍증으로 빈맥, 두통, 호흡과다, 오심, 시야암전, 야맹증 등이 보고되고 있다.

몰리브덴의 독성은 낮지만 과잉 섭취할 경우 구리의 흡수를 방해한다.

6 물의 영양적 의미

신체 성분 중에서 가장 양이 많은 것이 물이다. 물은 특별히 주의를 하지 않아도 필요량을 섭취하는 것이 가능하기 때문에 그다지 중요시 되고 있지 않으나 생명유지에 없어서는 안 되는 영양소이다.

1. 물의 작용과 대사

성인의 경우 체중의 약 60%가 수분이며 그 중 약 2/3가 세포내액, 약 1/3이 세포외액으로 존재한다. 세포외액이란 세포간액과 혈액 중의 혈장에 해당하며, 세포외액의 약 85%를 혈장이 차지한다.

장기 중에서 수분함량이 가장 많은 것이 혈액과 신장이지만, 장기의 크기를 고려하면 근육과 피부가 신체 수분량의 64%를 차지하며, 다음으로 혈액이 많다. 따라서 이들 장기가 수분 대사에 중요한 역할을 담당하고 있다고 할 수 있다.

체내의 수분량이나 분포는 성별이나 연령에 따라 다르다. 여성은 남성보다 일반적으로 지방 함유량이 많기 때문에 체수분률은 낮으며 비만자의 경우도 체수분률이 낮다. 또한 체수분률은 연령이 증가함에 따라 낮아지는데 신생아는 80% 정도이나 유아가 되면 70%, 성인의 경우 60% 정도까지 낮아지고, 고령자의 경우는 더욱 낮아진다.

1) 물의 작용

(1) 물질의 수송과 배출

물은 여러 가지 물질을 녹이는 성질이 있어 소화 · 흡수한 영양소를 각 장기로 운반하는 작용을 한다. 또한 체내의 노폐물을 녹여 세포간액으로부터 순환계를 거쳐 신장으로 운반하여 소변으로 배출시킨다. 혈액에는 80%, 세포간액에는 90%의 수분이 함유되어 있다. 땀도 각종 물질을 함유하여 배출하는 역할을 하고 있다.

(2) 화학반응의 장을 제공

각종 체성분을 녹여 효소반응이나 가수분해 등의 장소를 제공한다. 생명활동은 이들 반응에 의해 유지되고 있으며 물이 없으면 반응이 원활하게 진행되지 않는다.

(3) 체온조절

물은 기화열이 0.58kcal/g이며, 발한 등에 의해 체온의 상승을 막는 역할을 한다. 또한 비열도 0.001kcal/g으로 크다. 이와 같은 물의 성질이－인체의 수분량이 많다는 것은 신체 내 · 외의 온도 변화로부터 체온을 일정하게 유지하도록 돕는다.

(4) 삼투압의 유지

물은 전해질을 일정량 녹여 놓고 있으며 이들의 균형을 유지하기 위해 작용한다. 물은 세포막을 자유롭게 통과할 수 있기 때문에 세포내 · 외의 나트륨 이온과 칼륨 이온 등의 농도를 일정하게 유지할 수 있다. 이러한 물의 작용에 의해 세포내 · 외의 삼투압이 일정하게 유지되어 생명유지에 필요한 대사가 원활하게 진행된다.

2) 물의 대사

체내에 출입하는 수분량은 균형을 유지한다.

(1) 공급되는 물(약 2,500mL)

성인이 하루에 섭취하는 물은 음료수로 약 1,100mL, 음식물에서 약 1,100mL로 총 2,200mL 정도라고 알려져 있다. 또한 섭취한 영양소가 체내에서 대사될 때도 물이 생성된다. 이러한 물은 대사수라고 불리며 하루에 약 300mL 생성된다. 경구 섭취되는 물과 합하면 체내에 공급되는 물은 약 2,500mL이다.

(2) 배설되는 물(약 2,500mL)

물의 대부분은 소변으로 체외로 배출된다. 소변량은 수분 섭취량에 영향을 받지만 일반적으로 성인은 약 1,500~1,600mL 정도이다. 그 중 400~500mL는 불가피뇨라고 하여 체내에서 생성된 노폐물을 배출하기 위하여 필요불가결한 소변이다.

소화관에서 소화액으로 분비되는 수분은 약 8,000mL이지만 대부분 대장에서 재흡수되기 때문에 대변으로의 수분 배출은 약 100mL이다.

또한 피부나 호흡으로도 수분은 수증기로서 체외로 배출된다. 이것은 불감증설이라고 불리며 호흡으로 약 300mL, 피부로 약 500mL 정도라고 알려져 있다. 불감증설에 땀은 포함되지 않는다. 땀을 많이 흘릴 경우 소변량을 줄이는 것으로 조절된다.

2. 물의 필요량과 급원

1) 물의 필요량

물의 필요량은 연령, 신체 크기, 음식물 섭취량, 환경조건, 활동량 등에 따라 차이가 있다. 체중 1kg당 수분 필요량은 영아 150mL, 유아(1세) 130mL, 소아(5세) 100mL, 취학아동 90mL, 성인 45mL 정도이다. 이처럼 나이가 적을수록 수분 필요량이 많아진다. 발한, 설사 그 외의 이유에 의해서 수분 배설량이 많을 경우에는 수분 필요량이 증가한다. 수분 배설에는 무기질을 비롯한 체성분의 배출이 동반되기 때문에 물 이외의 각종 영양소의 보충도 필요해진다.

고온에서 격렬한 운동을 한 경우 다량의 발한에 의하여 수분과 함께 염분 또한 손실된다. 이때 물만 섭취하면 체액의 삼투압 균형이 깨어져 근육경련을 일으키기 때문에 스포츠 음료 등 염분을 포함하는 음료를 섭취하는 것이 좋다.

2) 물의 급원

물의 급원은 음료수, 음식물 중의 수분, 대사수이다. 사람의 물에 대한 욕구는 갈증으로 자각할 수 있기 때문에 필요량을 충분히 섭취하는 것이 가능하다. 그러나 영아의 경우에는 다른 음식물과 마찬가지로 물을 자유롭게 섭취하지 못하며, 또한 고령자는 갈증중추의 작용이 저하되어 수분이 결핍되어도 갈증을 느끼지 못하는 경우가 있다. 따라서 수분공급에 유의할 필요가 있다.

7 식이섬유의 영양적 의미

식이섬유는 사람의 소화 효소로는 분해되지 않는 음식물 중 난소화성 성분이라고 정의되며 섬유질이라고도 불린다.

식이섬유에는 물에 녹는(수용성) 것과 물에 녹지 않는(불용성) 것이 있다. 물에 녹는 식이섬유에는 펙틴, 만난, 해조류의 알긴산 등이 있으며, 물에 녹지 않는 식이섬유에는 셀룰로오스, 헤미셀룰로오스, 리그닌 등이 있다.

1. 식이섬유의 작용

주된 작용으로 다음과 같은 것이 있으며 아직 연구 중에 있다.

(1) 혈청 콜레스테롤치 상승 억제작용

식이섬유를 충분히 섭취하면 혈청 콜레스테롤치의 상승을 억제하여 동맥경화 등의 생활습관병을 예방한다.

(2) 혈당치 상승 억제

식사 중의 식이섬유를 증가시킴으로써 혈당치의 상승이 억제되며 인슐린의 소비 또한 절약되어 당뇨병을 예방한다.

(3) 배변 촉진작용

식이섬유가 많으면 변의 용적이나 수분이 증가하며 장의 연동운동을 증가시켜 배변을 활발하게 한다.

(4) 독성물질의 흡착작용

대량으로 섭취하면 독성을 나타내는 식용색소, 계면활성제 등을 흡착하여 체외로 배출한다.

(5) 비만 예방

식이섬유는 에너지원이 되지 않으며 당질이나 지방 등 비만의 원인이 되는 영양소의 흡수를 방해함으로써 비만을 예방할 수 있다.

(6) 포만감을 주어 과식을 막는다

식이섬유를 포함하는 음식물은 일반적으로 단단하여 충분히 씹는 것에 의하여 쉽게 포만감을 얻어 과식을 막는다.

(7) 대장암의 예방

식이섬유는 대장에서 변의 이동을 촉진하여 발암물질의 장벽 접촉시간을 줄이며, 또한 장내세균총을 변화시켜 발암물질의 생성을 억제한다.

2. 식이섬유의 섭취량과 급원

1) 식이섬유의 섭취량

식이섬유에 대한 공식적인 조사자료가 없어 추정 섭취량을 구한 결과를 보면, 과거에 비해 점차적인 감소현상을 보이고 있다. 성인의 섭취열량 1,000kcal당 평균 식이섬유 섭취량은 2001년도에 12.24g, 2005년도에 8.75~12.26g, 2007~2008년도에는 7.88~12.48g으로 나타났으며, 저연령층에서는 성인에 비해 훨씬 낮게 나타났다. 한국인의 식이섬유 섭취량의 지속적인 감소의 가장 큰 이유는 식생활 패턴의 서구화에 따른 동물성 식품의 섭취 증가와 정제식품 섭취 증가를 들 수 있다.

식이섬유의 기능을 고려하여 식이섬유의 섭취를 늘릴 수 있는 식생활 패턴의 변화가 요구되고 있는 상황이다. '한국인 영양섭취기준(2010년)' 에서는 성인의 식이섬유 충분섭취량을 남자 25g/일, 여자 20g/일로 제시하고 있다.

2) 식이섬유의 급원

식이섬유가 많은 식품은 곡류, 두류, 종실류, 채소류, 감자류, 해조류 등이 있다.

두류에는 식이섬유가 풍부하지만 대두를 가공한 두부에는 식이섬유가 포함되어 있지 않다. 반면에 두부의 가공과정에서 생성되는 콩비지에는 식이섬유가 다량 함유되어 있다. 야채류는 샐러드처럼 생으로 섭취하는 것도 좋지만 데치거나 무친 것 등이 다량으로 섭취하기 좋다.

식이섬유를 비교적 많이 섭취할 수 있는 식품은 곶감 70g에 7.56g, 톳나물 10g에 5.49g, 호밀빵 100g에 5.21g, 단밤 70g에 4.92g이다.

3장 ◆ 영양소의 작용의 요점

❶ 당질은 단당류, 이당류, 다당류로 분류된다. 식사로 섭취된 당질은 소화 · 흡수되어 주로 에너지원으로 이용된다.

❷ 과잉 섭취한 당질은 중성지방으로 체내에 축적된다.

❸ 단백질은 체구성성분이 될 뿐 아니라 소화 효소, 호르몬 등의 성분이 된다.

❹ 단백질의 영양가는 식품에 따라 다르다. 식물성 단백질은 일반적으로 영양가가 낮으나, 동물성 단백질과 함께 섭취함으로써 영양가가 높아진다.

❺ 지질은 주로 에너지원으로 이용된다. 인지질이나 당지질은 생체막의 구성성분이 될 뿐만 아니라 뇌조직에도 존재하며 생체기능의 유지를 돕는다.

❻ 비타민은 당질, 단백질, 지질의 대사를 원활하게 진행하기 위한 보조역할을 한다.

❼ 무기질은 골이나 치아 등 경조직의 주성분이 되며 단백질, 지질 등과 결합하여 장기나 근육 등 체구성성분이 된다. 또한 체액 중에 존재하며 삼투압이나 pH의 조절을 하고 있다.

제 IV 편

식생활과 식품

제 1 장 식생활과 건강

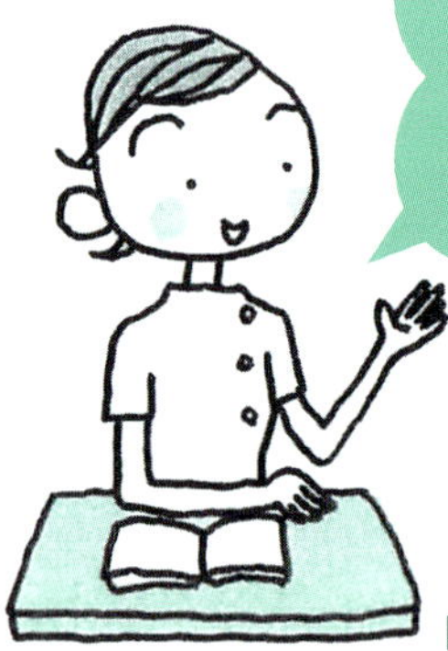

학습목표

❶ 식생활과 건강의 관련성에 대하여 파악하고, 건강의 유지 · 증진을 위한 영양 지도의 필요성에 대하여 이해한다.
❷ 건강증진을 위한 식생활 개선에 있어서 치과위생사로서의 역할을 이해한다.
❸ 생애주기별 식생활의 특징을 파악한다.

1 국민의 건강과 영양의 현 상황

1. 식생활의 변천

21세기의 건강증진에 있어서 국민 한사람 한사람이 바람직한 생활습관을 확립하기 위하여, 영양 · 운동 · 휴식의 세 가지를 주축으로 한 활동이 추진되고 있다. 이 중에서도 영양은 생명 유지에 불가결한 것이며, 생활을 영위하기 위한 식생활은 생활의 질과의 관계가 깊다고 할 수 있다.

우리나라에서는 저출산, 고령화의 급속한 진행과 핵가족화, 여성의 사회진출 등에 따른 라이프 스타일의 변화, 식품 가공기술의 진보와 콜드 체인 등의 유통기구의 발달, 식생활의 외부화(가공식품, 조리된 식품, 반조리식품, 외식 등)의 진전 등에 의하여 식생활은 크게 변화하고 있다. 즉 식생활의 개별화, 다양화, 복잡화가 진행되고 있는 상황이다.

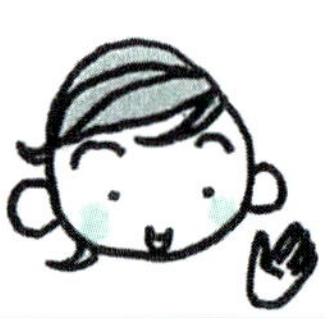

콜드 체인
식자재의 신선도를 유지하기 위하여 생식품을 저온 상태로 산지에서부터 소매업자, 소비자까지 유통시키는 방법으로 저온유통체계라고도 불린다. 이 유통방법에 의하여 생식품의 광범위 유통 및 장기간 보존이 가능해졌다.

2. 국민 영양의 현 상황과 과제

1) 국민 영양의 현 상황

(1) 영양소 섭취 상황

국민의 영양상태를 명확하게 하고, 식생활을 둘러싼 여러 가지 문제를 개선하기 위한 대책을 진행하는 것은 건강의 유지 · 증진 및 질병 예방을 도모하기 위하여 매우 중요하다.

국민 영양의 현 상황을 파악하기 위한 수단으로서 국민건강영양조사가 있다.

국민건강영양조사는 영양소 섭취 상황, 식품군별 섭취 상황, 식생활 상황, 신체 상황 등에 대하여 연차, 성별, 연령별 동향을 파악할 수 있다.

지난 20년간 국민 1인 1일 에너지 섭취량은 1,770~2,052kcal로 일정한 변화 추이는 나타나지 않았으며, 에너지 필요추정량 대비 섭취비율은 85~96.5%로 초과 섭취는 없으며, 2008년도 국민건강영양조사에서 에너지 평균 섭취량은 1,838kcal로 필요추정량 대비 에너지 섭취비율은 평균 89.0%였으며, 남자 93.5%, 여자 84.4%였다. 총 당류 섭취량은 2001~2007년 사이의 식품섭취량을 기초로 산출한 결과, 계절적인 차이는 있으나 40~60g이었으며, 연령별로 차이는 있었지만 9.4~19.5%로 섭취기준인 10~20% 범위 내에 있는 것으로 나타났다. 지질은 1969년 이래 꾸준히 증가하는 추세를 보이고 있지만 2005년 조사에서 20.3%E로 심각한 수준은 아니다. 단백질 섭취는 15.4%E이었으며, 이 중 동물성 단백질의 섭취율은 42%로 총 단백질 섭취량의 1/3을 훨씬 능가하고 있다. 65세 이상 노인의 경우는 10~25%가 평균 필요량 미만을 섭취하고 있었으나 에너지 적정비율이 낮지는 않았다. 이는 이들 집단에서의 총 에너지 섭취가 낮기 때문인 것으로 에너지 섭취를 늘리면 단백질 섭취부족은 해소될 것으로 보인다. 식이섬유 섭취량은 공식적으로 조사된 자료가 없으나 추정 섭취량을 보면 1969년 이래 전반적인 감소 경향을 보여 70년대 평균 12g/1,000kcal이던 것이 2008년도에는 9.77g/1,000kcal로 나타났다. 식이섬유 섭취량이 지속적인 감소 경향을 보이는 가장 큰 이유는 식생활 패턴의 서구화에 따른 쌀 및 채소류 소비량의 감소와 동물성 식품의 섭취 증가 및 정제식품의 섭취 증가를 들 수 있다. 나트륨 섭취량은 4,553mg으로 한국인 영양섭취기준에 대한 섭취비율이 324%로 과잉 섭취하고 있는 것으로 나타났다. 칼슘 섭취량은 431mg으로 전 국민이 매우 부족하게 섭취하고 있었으며, 인 섭취량은 1,066mg으로 권장량을 초과 섭취하고 있는 것으로 나타났다.

2) 국민 영양의 과제와 영양 지도의 필요성

오늘날 우리나라 국민 영양상 총 에너지 섭취에 있어서는 그다지 문제점이 없지만, 집단별로 영양의 불균형이 문제가 되고 있다.

(1) 아침 결식

아침 결식은 비타민이나 무기질이 부족해지는 경향 등 영양 균형 문제와 더불어 체력의 저하, 학업 성적에의 영향, 안절부절 못하는 것과 쉽게 흥분하는 것, 집중력 · 기억력의 저하 등에 관련된 연구 보고가 있다. 이처럼 바람직한 식습관 형성에 있어서 아침 식사는 지극히 중요한 것이다.

아침 결식의 배경으로는 올빼미형 생활습관, 야윈 몸을 지향하는 잘못된 다이어트, 혼자서 식사하는 고식, 중간식, 외식 등 식생활의 외부화에 의한 식사 시간과 식사 내용의 개별화 등을 들 수 있으며, 가정환경이나 사회환경 등의 변화가 크게 영향을 끼치고 있다.

일본에서는 어린이의 생활습관 만들기의 기본으로 '일찍 자고 일찍 일어나고 아침밥 먹기' 운동이 전개되고 있다.

(2) 젊은 여성의 저체중

저체중은 소식과 운동 부족 때문인 것으로 추측되며, 영양 부족에 의한 골량의 저하, 근육량의 저하, 장기적으로는 불임에의 영향, 저체중아 출산 등의 문제가 우려된다.

젊은 여성의 저체중에 관하여 일본의 경우 '2008년 국민건강영양조사'에서 BMI 18.5 미만의 저체중인 사람이 20대 22.5%, 30대 16.8%로 20년 전과 비교하여 약 2배 정도로 현저히 증가하고 있다. 또한 저체중은 사춘기 후반기에서 전반기로 저연령화되고 있으며, 또한 저체중임에도 불구하고 체중을 더욱 줄이려고 하는 사람이 특히 15~19세의 경우 41%나 된다고 보고하였다. 젊은 여성들의 저체중 지향 현상은 우리나라에서도 마찬가지이다. 이와 같이 사춘기 전반기부터 수많은 젊은 여성의 다이어트 행위는 적정체중과 이상체중과의 차이가 있다는 것이 동기부여가 되고 있다. 이러한 저체중의 문제는 대상자에게만 초점을 맞출 것이 아니라 사회적 지원을 통한 영양지도가 필요하다. 즉 학교 교육 프로그램에 다이어트 행동의 문제점과 이를 예방하기 위한 방법, 자기 신뢰를 높이고 자기 성장을 촉진하기 위한 헬스 카운슬링 등을 도입할 필요가 있다.

(3) 중장년의 비만

중장년층의 비만은 생활습관병의 중요한 위험요인이며, 이에 대한 예방은 지극히 중요한 과제이다. 최근 우리나라는 비만자가 점점 증가하는 추세이다.

과식이나 운동부족 등 바람직하지 못한 생활습관에 의하여 일어나는 내장지방의 축적이 대사증후군의 원인이 되고 있으며, 여기에 지질대사 이상, 고혈압, 내당능 저하 등이 겹칠 수 있다.

내장지방은 피하지방보다 대사가 활발히 이루어지기 때문에 감량하기 쉬운 반면, 요요현상 또한 일어나기 쉽다. 따라서 식사와 운동에 의한 규칙적인 생활습관의 확립이 필수적이다. 식사 및 운동습관과 함께 생활 전반에 걸쳐 바람직한 습관이 확립되어 있지 않은 경우 비만이 되기 쉽기 때문에, 치과위생사의 입장에서도 영양·식사 지도를 통해 비만 예방 및 해소에 도움을 줄 수 있는 부분이 많다고 할 수 있다.

2 바람직한 식생활

1. 식사구성안

영양섭취기준은 개인 및 집단이 자유로운 일상생활을 건강하게 유지할 수 있도록 적절한 영양소의 양을 정한 것이다. 영양섭취기준을 정하는 목적은 식사평가와 식사계획에 사용하기 위함이다.

식사평가는 식사섭취가 적절한지를 평가하는 것으로, 개인이나 집단의 영양문제를 진단하는 가장 기본적인 방법이다. 그러나 일반 사람들은 영양소를 섭취할 때 영양소가 아닌 식품의 형태로 섭취하게 되고, 각 식품은 여러 영양소를 서로 다른 비율로 함유하고 있다. 그러므로 일반인에게 영양섭취기준에 만족할 만한 식사를 제공할 수 있는 식품의 양과 종류를 선택하기 위한 기본 개념을 제공하는 것이 필요하다. 이에 따라 식사구성안이 고안되었다.

[표 IV-1-1] **식품군별 대표식품의 1인 1회 분량**

식품군	1인 1회 분량					
곡류	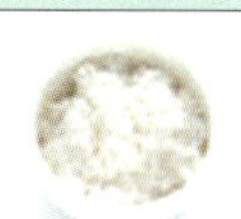 밥 1공기(210g)	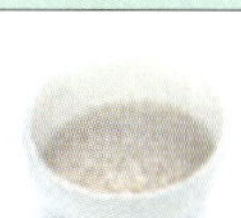 백미(90g)	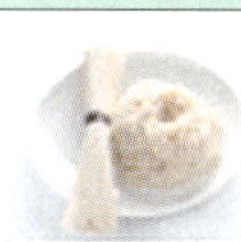 국수 1대접(건면 100g)	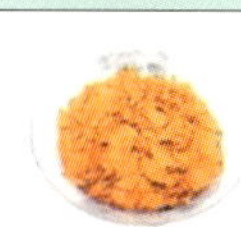 시리얼(90g)	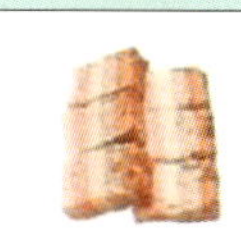 떡 2~3쪽(100g)	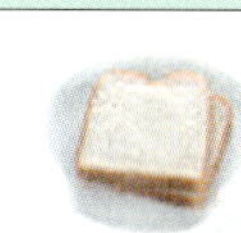 식빵 2~3쪽(100g)
고기 생선 계란 두류	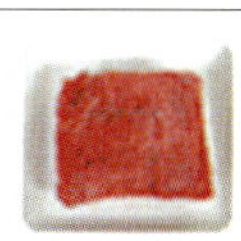 육류 1접시(생 60g)	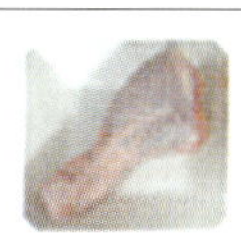 닭고기 1조각(생 60g)	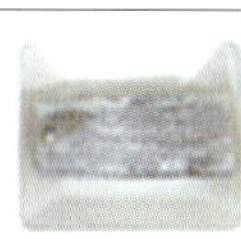 생선 1토막(생 60g)	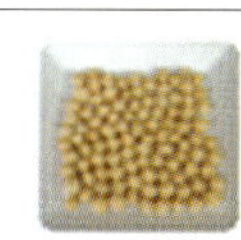 콩(20g)	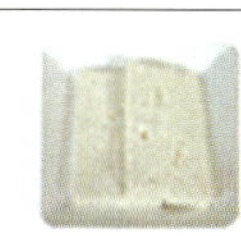 두부 2조각(80g)	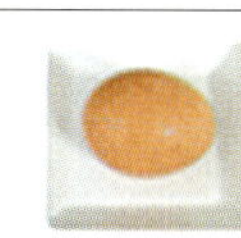 달걀 1개(60g)
채소류	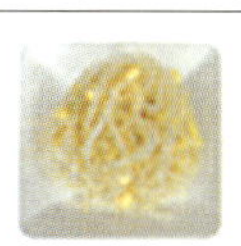 콩나물 1접시(생 70g)	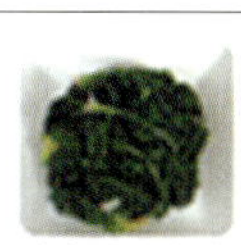 시금치나물 1접시(생 70g)	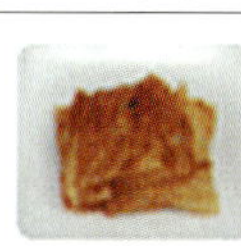 배추김치 1접시(생 40g)	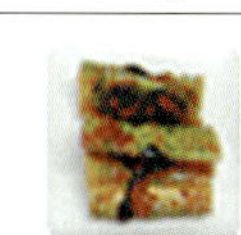 오이소박이 1접시(생 60g)	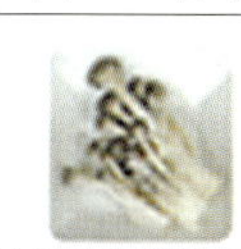 버섯 1접시(생 30g)	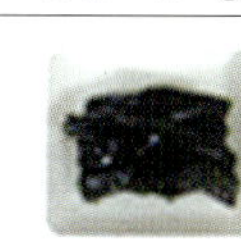 물미역 1접시(생 30g)
과일류	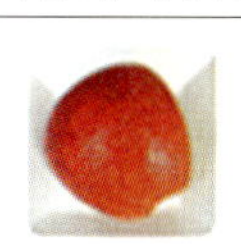 사과(중) 1/2개(100g)	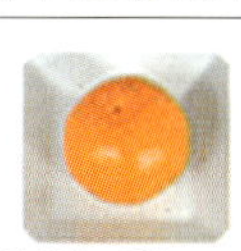 귤(중) 1개(100g)	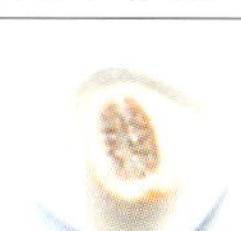 참외(중) 1/2개(200g)	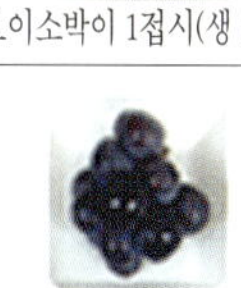 포도 1/3송이(100g)	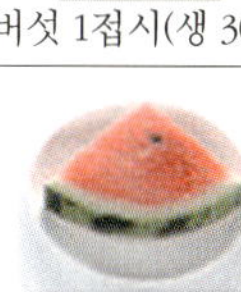 수박 1쪽(200g)	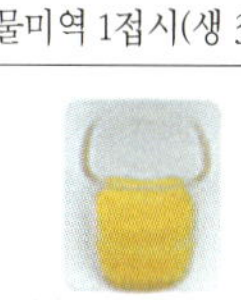 오렌지주스 1/2컵(100mL)
우유 유제품류	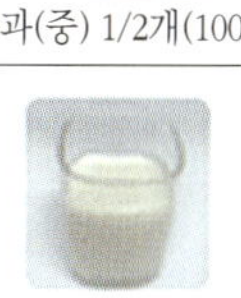 우유 1컵(200mL)	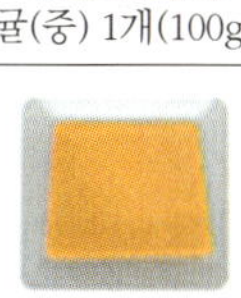 치즈 1장(20g)	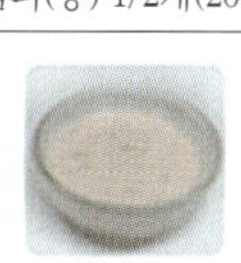 호상요구르트 1/2컵(100g)	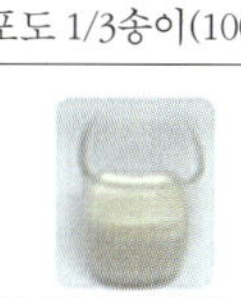 액상요구르트 3/4컵(150g)	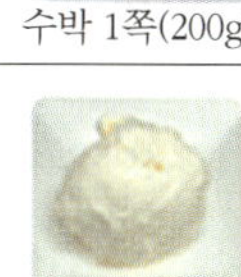 아이스크림 1/2컵(100g)	
유지 당류	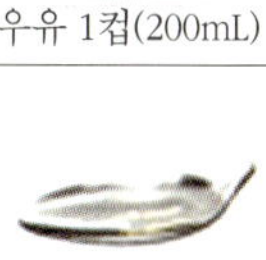 식용유 1작은술(5g)	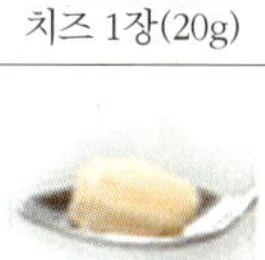 버터 1작은술(5g)	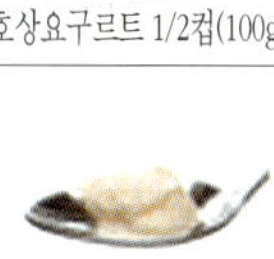 마요네즈 1작은술(5g)	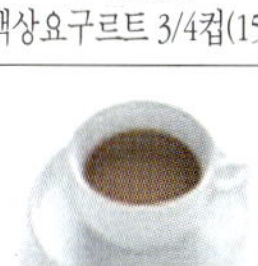 커피믹스 1회(12g)	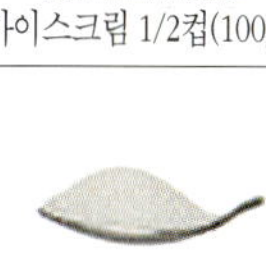 설탕 1큰술(10g)	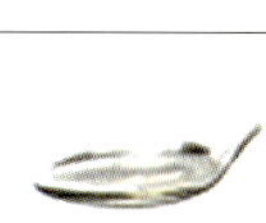 꿀 1큰술(10g)

* 식사구성안의 내용은 한국인 영양섭취기준(2010)의 내용을 인용하였음을 밝혀 둡니다.

식사구성안은 일반인에게 영양섭취기준에 만족할 만한 식사를 제공할 수 있도록 식품군별 대표 식품과 섭취 횟수를 이용하여 식사의 기본구성 개념을 설명한 것이다. 2010년도 한국인 영양섭취기준에서는 식품을 곡류, 고기 · 생선 · 계란 · 두류, 채소류, 과실류, 우유 · 유제품류, 유지 · 당류의 6개 군으로 나누고, 식품군별 대표 식품과 1인 1회 분량을 설정하고, 에너지 필요추정량을 참고로 하여 기준 에너지를 계산하였다(표 IV-1-1).

1) 식사구성안의 목표

- 식사구성안은 전반적인 건강을 염두에 두어야 한다.
- 식사구성안은 최근의 연구결과가 반영되어야 한다.
- 식사구성안은 전반적인 식생활에 대하여 권장된다.
- 식사구성안은 일반인들이 유용하게 사용할 수 있어야 한다.
- 식사구성안은 영양섭취 목표를 식생활에서 실용적으로 사용 가능하도록 한다.
- 식사구성안은 사용자의 미각이나 생활습관에 따라 대체가 용이해야 한다.

2) 식사모형(식품구성 자전거)

식사모형은 운동을 권장하기 위해 자전거 이미지를 사용하였고, 자전거 바퀴 모양을 이용하여 6개의 식품군에 권장 식사패턴의 섭취 횟수와 분량에 비례하도록 면적을 배분하고, 또 하나의 바퀴에 물잔 이미지를 삽입함으로써 수분의 중요성을 상징하였다. 이는 적절한 영양과 건강을 유지하기 위하여 권장 식사패턴을 기준으로 한 균형 잡힌 식사와 수분 섭취의 중요성을 의미하며, 적절한 운동을 통해 비만을 예방하자는

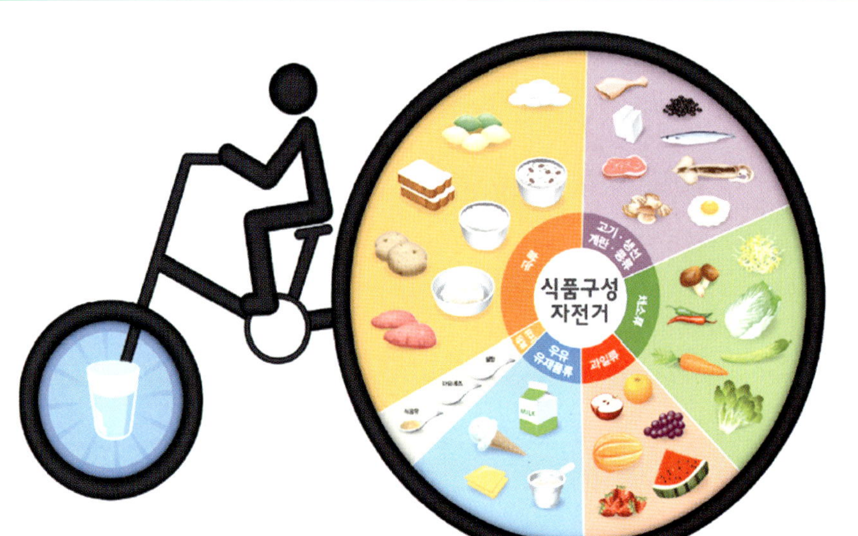

[그림 IV-1-1] 식품구성 자전거

메시지를 도식화한 것이다. 식사모형의 이름은 식품구성 자전거(Food balance wheels)로 하며, 식품군의 상징색은 미국 피라미드의 식품군 색과 동일하게 하여 국제적인 영양교육의 통일성에 기여하고자 하였다(그림 IV-1-1).

(1) 기본 개념

- 적절한 영양 및 건강 유지를 위한 한국인 영양섭취기준 충족
- 다양한 식품 섭취를 통한 균형 잡힌 식사
- 충분한 수분 섭취
- 적절한 운동을 통해 비만 예방

(2) 식품군 상징색

식품군의 색상은 미국의 MyPyramid가 널리 사용되고 있는 점을 고려하여 국제적인 영양 교육의 통일성을 줄 수 있도록 동일한 색을 선정하였다(표 IV-1-2)

[표 IV-1-2] 식품군 상징색

식품군	상징색
곡류	주황
고기 · 생선 · 계란 · 두류	보라
채소류	초록
과일류	빨강
우유 · 유제품류	파랑
유지 · 당류	노랑

(3) 면적 비율

자전거의 바퀴가 균형 잡힌 식사 구성을 나타낼 수 있도록 권장 식사패턴의 섭취 횟수를 사용하여 면적 비율을 계산하였다(표 IV-1-3). 가장 일반적인 2,000kcal 기준의 두 가지 식단을 사용하여 다음과 같은 방법으로 원의 면적 비율을 계산하였다.

[표 IV-1-3] 식품군별 면적 비율

식품군	2,000kcal(A, B타입)			
	권장 횟수	1회 분량	횟수×분량	면적 비율(%)
곡류	3.25	210	682.5	34
고기 · 생선 · 계란 · 두류	4	80	320	16
채소류	7	70	490	24
과일류	2	100	200	10
우유 · 유제품류	1.5	200	300	15
유지 · 당류	4	10	40	2
		총합	2,032.5	

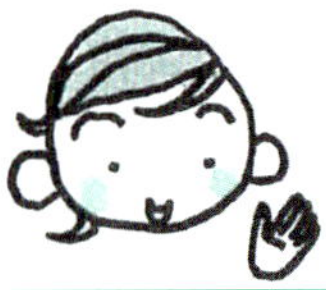

행사식
정월이나 절기, 춘분, 단오, 추석, 동지 등의 사계절의 행사, 의례나 축제 등의 행사 때의 식사를 말한다. 행사식이란 지역의 특산물이나 이를 살린 조리법 등이 이어져 내려온 문화적 특징이 있는 식사이다.

2. 식사 환경

식사 환경은 넓은 의미로는 식량의 공급과 유통 상황을 포함한 환경이며, 좁은 의미로는 식탁을 둘러싼 환경이다.

넓은 의미의 식사 환경에서는 우리나라의 식량 사정이나 유통구조의 과제에 대한 이해를 높이고, 국민 개개인의 식품 선택에 관하여 배려하기 위한 올바른 식생활 정보의 활용이 필요하다.

좁은 의미의 식사 환경은 식사 장소(가정 내의 식당, 외식 시의 레스토랑, 야외식 등), 식사 공간(공기 조정, 습도, 조명, 음향 등), 식사용 가구류(양식 또는 한식의 식탁, 식탁용 인테리어, 식탁보 등), 식기류, 식사시간, 식사유형(서서 먹기, 앉아서 먹기, 파티형 식사 등), 함께 식사하는 사람(가족, 직장 등의 지인, 친구 등)이라는 점에 유의하여 즐겁고 마음 따뜻해지는 식사를 하기 위한 분위기 조성과 더불어, 다양한 식사 환경에 적응할 수 있도록 식사 지도를 진행하는 것이 중요하다.

3. 식사 계획

바람직한 식습관을 형성하기 위해서는 일상의 식사 관리에 필요한 요소를 파악하고 식사 계획을 세우는 것이 중요하다. 이러한 일상식에 행사식이나 접대식을 조합함으로써 건강하고 풍부한 식사 계획을 세우는 것이 바람직하다.

1) 식단 작성

식단은 요리의 종류, 식자재, 양, 조리법 등의 계획이며, 레시피는 요리의 분량과 조리의 순서이다.

일상식의 식단을 작성할 경우에는 영양, 기호, 식비, 능률 등을 고려한다. 영양면에서는 식사를 하는 구성원의 식사섭취 기준에 맞추어 식품을 균형 있게 조합한다. 기호면에서는 좋아하는 식품이나 식습관을 배려하여 즐겁고 맛있게 먹을 수 있도록 한다. 음식물이 시장에 넘쳐나는 상황에서는 기호의 편중에 의해서 식품 선택 및 영양 균형이 흐트러지는 상황이 발생하기 쉽다. 기호는 식단 작성의 요소이기는 하지만 가장 중요한 항목은 아니라는 것을 염두에 두어야 한다. 일상식에서는 조리시간 등을 고려하여 능률적으로 조리를 할 필요가 있다. 조리는 비능률, 무리, 기복(항상 일정한 수준의 요리가 완성되도록)이 없는 것이 중요하다.

일본에서는 식생활과 건강 관련 기관들이 합의하여 바람직한 식생활을 위한 식생활 지침을 작성하여 활용하고 있다(표 IV-1-4).

2) 식품의 구입과 보존

식품의 구입을 계획적으로 하면 폐기나 잔반을 감소시킬 수 있다. 이를 위해서는 1

[표 IV-1-4] 식생활 지침

◆ 식사를 즐겁게
· 몸과 마음에 맛있는 식사를 맛보며 먹읍시다.
· 매일의 식사를 통해 건강 수명을 늘립시다.
· 가족과 타인과의 교류를 소중히 또한 식사 준비에 참여합시다.

◆ 하루의 식사 리듬에서 건강한 생활 리듬을
· 아침식사로 활발한 하루를 시작합시다.
· 야식이나 간식은 너무 먹지 않도록 주의합시다.
· 음주는 적당히 합시다.

◆ 주식, 주채, 부채를 기본으로, 식사의 균형을
· 다양한 식품을 조합합시다.
· 조리방법이 치우치지 않도록 합시다.
· 직접 만든 것과 외식과 가공식품, 조리식품을 적절한 비율로 조합합시다.

◆ 밥 등의 곡물류를 꼭
· 곡류는 매일 섭취하여 당질로부터 에너지 섭취를 적당하게 유지합시다.
· 우리의 기후, 풍토에 알맞은 쌀 등의 곡류를 제대로 활용합시다.

◆ 채소 · 과일, 우유 · 유제품, 두류, 생선 등도 조합하기
· 충분한 채소와 매일 과일, 비타민, 무기질, 식이섬유를 섭취합시다.
· 우유 · 유제품, 녹황색 채소, 두류, 작은 생선 등 칼슘을 충분하게 섭취합시다.

◆ 식염이나 지방은 낮추기
· 짠 음식은 적게, 식염은 하루 10g 미만으로 섭취합시다.
· 지방의 과잉 섭취를 피하고, 동물 · 식물 · 생선유의 지방을 균형있게 섭취합시다.
· 영양 성분표시를 보고 식품이나 외식 등을 선택하는 습관을 익힙시다.

◆ 적정 체중을 알고, 매일의 활동에 맞춘 식사를
· 살이 찐 것 같다고 느끼면 체중부터 측정합시다.
· 평소에도 의식적으로 운동을 합시다.
· 아름다움은 건강에서부터, 무리한 감량은 하지 않도록 합시다.
· 충분히 씹고, 천천히 먹도록 합시다.

◆ 음식 문화나 지역의 산물을 활용하여 때로는 새로운 요리도
· 지역의 산물이나 계절 소재를 이용함과 동시에, 행사식을 사이사이에, 자연의 은혜와 사계의 변화를 즐깁시다.
· 음식 문화를 소중히 하고 매일의 식생활에 활용합시다.
· 식재료에 관한 지식이나 요리기술을 익힙시다.
· 때로는 새로운 요리를 만들어 봅시다.

◆ 조리나 보존에 신경써 과소비나 폐기를 적게
· 많이 사기, 많이 조리하기를 피하여 남지 않도록 적당량을 염두에 둡시다.
· 소비기한이나 유통기한을 생각하여 이용합시다.
· 정기적으로 냉장고의 내용물이나 가정내의 식자재를 점검하고 식단을 조절합시다.

◆ 자신의 식생활을 다시 봅시다.
· 자신의 건강 목표를 만들고 식생활을 검증하는 습관을 들입시다.
· 가족이나 친구들과 식생활을 고려하거나 대화를 나누어 봅시다.
· 학교나 가정에서 식생활에 대한 정확한 이해와 바람직한 습관을 들입시다.
· 어릴 때부터 식생활을 소중히 합시다.

주일 정도를 기준으로 식단 작성과 식품 구입을 계획한다.

식품의 구입에 있어서는 신선도(유통기한, 소비기한 등), 안전(식품 첨가물, 유전자 조작 식품, 조류 인플루엔자 등), 맛 · 냄새, 가격, 외관(포장, 형태 등)을 확인한다. 식품에 관한 정보(표시)는 신선식품에는 명칭, 천연 · 양식, 보존방법, 원산지, 유통기한, 내용량 등이 있으며, 가공식품은 명칭, 원재료명, 첨가물, 내용량, 유통기한, 보존방법

또는 냉동식품 등의 표시가 있으므로 활용하는 것이 좋다.

안전한 식품관리의 일환으로 식품의 관리나 가공과정에서의 위생 · 안전관리 수준이 기준을 충족하였을 경우에 이를 인증하는 HACCP 마크를 부여한다. 식품 구입 시 HACCP 마크를 확인하는 것도 한 가지 방법이다.

식품의 보존은 부패나 변패(식품의 질의 저하)를 막고, 식품을 버리는 것 없이 완전 소비를 위하여 필요하다. 신선식품의 경우에는 보존기간이나 식품의 성질에 맞추어 냉장(3~7℃), 저온냉동(-3~1℃, 동결에 의한 단백질 변성이 일어나지 않는 온도), 냉동(-18℃ 이하)하는 것이 일반적이다. 식품의 보존방법으로는 오래 전부터 염장, 당장, 건조, 훈제, 발효 등이 이용되어 왔으나 여기에 통조림, 레토르트 파우치 포장, 냉동, 진공동결건조 등 보존기술이 발달함에 따라 식품의 질을 떨어뜨리지 않고 언제나 안정적인 식품의 사용이 가능해졌다.

3) 조리 계획

조리란 식품을 가공하고 요리를 만드는 과정으로, 식재료에 적합한 조리방법을 이용하는 것이며 영양성, 기호성, 기능성을 높이는 것으로 이어진다. 따라서 조리 계획은 이러한 조리 특성을 고려하여 조리 소재의 선택, 사전준비(세정, 침지, 절쇄, 각반, 혼합, 성형 등), 조리 조작(가열조리, 날조리, 복합조리), 장식방법에 이르기까지의 공정을 확립하는 것이다. 또한 조리와 더불어 안전성과 위생적인 측면에도 유의하여 계획을 세울 필요가 있다.

4) 장식과 배식

인간은 생명유지를 위해 공복을 채우는 식사를 함과 동시에, 미의식 등 정서적으로 얻을 수 있는 만족감에 따라 식욕을 증진시키고 소화 · 흡수율을 높일 수 있다. 장식에는 요리의 적절한 온도, 그릇에 담는 양, 색감, 요리에 맞는 식기의 선택 그리고 식

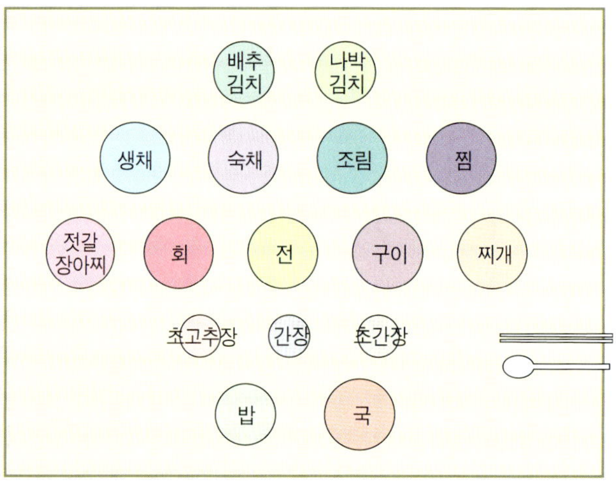

[그림 IV-1-2] 한식 반상의 예

사양식(서양식, 한식, 중화식, 일식 등)에 따른 식탁환경을 정리하도록 배려한다. 가령, 적색이나 황색 등 따뜻한 색은 식욕을 증가시킨다고 알려져 있으며, 녹색은 청량감, 차가운 색은 진정감, 검은색은 긴장감을 주는 등 요리에서 색채의 다양함은 먹는 즐거움과 적절한 식욕 증진을 유도한다.

배식은 한식 반상의 경우 상을 받는 사람 기준으로 맨 앞줄 왼쪽에 밥, 오른쪽에 국, 찌개는 국 뒤에 놓고 둘째 줄에는 종지에 간장, 초장, 초간장 등을 놓는다. 반찬들은 종지 뒷줄에 놓는데 장아찌나 젓갈류는 왼쪽, 중간에는 나물이나 생채 등 일상적인 찬을 놓고, 더운 구이, 찜이나 찌개 등은 오른쪽에 놓는다. 맨 뒷줄 가운데 김치류를 놓는데 국물이 있는 동치미나 나박김치는 오른쪽으로 놓고 수저는 국 뒤에 놓는다(그림 IV-1-2).

3 생애주기별 영양과 조리

1. 성장기의 영양과 조리의 특성

1) 영아기

현저한 신체 발육의 시기이며 체중은 출생 시의 거의 3배, 신장은 1.5배가 된다. 시각과 청각 등의 감각기능과 뇌 · 신경계도 급속히 발달한다. 따라서 이 성장과정에 필요한 에너지 및 각종 영양소를 섭취할 필요가 있다. 그러나 소화 · 흡수 능력이 미숙하기 때문에 기능 발달의 단계에 맞는 조리방법이 필수적이다.

이유식은 저작기능의 발달에 따라 빨아 먹는 유즙영양으로부터 씹어 먹는 고형영양으로 이행하게 되므로 각 단계의 기능이 충분히 훈련되어 획득될 때까지 조급해하지 않고 진행하는 것이 중요하다. 수유 · 이유기에는 지방 에너지 비율이 성인의 15~20%에 비하여 20~35%로 높다는 것이 특징이다. 이것은 모유나 우유 등의 유류에는 지방 에너지가 약 50% 포함된 고지방 식단이기 때문이다.

또한 이 시기에는 섭취기능의 발달을 돕기 위하여 '손으로 집어 먹는' 형식이 권장된다. 먹는다는 것은 눈으로 보고, 손으로 잡고, 입으로 옮기는 협조운동이며, 직접 먹는 의욕이나 먹는 즐거움을 체험하는 데 그 목표가 있다.

2) 유아기

영아기에 이어 심신의 성장 시기이며 특히 운동기능이 발달한다. 행동범위가 가정으로부터 어린이집, 유치원으로 넓어지며 운동량도 늘어나기 때문에 성장에 필요한 영양소 섭취와 더불어 활동에 필요한 에너지 또한 섭취해야 한다.

체중당 영양소량이 성인보다 많기 때문에 하루 영양배분은 4회로 하며, 그 중 1회는 약 10% 정도의 간식으로 한다. 성인과 같은 식단을 사용할 수 있지만, 조리는 유아를 배려하여 밥은 부드럽게, 채소나 고기 등의 덩어리는 자르거나 으깨어 잘게, 조미를 적게 하여 옅은 맛으로, 수분을 많게, 굽거나 튀긴 것은 표면이 딱딱해지므로 약하게, 향신료는 적게, 기름을 사용한 요리로 치우치지 않게 하는 등의 배려가 필요하다.

아이들이 간식으로 감미 식품이나 음료를 마시는 횟수는 연령 증가에 따라 감소한다.

바람직한 간식은 식사의 일부로 생각하여 3회의 식사로는 충분히 섭취할 수 없는 영양성분을 보충할 수 있는 내용으로 한다. 에너지, 칼슘, 철분, 비타민류를 보충할 수 있도록 유류, 두류, 감자류, 과일, 곡물(밥, 빵, 씨리얼)을 이용한다. 식사와 간식은 2시간 이상의 간격을 두도록 하고, 위장 내 체류시간이 짧은 식품이나 요리를 선택한다.

또한 유아기는 생활 리듬으로서 기상, 아침식사, 점심식사, 저녁식사, 취침의 규칙적인 생활습관이 형성되는 시기이며, 일생의 식사 리듬의 기초를 형성하는 시기이므로 세수, 식후 양치질, 식기 사용법 등 식사를 통한 예절을 가르친다.

3) 학령기

신체 발육에 있어서는 골격이나 근육이 증대하는 시기이다. 스캐몬의 발육곡선을 보면, 9~12세경에는 신경계의 발달이 완성기에 접어들며 체력이나 운동 능력 또한 증가한다. 내장기관의 기능도 발달하여 림프계(면역기능에 관련된 조직)는 성인의 2배에까지 달한다. 활발한 신체활동과 성장을 위하여 에너지, 단백질, 무기질, 비타민을 충분히 섭취할 필요가 있다. 기초대사 기준치는 18~29세 남성이 24.0kcal/kg인 것에 비해 6~7세 남아는 44.3kcal/kg로 약 1.8배에 달한다. 식욕도 증진되고, 아동이 직접 음식물을 선택할 기회도 많아짐에 따라 패스트 푸드로 치우치거나 식사시간이 불규칙해지곤 한다. 학령기부터는 아침 결식이 증가하거나, 비만이나 야윔의 문제가 현저해진다.

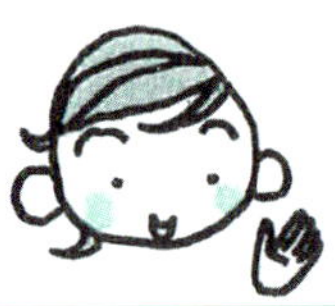

패스트 푸드(정크 푸드)
에너지는 높지만 비타민, 무기질, 식이섬유가 낮은 음식으로 햄버거나 스낵과자, 설탕이 많은 음료 등을 말한다.

학령기 식사교육의 목표는 자신의 식사 균형과 적정량에 대해 평가하고 개선할 수 있도록 하는 것이다. 가족이나 친구들과 식사 만들기나 준비를 즐기는 것을 예로 들 수 있다.

4) 사춘기

심신 성장의 폭풍기, 제2차 성징기인 사춘기는 영양 균형을 맞춘 식사를 하는 것이 중요하다. 불규칙한 생활과 정서불안(스트레스) 등에 의한 흡연, 음주, 약물 등의 문제 행동이나 비만과 야윔, 빈혈, 변비 등의 건강 문제도 일으키기 쉽다. 식생활상의 주의점은 다음과 같다.

① 에너지와 필수아미노산이 풍부한 단백질을 자신의 활동량에 맞게 섭취한다.
② 칼슘, 철분, 비타민류는 학령기 때보다 많이 섭취한다.
③ 1일 3식, 주식 + 주채 + 부채를 조합한 식사를 한다.
④ 외식이나 조리된 식품을 구입하는 경우에는 에너지나 지질을 과잉 섭취하지 않도록 영양 성분 표시를 확인한다.

⑤ 유제품 및 과일은 매일, 채소는 매 식사마다 섭취한다.
⑥ 과식 또는 편식을 하지 않는다.
⑦ 간식을 많이 먹지 않고, 유제품이나 과일을 섭취하도록 한다.
⑧ 식사 만들기를 통해서 적정량의 이해와 조리 기술을 익히는 것 등을 들 수 있다.

사춘기의 식사교육 목표는 다음을 들 수 있다.
① 자신의 신체 성장이나 몸 상태의 변화를 알고 식사 계획을 세울 수 있다.
② 같이 먹는 사람을 배려하면서 즐겁게 식사할 수 있다.
③ 자신에게 맞는 식생활을 실현한다.

2. 성인기의 영양과 조리의 특징

1) 성인기

성인기에는 심신 모두 성숙되어 사회적 · 개인적으로 충실한 반면에 체력의 저하가 나타나기 시작하는 시기이기도 하다. 업무 중심의 식생활에 있어서는 외식이나 결식, 불규칙한 식사, 과도한 음주, 과식 등의 문제가 나타날 수 있다.

성인기에는 건강한 식습관을 통해 생활습관병을 예방할 수 있는 식사를 하는 것이 중요하다. 그 기본은 적정 체중조절이다. 체중을 낮추고 싶은 경우에는 섭취 에너지량을 소비 에너지보다 적게 하면 되는 것이다. 체중 감량이 필요한 경우 에너지는 체중 1kg당 25kcal를 기준으로 한다. 평소 식단에서 30~35kcal를 기준으로 하는 에너지를 줄이면 영양소도 동시에 감소되기 때문에 단백질, 비타민, 무기질이 부족해지지 않도록 주의한다.

(1) 식사에 있어서 유의할 점

① 단백질, 지질, 당질의 에너지 비율은 7~20%, 15~25%, 55~70%를 기준으로 한다.
② 단백질은 필수아미노산을 포함하는 동물성 단백질을 45~50%로 한다.
③ 비타민, 무기질, 식이섬유원으로서 채소는 하루 350g을 기준으로 하며, 이 중 녹황색 채소를 120g으로 한다.
④ 유제품은 매일 섭취하며, 저지방을 선택한다.
⑤ 과일은 비타민이나 식이섬유원이 되기 때문에 매일 100g 정도를 기준으로 섭취한다.
⑥ 맛은 옅은 맛과 진한 맛의 요리를 섞어서 염분 섭취량을 줄이도록 한다.

(2) 건강을 지키기 위한 조리 방안

① 식재료나 조미료를 계량한다.
② 기름을 사용한 요리보다는 절인 것, 찐 것, 데친 것, 무친 것, 전자렌지 요리 등으로 한다.

③ 튀김은 신선한 기름으로 튀기면 기름기를 줄일 수 있다.
④ 기름을 너무 많이 사용하지 않도록 하고 볶는 것은 테프론 가공의 프라이팬을 사용한다.
⑤ 국이나 수분이 많은 요리(조림, 찌개, 스프 등)를 조합한다.
⑥ 잘 씹어 먹을 수 있도록 씹는 맛이 있는 음식(우엉, 무, 건어물 등) 또는 딱딱하게 한 요리를 조합한다.
⑦ 먹는 양을 알 수 있도록 큰 접시에 덜지 않고 1인용 접시에 담는다.
⑧ 식염을 적게 하기 위하여 식자재는 크게 자르고, 조미는 마지막에 하여 표면에 묻도록 한다. 향신료, 향미채소, 감귤류를 사용한다.
⑨ 외식 시에는 지방, 식염이 많은 요리를 섭취하기 쉽기 때문에 외식요리의 영양성분 표시를 확인하는 습관을 들이도록 한다.

(3) 바람직한 식습관을 위한 식사방법

① 저녁식사는 19시 이전에 한다.
② 잘 씹어서 천천히 먹는다.
③ 대화를 하면서 즐겁게 먹는다.
④ 간식은 음료 정도로 한다.
⑤ 식사를 건너뛰지 않는다.
⑥ 개선 가능한 것부터 시작하도록 한다.

2) 임신, 수유기

임신기에는 태아의 성장과 더불어 에너지 및 각종 영양소의 필요량이 증가한다.

적절한 식사 상황인지 아닌지의 기준으로 체중증가량이 있다. 임신 전의 체중이 BMI 18.5 미만의 저체중일 경우에는 9~12kg, 보통인 경우에는 7~12kg, BMI 25 이상의 비만인 경우에는 개별 대응을 하여 약 5kg의 증가가 적정이라고 판단되고 있다.

임신 전 및 초기에 특히 부족하지 않도록 섭취해야 하는 영양소는 엽산, 비타민 B_6, B_{12}, A 및 n-3계 불포화지방산이다. 엽산은 녹황색 채소를 비롯하여 곡류, 육류, 과일류, 두류 등 여러 가지 식품에 포함되기 때문에 엽산 섭취량은 식사 섭취기준을 충족하는 식사를 하면 영양 · 식품 균형은 거의 양호한 수준이 된다. 그러나 엽산의 섭취량을 증가시키는 것이 어렵기 때문에 임신 전 및 초기에는 영양 보충제로 보급하는 것이 권장된다.

임신 말기에는 한 번에 많은 식사를 할 수 없기 때문에 식사를 4회로 나누거나, 간식을 넣거나 한다. 임신의 식사 균형 가이드에서는 1일분의 공급량과 부가량이 표시되어 있으나, 양보다는 종류를 늘리는 것이 추천되고 있다.

수유기에는 유즙의 영양소 함유량에 영향을 미치는 영양소로서 지질, 비타민류, 망간, 요소, 셀레늄 등을 들 수 있다. 한편 단백질, 칼륨, 칼슘 등은 임산부의 식사 섭취나 체내 저장량과 관계없이 항상 일정하다. 유아의 발육에 필요한 모유분비가 가능하도록 임신에 의한 체중증가는 조금씩 감소시켜야 한다.

임신 수유기의 식사 유의점은 다음과 같다.

① 임신 전기의 입덧 시에는 태아가 필요로 하는 영양이 적기 때문에 무리하게 먹기보다는 식욕이 있을 때 기호에 따라서 소량씩 수회에 걸쳐 나누어 먹도록 하며, 차가운 음식이나 수분이 많은 과일을 섭취한다.
② 임신 말기의 임신 고혈압증후군의 경우, 에너지는 표준 체중당 30kcal 정도로 감량하고, 식염을 7~8g으로 제한한다.
③ 영양 보충제에 의존하지 말고 기본적으로 식사에서 영양 성분을 섭취한다.
④ 비타민이나 무기질은 많이 섭취할 필요가 있으므로 채소류, 유제품, 잔 생선, 해조류, 두류는 매일 섭취한다.
⑤ 단백질 식품은 과도하게 섭취하지 않도록 하며, n-3계 불포화지방산을 다량 포함하는 어류(등푸른생선)를 섭취한다.
⑥ 간식은 단 것에 치우치지 말고 곡류, 감자류, 유제품, 과일을 섭취하도록 한다.
⑦ 1주일 정도의 식사 계획을 세워 주기적인 메뉴화를 하는 것이 좋다. 또한 임신을 계기로 식사의 폭을 넓혀 뭐든지 먹을 수 있도록 한다.
⑧ 임신기의 치아우식은 칼슘 부족보다는 식후의 잇솔질이나 치석 제거가 불충분한 경우가 많기 때문에 구강 관리가 반드시 필요하다.

3. 고령기의 영양과 조리의 특성

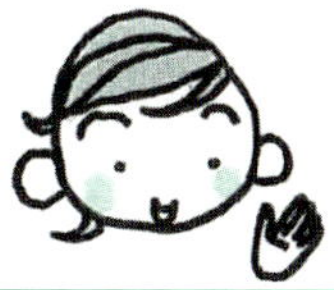

사이클 메뉴(주기적 메뉴)
영양, 기호, 위생, 식비 등의 균형과 반복되는 리듬을 조합한 메뉴를 목적으로 10일 단위나 5주간 단위 등으로 완성도가 높은 메뉴를 작성하여 이 메뉴를 반복하여 사용하는 것을 말한다.

고령기에는 연령증가에 따라 신체 기능이 저하되고 소화·흡수 대사의 변화, 기호·미각의 변화에 의해서 총 섭취량이 저하되기 때문에 각종 영양성분이 부족하기 쉽다. 또한 치아의 결손, 의치의 부적합, 치주병 등에 의한 저작력의 저하도 저영양상태를 초래하는 원인 중 하나이다.

고령기에는 기초대사량이나 활동량이 감소하기 때문에 에너지 필요량이 감소하지만 필수아미노산, 필수지방산, 비타민, 무기질의 필요량은 감소하지 않는다. 후기 고령자(75세 이상)의 경우에는 저영양상태가 되지 않도록 다음 사항을 지키도록 한다.

① 규칙적인 시간에 먹고, 식사 리듬을 유지할 것
② 부식(주채, 부채)부터 먹을 것
③ 식사를 즐길 것
④ 간식을 잘 활용할 것

권장되는 조리 방법은 다음과 같다.

① 끓인 것이나 국물 요리가 바람직하나 식염을 너무 섭취하지 않도록 맛은 옅게 한다.
② 아미노산 조성이 좋은 단백질원으로서 닭가슴살이나 어패류를 끓이거나 쪄서 섭취한다.

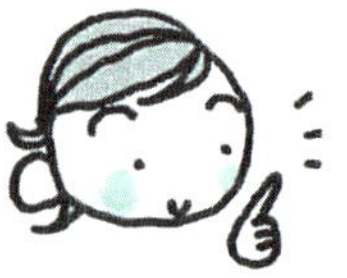

저작곤란자
입 주변의 근육이 약해짐으로써 씹는 동작이 곤란해진다. 또한 치아가 빠진 상태나 의치를 장착하고 있을 경우, 음식물을 씹어 으깨는 것이 힘들어진다. 이처럼 씹는 것을 제대로 할 수 없는 상태를 저작곤란 또는 저작불량이라고 하며 이러한 상태인 사람을 저작곤란자라고 한다.

연하곤란자
음식물을 삼키기 어렵거나, 삼킬 때 사레가 들리거나, 삼킨 것이 식도나 가슴 언저리에 막히는 상태를 연하곤란이라고 한다. 연하곤란자는 입으로 들어간 음식물이 인후로 보내져, 연하운동에 의하여 식도로 보내지고, 식도의 연동운동에 의하여 위로 보내지는 과정까지의 연하가 곤란한 상태인 사람을 가리킨다.

③ 튀긴 것이나 볶은 것은 먹기 힘들기 때문에－필수 지방산이 부족하지 않도록－ 볶은 후 끓인 것이나 스튜 등으로 섭취한다.
④ 채소는 먹기 좋은 크기로 잘라 데쳐서 매일 섭취하도록 한다.
⑤ 우유는 저지방우유나 유당을 낮춘 우유를 섭취한다.
⑥ 수분 섭취를 자주 한다.
⑦ 간식으로는 감자류, 유제품, 과일류 등을 섭취한다.

고령자는 만성 변비에 걸리기 쉽기 때문에 식이섬유를 많이 포함하는 채소를 부드럽게 찌거나 끓이거나 하여 먹기 쉬운 형태로 많이 섭취하도록 한다. 과일의 신맛이나 수용성 식이섬유는 변통을 촉진하므로 과일을 매일 섭취하도록 한다.

1) 저작의 중요성

저작이란 음식물을 씹고 자르고 잘게 부수어 타액과 혼합하여 식괴를 만들어 삼키기 쉬운 크기와 굳기로 만드는 것이다.

저작은 음식물의 소화 · 흡수를 돕는 것과 더불어 씹는 자극을 통해 혈액순환을 돕고, 음식물 속의 이물질 발견에 도움이 되며, 식괴를 만들어 연하를 돕고, 미각을 자극하여 타액 분비를 촉진함으로써 타액 내에서 항균 · 살균작용을 하는 락토페린이나 라이소자임 등에 의하여 구강위생을 유지하는 등 여러 가지 작용을 한다.

일반적으로 음식물의 형태가 부드러워지기 때문에 저작능력이나 저작횟수가 감소하고 있으나, 한입마다 30회 씹기가 장려되고 있다. 고령자는 저작 1회당 근활동량이

COFFEE BREAK

영양공급법

저작, 연하, 소화관의 작용 등의 상태에 의하여 통상적인 식사를 할 수 없는 경우에 이루어지는 영양공급 방법이다. '경구영양법' 은 저작이나 연하를 할 수 있는 경우에 선택된다. 식품만으로는 필요한 영양성분이 충족되지 않을 경우에 반소화상태 영양식품(제), 소화상태 영양제나 성분영양제 등을 조합한다. '경관영양법' 은 소화관은 정상으로 기능하지만 음식물을 위나 장으로 운반하는 것이 곤란한 경우에 튜브를 통한 영양을 섭취하는 방식으로, 경비법(단기) 또는 경루공법(장기)이 이용된다. '경정맥 영양법' 은 소화관이 기능하지 않는 경우에 정맥으로 영양을 투입하는 방법으로, 말초정맥영양법(2주 이내) 또는 중심정맥영양법(2주 이상)을 선택한다.

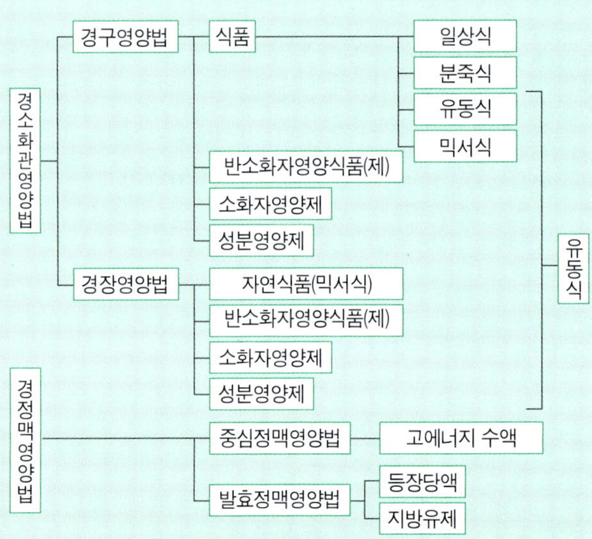

영양공급방법

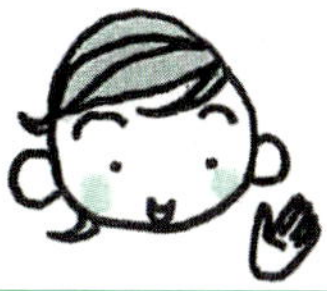

졸(sol)
콜로이드라고 한다. 고체 분산질은 풀, 계란 흰자 등, 액체분산질은 우유, 마요네즈 등이다.

겔(gel)
고분자의 분산질로 점성이 높은 상태의 것. 즉 용액 속의 콜로이드 입자가 유동성을 잃고 약간의 탄성과 견고성을 가진 고체나 반고체의 상태로 굳어진 물질이다. 식품으로는 한천, 젤라틴, 두부, 연두부 등이 있다.

낮기 때문에 저작횟수는 젊은 사람보다 더 많아지는 것이 특징이다. 천천히 시간을 들여서 먹도록 한다.

저작하기 쉽도록 요리하는 방법은 다음과 같다.

① 먹기 쉽게 씹기 좋은 크기로 자른다.
② 충분히 가열하여 섬유를 풀어 주어 부드럽게 한다.
③ 육류는 갈거나 잘게 자른다. 으깬 고기는 걸쭉하게 만들어 준다.
④ 조리법은 굽거나 볶는 것보다 끓이거나 찌는 쪽이 조직에 닿는 느낌이 좋아진다.
⑤ 면류는 짧게 자른 후 데치거나 끓인다.
⑥ 감자류, 호박 등의 전분이 많은 식재료는 국물이 많게 한다.
⑦ 단단한 과일류는 설탕절임 등으로 만든다.

2) 연하곤란에 대한 대응

연하란 식괴를 구강에서 인후까지 보내는 과정과 식괴를 인후에서 식도로 보내는 과정을 말한다.

음식물을 인후로 보내기 위해서는 식괴로 만들기 쉬운 부드럽고 균질한 형태로 조리하는 것이 적절하다. 식도로 보내기 위해서는 수분이 많은 음식물의 경우 점성이 있는 것, 단단한 음식물의 경우 미끄러지기 쉬운 덩어리로 만듦으로써 목넘김이 쉽도록 조리한다.

식재료에 있어서는 식괴가 형성되기 어렵거나 구강에서 인후로 보내기 힘든 것 등 연하하기 힘든 음식물과 연하하기 쉬운 음식물이 있다(표 IV-1-5, 6). 식괴로 뭉치지

[표 IV-1-5] **연하하기 어려운 식품**

연하하기 어려운 식품의 예	특징
물, 차	매끄러운 것은 잘못 삼키기 쉽다.
곤약, 어묵, 오징어, 문어, 닭고기, 두꺼운 고기	점도나 탄력이 큰 것은 잘게 분쇄하기가 힘들어 삼키기 어렵다.
연근, 우엉, 죽순, 표고버섯, 땅콩, 참깨, 전병	씹기에 단단하거나 너무 작아서 분쇄하기 힘든 것은 식괴 형성이 어렵다.
미역, 김, 웨하스, 떡, 새알심	수분이 적은 것, 점도가 높은 것은 치아와 입천장에 달라붙기 쉽다.
빵, 카스테라, 군고구마	입 안에서 부서지는 것은 목넘김이 쉽지 않다.
간 고기, 비지	잘 부서지는 것은 식괴 형성이 어렵다.
생 채소, 근채류, 채소 줄기	섬유질이 많은 것은 씹기가 힘들다.

[표 IV-1-6] **연하하기 쉬운 식품**

연하하기 쉬운 식품의 예	특징
푸딩, 무스,	적당한 점도를 가지고 식괴를 생성하기 쉬운 것
젤리, 요구르트, 크림스프, 달걀두부	성상이 균일하고 부드러운 것
생선살(간 것), 스튜,	부드럽고 적당한 수분을 포함하여 씹기 쉬운 것
아이스크림, 샤베트	차갑고 목넘김이 좋은 것

않으면 잘못 넘어가기 쉽다. 또한 수분이 많으면 식괴가 형성되기 어렵기 때문에 점성을 줄 필요가 있다. 즉 연하를 쉽게 하기 위해서는 졸 또는 겔 상태로 만든다. 점도가 높으면 목넘김이 힘들고 목이나 입천장에 달라붙기 때문에 적당한 점도로 조정한다. 고령자는 수분 공급이 중요하지만 매끄러운 물이나 차 등은 잘못 삼키기 쉬우므로 점도를 주어야 한다.

1장 ◆ 식생활과 건강의 요점

❶ 건강의 유지 및 증진을 위해서는 적정 체중을 유지하기 위한 에너지 섭취량, 포화지방산이나 나트륨의 과잉 섭취 및 칼슘, 칼륨, 식이섬유, 비타민류의 섭취 부족에 유의한 식생활에 대하여 영양지도를 할 필요가 있다.

❷ 균형잡힌 식생활을 위하여 식품구성 자전거의 식품군을 잘 조합하여 섭취하도록 한다.

❸ 바람직한 식습관으로 규칙적인 식사(식사시간, 결식하지 않기, 간식이나 야식을 너무 먹지 않기, 폭음·폭식하지 않기), 편식하지 않기, 잘 씹어먹기, 양치하기 등을 들 수 있다.

❹ 영아기에는 유즙영양에서 고형영양으로 이행하기 때문에 저작기능의 발달에 따른 이유식의 진행이 중요하다.

❺ 유아기는 일생 동안 식습관의 기초를 형성하는 시기이다.

❻ 학령기는 자신의 식사 균형이나 적정량에 대하여 평가하고 개선할 수 있도록 하는 시기이다.

❼ 사춘기는 자신의 신체 성장이나 변화를 알고, 식사 계획을 할 수 있도록 하는 시기이다.

❽ 성인기는 생활습관병 예방을 위한 식사관리를 할 수 있도록 한다.

❾ 고령기에는 저작기능이나 연하곤란에 적절히 대응하여 저영양상태가 되지 않도록 한다.

제 2 장 음식물과 건강

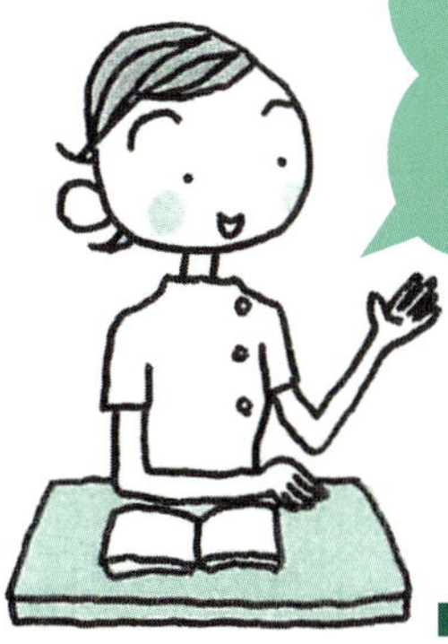

학습목표

❶ 식품의 세 가지 기능성(영양, 기호 · 감각, 생체 조절)에 대한 이해를 높인다.
❷ 건강 만들기를 위한 식사 계획의 진행방법에 관하여 학습한다.
❸ 식품의 특성을 맛 요인, 물성 · 텍스처 등으로부터 이해한다.

1 식품의 성분과 분류

식품에는 1차 기능(영양기능), 2차 기능(기호 · 감각기능), 3차 기능(생체 조절기능)의 세 가지 역할이 있다. 식품에 포함된 영양성분의 체내에서의 역할을 알고, 맛 요인으로서의 기호성을 고려하되, 감각기능(색, 맛, 향, 식감), 생체 조절기능에 의한 면역계의 증강, 장내세균총의 조절, 혈압이나 콜레스테롤 조절 등 질병의 예방이나 개선에 도움이 되도록 한다. 이를 위해서는 식품마다 포함되는 세 가지 기능성의 특징을 알고 식품을 균형있게 섭취하는 것이 건강의 유지 · 증진에 필수적이다.

1. 식품 성분표

우리가 먹는 식품에 포함된 영양소를 수록한 책을 「식품성분표」라고 하며 식품성분표는 국가식품수급계획의 수립 및 국민영양조사를 통한 국민건강증진을 위한 국가영양계획수립에 필요한 자료이므로 세계 각국이 자기 나라의 실정에 맞는 「식품성분표」를 가지고 있다. 식품성분표는 식품 · 영양학적인 면에서 매우 중요한 기초자료가 되며, 행정적으로 국민영양조사, 식생활 지침 제시, 국가 영양정책 입안 및 수행 등에 사용되며, 이 밖에도 임상연구, 역학연구, 식사요법, 식단작성, 식품개발, 영양교육, 환자교육 등 인체 영양 분야에서 기초 자료로 사용되고 있다.

우리나라 식품성분표는 1970년 농촌진흥청에서 초판이 발간된 이후 5년 주기로 개정판이 발간되었으며, 초판의 476종 13성분에서 2006년 「제7개정판」에는 새롭게 육성된 신품종 식품과 주요 상용식품의 품종별 성분이 포함된 2,505종 18성분으로 양적 · 질적인 보완이 이루어졌다.

[표 IV-2-1] 식품성분표에 수록된 식품군별 식품수(2006년 제7개정)

식품군	식품수
곡류 및 그 제품	276
감자류 및 전분류	44
당류 및 그 제품	52
두류 및 그 제품	47
종실류 및 그 제품(견과류)	80
채소류	422
버섯류	52
과실류	171
육류 및 그 제품	238
난류	19
식용충류	-
어패류	664
해조류	64
유류 및 그 제품	45
유지류	34
음료 및 주류	99
조미료류	72
조리가공식품류	81
기타	48
합계	2,505

[표 IV-2-2] 식품성분표의 분석 성분(2006년 제7개정)

수록 내용	수록 식품수
〈제1편 desightimesp = 490 designtimesp = 18422〉	
일반성분, 무기질, 비타민	2,505
〈제2편 designtimesp = 547 designtimesp = 18479〉	
아미노산	749
지방산	568
콜레스테롤	296
비타민 E	949
비타민 D	766
식이섬유	286
미량성분 (구리 등 9 성분)	905

식품 선택 시 사진과 조리법 등이 기재되어 있는 성분표도 있기 때문에 잘 활용하는 것이 필요하다.

가공식품이나 외식의 경우에는 영양성분 표시가 있는 것을 선택하도록 하고, 적정 영양소 등의 섭취 상황에 대한 평가에 활용할 수 있도록 한다.

2. 식사 계획에 이용하는 식품 분류

식품군은 균형 잡힌 식사를 하기 위해서 식품을 영양상 특징에 따라 분류한 것이다. 일상적으로 자주 섭취하는 식품의 사용빈도가 높기 때문에 영양의 치우침이 없도록 매일 식품군을 조합하여 섭취해야 한다.

매일의 식단 작성에는 다음과 같이 활용하는 것이 좋다.

(1) 요리의 조합은 주식 + 주채 + 부채로 한다.

곡류에서 1품, 육류에서 1품, 채소와 과일에서 2품의 요리를 조합한다. 곡류는 에너지원으로서 총에너지필요량의 60%는 섭취할 수 있도록 한다. 이에 따라 밥은 적어도 하루 다섯 그릇(작은 그릇)을 기준으로 한다.

(2) 요리는 주식, 부채, 주채의 순으로 정한다.

채소를 충분히 섭취할 수 있으면 영양 균형이 좋아지기 때문에 섭취하기 쉬운 주채요리보다는 채소요리를 우선하여 식단을 짜도록 한다. 채소요리 1, 2품을 결정하고, 이에 맞는 주채요리를 선택하여 조합하도록 한다.

(3) 지질이 많아지지 않도록 한다.

육류는 지방이 적은 부위를 고른다. 닭고기의 껍질에는 지방이 많이 포함되어 있는 것에 유의한다. 또한 유지가 많아지지 않도록 기름을 사용한 요리는 1일 5품 이하로 한다. 기름을 사용한 요리에는 튀김, 볶은 것 외에도 카레라이스나 스튜 등의 루 요리, 유지계 조미료를 사용한 샐러드류, 버터나 마가린을 사용한 토스트 등이 포함된다.

(4) 유제품과 과일류를 매일 섭취하도록 한다.

유제품이나 과일은 요리의 식재료로서 매일 사용하는 것이 힘들기 때문에 간식으로 보충하도록 한다.

(5) 식염이 많아지지 않도록 고려한다.

한식 요리는 끓이고 삶고 찌는 등 수계조리법이 중심이 되기 때문에 조미료로 식염, 간장, 된장 등을 사용하고, 또한 전통적인 보존방법인 절임, 조림, 건어물 등도 염장이므로 염분이 많아지기 쉽다.

한국인의 식단에는 찌개나 국이 포함되는 경우가 많은데 1일 3회 모두 국을 추가하면 식염은 목표량을 넘어서게 된다. 우려낸 국물에 의한 맛 또는 향신료, 향미채소를 이용한 옅은 맛의 요리, 기름을 사용한 요리와의 조합으로 염분 섭취를 조절한다.

(6) 주중, 주말, 행사식으로 변화를 준다.

일상생활의 식사는 시간을 들이지 않고 에너지 및 영양소의 과부족이나 다양한 종류의 식품을 섭취하고 있는지를 중시한다. 그러나 식사에 변화를 주기 위해서 주말에는 주채를 한 가지 늘린다거나 행사식(생일, 설날, 어린이 날, 추석, 크리스마스 등)을 넣어 변화를 준다.

2 음식물의 물성

1. 음식물의 맛

맛은 감정어로 표현되는데 이는 음식물과 먹는 사람의 관계에 의하여 성립하는 것이며, 이러한 맛에 있어서는 물리적 · 화학적인 자극의 효과에 대해 객관적으로 평가하는 것뿐만 아니라, 먹는 환경(계절, 기온, 공간 등)이나 심리적 · 생리적인 측면(분위기, 건강상태, 공복상태 등)에 따라 주관적으로 평가하는 시점이 중요하다.

신체적 측면에서 보면, 오감 중 후각이나 미각은 화학물질인 냄새 또는 맛이 자극되어 생성되는 화학적 감각이라고 알려져 있다. 음식물을 보거나(시각), 씹는 소리를 듣거나(청각), 온도나 혀에 닿는 느낌 등 음식물과의 접촉(촉각)은 물리적인 자극에 의하여 생성되는 감각이다. 또한 신체 상태에 따라서도 맛을 느끼는 정도가 변화된다는 것이 알려져 있다. 공복 시에는 시상하부 외측의 섭취중추가 작용하여 식욕을 일으키고, 동시에 뇌 내의 쾌감물질인 도파민이 분비되어 맛이 증폭된다. 피곤할 때는 신체의 필요에 따라 단 것(포도당)이나 신 것(구연산이나 아스코르빈산)이 맛있게 느껴지는 것으로 알려져 있다.

맛의 구성요소로 '씹는 것' (치아에 닿는 느낌, 씹는 소리, 씹는 맛 등)도 들 수 있다. 저작에 의하여 타액과 음식물의 화학성분이 섞여 미뢰의 맛세포를 자극하는 것에 의하여 미각효과가 증가하고 씹을수록 맛이 촉진되는 것이다. 곡류는 천천히 시간을 들여 씹을수록 타액의 전분 분해효소인 아밀라아제의 작용에 의해 달고 맛있어진다.

1) 다섯 가지 기본 맛

1916년에 독일의 심리학자 Henning이 제창한 맛의 사면체설은 '단맛', '짠맛', '신맛', '쓴맛' 등 네 가지 맛의 적당한 조합에 의하여 모든 맛을 만들 수 있다는 것이었다. 여기에 '감칠맛' 이 더해져 다섯 가지 기본 맛이라고 한다(그림 IV-2-1). 감칠맛은 혼합맛이 아니며 네 가지의 맛과는 다른 맛으로 고려된다.

미각세포의 표면막에서 이 다섯 가지 기본 맛의 수용체 단백질이 확인되었다. 기본 맛의 화학물질은 단맛에는 당질(자당, 포도당, 과당 등), 아미노산(글리신, 알라닌 등), 펩티드(아스파탐 등)가 있으며, 짠맛에는 식염 나트륨 등, 신맛에는 유기산(구연산, 젖산, 아세트산 등), 쓴맛에는 알칼로이드(키니네, 니코틴, 카페인 등)나 아미노산(발린, 로이신, 트립토판 등), 감칠맛에는 아미노산 계열의 L-글루타민산, L-아스파라긴산이나 핵산계의 이노신산 나트륨, 구아닐산 나트륨, 아데닐산 나트륨 등이 있다.

다섯 가지의 맛 외에도 떫은맛(탄닌산 등), 매운맛(캡사이신, 피벨린, 진게론 등),

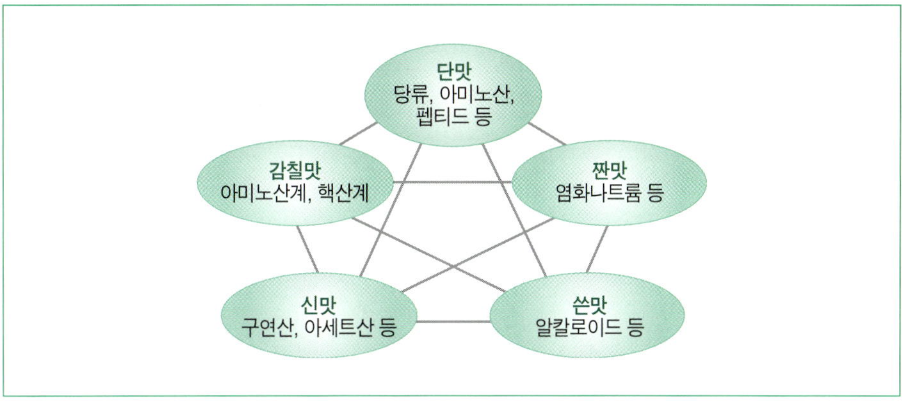

[그림 IV-2-1] 다섯 가지 기본 맛

아린맛(호모겐티딘산 등), 금속맛(철, 금 등) 등이 있다.

2) 맛의 상호작용

음식물의 맛은 각종 성분이 복합적으로 조합되어 있으므로 상호작용이 생기게 된다.

(1) 대비효과

동시에 두 종류의 맛 물질을 조합하면 한쪽 맛이 더 강하게 느껴진다. 우려낸 국물에 소금을 넣은 것과 안 넣은 것을 비교하면, 소금을 넣은 쪽이 더 감칠맛이 강하게 느껴진다.

(2) 상승효과

같은 맛 물질이되 종류가 다른 것을 조합하면 서로의 맛이 강해진다. 카츠오 국물(이노신산)과 다시마 국물(글루타민산)을 혼합하면 감칠맛이 더욱 높아진다.

(3) 억제효과

동시에 두 가지 맛 물질을 조합하면 한쪽 맛이 약해진다. 레몬수에 설탕을 넣으면 신맛이 약해진다.

(4) 변조효과

먼저 먹은 맛 물질의 영향에 의하여 나중에 먹은 것의 맛이 다르게 느껴진다. 달콤한 과자를 먹은 뒤에 과일을 먹으면 신맛을 강하게 느끼게 된다.

3) 음식물의 맛이나 영양과 관련된 효소

음식물에는 효소활성이 함유되어 있어 맛이나 영양에 관여한다.

① 색의 변화 : 폴리페놀옥시다아제, 티로시나아제(갈변).

가열 처리에 의하여 효소를 불활성화시키거나 옥시다아제의 저해제인 소금이나 유기산(구연산, 아스코르빈산)에 넣어 두면 방지할 수 있다.

② 향의 생성 : 미로시나아제(무나 산채의 매운맛)

③ 맛의 변화 : 아밀라아제(전분의 분해), 프로테아제(단백질의 분해), 리파아제(지질의 분해), 뉴클레오티다아제(핵산의 분해)

④ 텍스처의 변화 : 펙틴 분해효소

⑤ 영양소의 변화 : 티아미나아제(비타민 B_1의 분해), 아스코르빈산옥시다아제(비타민 C의 산화)

2. 식품의 물성 · 텍스처

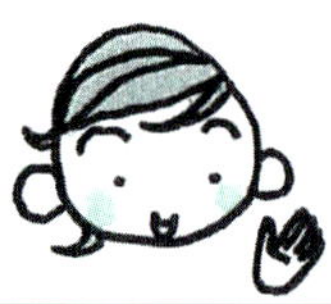

느끼함
지질을 많이 포함하는 음식물의 맛의 느낌을 말한다. 느끼함은 맛보다는 장기 기억에 남기 쉽다고 알려져 있다.

파단응력
음식물이 압축에 의하여 파단될 때까지의 단위면적당 응력을 말한다.

물성 · 텍스처(감촉, 식감)는 식품의 물리적 성질에 의한 평가이다. 식품 분야에 있어서 텍스처란 경도, 푸석함, 점착성, 부착성 외에 구강 내에서의 촉감, 식괴의 체적(음식물 덩어리의 크기)에 의한 응집성, 껌성, 저작성, 느끼함 등이 포함된다. 텍스처는 화학적인 맛과 함께 맛과 밀접하게 관련된 요인이다.

치아에 닿는 느낌이나 씹히는 느낌이라는 식감은 치근막에 있는 삼차신경의 감각신경이 민감하게 반응하여 중추신경에 전달되고, 이를 통해 씹는 강도와 속도, 음식물의 형태와 강도 등을 판단하여 음식물에 알맞은 저작을 하게 된다.

식품의 텍스처를 측정하는 경도는 파단응력과 거의 대응한다. 파단 에너지는 씹힘성이 있는 것일수록 크며, 푸석한 것일수록 작다. 부착성은 식품의 점성을 나타내며, 치아나 구강 등에 부착한 식품을 떼어 내는 힘이다. 응집성은 식품 내의 결합력이며, 푸석한 것은 응집성이 작고 점성이 강한 것은 커진다. 껌성은 경도와 응집성과 관계가 있으며, 반고형식품을 삼킬 수 있을 때까지 부수기 위해 필요한 에너지이다. 저작성은 경도와 탄력성, 응집성에 관여하며, 고형식품을 삼킬 수 있을 때까지 저작하기 위해 필요한 에너지이다.

텍스처와 미각과의 관계는 단단한 식품은 부드러운 식품보다 맛의 감도가 낮아지기 때문에 맛을 진하게 할 필요가 있다. 콜로이드상 식품(마요네즈, 우유, 칡즙 등)은 맛을 진하게 느끼도록 하기 때문에 같은 염분 농도에서 된장국물이 맑은 장국보다 진하다고 느끼는 경우가 많다.

2장 ◆ 음식물과 건강의 요점

❶ 식품에는 영양기능, 기호 · 감각기능, 생체 조절기능의 세 가지 역할이 있다.

❷ 건강 만들기를 위한 식사 계획은 영양, 식품 균형, 기호, 경제, 안전(위생) 등을 배려하여 '6개의 기초식품', '식품성분표', '식사구성안' 등을 활용한다.

❸ 음식물의 맛 요인은 다섯 가지 기본 맛(단맛, 짠맛, 신맛, 쓴맛, 감칠맛)과 감촉이나 식감 등이 있다.

❹ 식품의 물성 · 텍스처에는 경도, 푸석함, 점착성, 부착성, 응집성, 껌성, 저작성, 느끼함 등이 있다.

부 록

– 2010년 한국인 영양섭취기준

▶ 2010년 한국인의 에너지 영양섭취기준

(kcal/일)

연령		에너지 필요 추정량	
영아	0~5(개월)	550	
	6~11	700	
유아	1~2(세)	1,000	
	3~5	1,400	
아동, 청소년, 성인, 노인		남자	여자
	6~8(세)	1,600	1,500
	9~11	1,900	1,700
	12~14	2,400	2,000
	15~18	2,700	2,000
	19~29	2,600	2,100
	30~49	2,400	1,900
	50~64	2,200	1,800
	65~74	2,000	1,600
	75 이상	2,000	1,600
임신부	1분기		+0
	2분기		+340
	3분기		+450
수유부			+320

▶ 2010년 한국인의 지질 영양섭취기준

구분		총지방(%E)	포화지방산(%E)	n-6계 지방산(%E)	n-3계 지방산(%E)	트랜스지방산(%E)	콜레스테롤(mg)[2]
영아	0~5(개월)	25[1]	–	2.0[1]	0.3[1]	–	–
	6~11	25[1]	–	4.5[1]	0.8[1]	–	–
유아	1~2(세)	20~35	–	4~8	1 내외	–	–
	3~5	15~30	–	4~8	1 내외	–	–
남자	6~8(세)	15~30	–	4~8	1 내외	–	–
	9~11	15~30	–	4~8	1 내외	–	–
	12~14	15~30	–	4~8	1 내외	–	–
	15~18	15~30	–	4~8	1 내외	–	–
	19~29	15~25	4.5~7.0	4~8	1 내외	<1	<300
	30~49	15~25	4.5~7.0	4~8	1 내외	<1	<300
	50~64	15~25	4.5~7.0	4~8	1 내외	<1	<300
	65~74	15~25	4.5~7.0	4~8	1 내외	<1	<300
	75 이상	15~25	4.5~7.0	4~8	1 내외	<1	<300
여자	6~8(세)	15~30	–	4~8	1 내외	–	–
	9~11	15~30	–	4~8	1 내외	–	–
	12~14	15~30	–	4~8	1 내외	–	–
	15~18	15~30	–	4~8	1 내외	–	–
	19~29	15~25	4.5~7.0	4~8	1 내외	<1	<300
	30~49	15~25	4.5~7.0	4~8	1 내외	<1	<300
	50~64	15~25	4.5~7.0	4~8	1 내외	<1	<300
	65~74	15~25	4.5~7.0	4~8	1 내외	<1	<300
	75 이상	15~25	4.5~7.0	4~8	1 내외	<1	<300
임신부		15~30	4.5~7.0	4~8	1 내외	<1	
수유부		15~30	4.5~7.0	4~8	1 내외	<1	

1) 충분섭취량(g/일), 2) 목표섭취량

▶ 2010년 한국인의 단백질 영양섭취기준

(g/일)

연령		평균필요량		권장섭취량		충분섭취량	상한섭취량
영아	0~5(개월)					9.5	
	6~11	9.8		13.5			
유아	1~2(세)	12		15			
	3~5	15		20			
아동, 청소년, 성인, 노인		남자	여자	남자	여자		
	6~8(세)	20	20	25	25		
	9~11	30	30	35	35		
	12~14	40	40	50	45		
	15~18	45	40	55	45		
	19~29	45	40	55	50		
	30~49	45	35	55	45		
	50~64	40	35	50	45		
	65~74	40	35	50	45		
	75 이상	40	35	50	45		
임신부	1분기		+0		+0		
	2분기		+12		+15		
	3분기		+25		+30		
수유부			+20		+25		

▶ 성인의 체중 kg당 필수아미노산 영양섭취기준

필수아미노산	평균필요량		권장섭취량(mg/kg/일)
	(mg/kg/일)	(mg/g/단백질)	
히스티딘	11	17	14
이소로이신	15	23	19
로이신	34	52	43
리신	35	53	44
메티오닌(+시스테인)	15	23	19
페닐알라닌(+티로신)	40	61	50
트레오닌	16	24	20
트립토판	4	6	5
발린	19	29	24
단백질 추정 평균필요량	660	–	–

▶ 2010년 한국인의 식이섬유 영양섭취기준

(g/일)

연령	평균필요량	권장섭취량	충분섭취량		상한섭취량
영아 0~5(개월)					
6~11					
유아 1~2(세)			10		
3~5			15		
아동, 청소년, 성인, 노인			남자	여자	
6~8(세)			20	15	
9~11			20	15	
12~14			25	20	
15~18			25	20	
19~29			25	20	
30~49			25	20	
50~64			25	20	
65~74			25	20	
75 이상			25	20	
임신부				+5	
수유부				+5	

※ 식이섬유 섭취량은 충분섭취량 이상 섭취가 바람직함.

▶ 2010년 한국인의 수분 영양섭취기준

(mL/일)

연령	평균필요량	권장섭취량	충분섭취량 총수분(액체)		상한섭취량
영아 0~5(개월)			700(700)		
6~11			800(500)		
유아 1~2(세)			1,100(800)		
3~5			1,400(1,000)		
아동, 청소년, 성인, 노인			남자	여자	
6~8(세)			1,800(900)	1,700(900)	
9~11			2,000(1,000)	1,800(900)	
12~14			2,300(1,000)	2,000(900)	
15~18			2,600(1,100)	2,100(1,000)	
19~29			2,600(1,200)	2,100(1,000)	
30~49			2,500(1,200)	2,000(1,000)	
50~64			2,200(1,000)	1,900(900)	
65~74			2,100(1,000)	1,800(900)	
75 이상			2,100(1,000)	1,800(900)	
임신부				+200	
수유부				+700(+500)	

▶ 2010년 한국인의 비타민 A 영양섭취기준

(㎍RE/일)

연령		평균필요량		권장섭취량		충분섭취량	상한섭취량
영아	0~5(개월)					300	600
	6~11					400	600
유아	1~2(세)	200		300			600
	3~5	230		300			700
아동, 청소년, 성인, 노인		남자	여자	남자	여자		남 · 여
	6~8(세)	300	280	400	400		1,100
	9~11	390	370	550	500		1,500
	12~14	510	470	700	650		2,100
	15~18	590	440	850	600		2,400
	19~29	540	460	750	650		3,000
	30~49	520	450	750	650		3,000
	50~64	500	430	700	600		3,000
	65~74	490	410	700	600		3,000
	75 이상	490	410	700	600		3,000
임신부			+50		+70		3,000
수유부			+350		+490		3,000

▶ 2010년 한국인의 비타민 D 영양섭취기준

(㎍/일)

연령		평균필요량	권장섭취량	충분섭취량		상한섭취량
영아	0~5(개월)			5		25
	6~11			5		25
유아	1~2(세)			5		60
	3~5			5		60
아동, 청소년, 성인, 노인				남자	여자	남 · 여
	6~8(세)			5	5	60
	9~11			5	5	60
	12~14			5	5	60
	15~18			5	5	60
	19~29			5	5	60
	30~49			5	5	60
	50~64			10	10	60
	65~74			10	10	60
	75 이상			10	10	60
임신부					+5	60
수유부					+5	60

▶ 2010년 한국인의 비타민 E 영양섭취기준

(mg α-TE/일)

연령		평균필요량	권장섭취량	충분섭취량		상한섭취량
영아	0~5(개월)			3		
	6~11			4		
유아	1~2(세)			5		100
	3~5			6		140
아동, 청소년, 성인, 노인				남자	여자	남 · 여
	6~8(세)			8	7	200
	9~11			9	8	280
	12~14			10	9	380
	15~18			12	10	430
	19~29			12	10	540
	30~49			12	10	540
	50~64			12	10	540
	65~74			12	10	540
	75 이상			12	10	540
임신부					+0	540
수유부					+3	540

▶ 2010년 한국인의 비타민 K 영양섭취기준

(㎍/일)

연령		평균필요량	권장섭취량	충분섭취량		상한섭취량
영아	0~5(개월)			4		
	6~11			7		
유아	1~2(세)			25		
	3~5			30		
아동, 청소년, 성인, 노인				남자	여자	
	6~8(세)			45	45	
	9~11			55	55	
	12~14			70	65	
	15~18			80	65	
	19~29			75	65	
	30~49			75	65	
	50~64			75	65	
	65~74			75	65	
	75 이상			75	65	
임신부					+0	
수유부					+0	

▶ 2010년 한국인의 비타민 C 영양섭취기준

(mg/일)

연령		평균필요량		권장섭취량		충분섭취량	상한섭취량
영아	0~5(개월)					35	
	6~11					45	
유아	1~2(세)	30		40			350
	3~5	30		40			500
아동, 청소년, 성인, 노인		남자	여자	남자	여자		남 · 여
	6~8(세)	40	50	60	60		700
	9~11	55	60	70	80		1,000
	12~14	75	75	100	100		1,400
	15~18	85	75	110	100		1,600
	19~29	75	75	100	100		2,000
	30~49	75	75	100	100		2,000
	50~64	75	75	100	100		2,000
	65~74	75	75	100	100		2,000
	75 이상	75	75	100	100		2,000
임신부			+10		+10		2,000
수유부			+35		+35		2,000
흡연자		+30		+30			

▶ 2010년 한국인의 티아민 영양섭취기준

(mg/일)

연령		평균필요량		권장섭취량		충분섭취량	상한섭취량
영아	0~5(개월)					0.2	
	6~11					0.3	
유아	1~2(세)	0.4		0.5			
	3~5	0.4		0.5			
아동, 청소년, 성인, 노인		남자	여자	남자	여자		
	6~8(세)	0.6	0.6	0.7	0.7		
	9~11	0.7	0.7	0.9	0.9		
	12~14	0.9	0.9	1.1	1.1		
	15~18	1.1	0.9	1.3	1.0		
	19~29	1.0	0.9	1.2	1.1		
	30~49	1.0	0.9	1.2	1.1		
	50~64	1.0	0.9	1.2	1.1		
	65~74	1.0	0.9	1.2	1.1		
	75 이상	1.0	0.9	1.2	1.1		
임신부			+0.4		+0.4		
수유부			+0.3		+0.4		

▶ 2010년 한국인의 리보플라빈 영양섭취기준

(mg/일)

연령		평균필요량		권장섭취량		충분섭취량	상한섭취량
영아	0~5(개월)					0.3	
	6~11					0.4	
유아	1~2(세)	0.5		0.6			
	3~5	0.6		0.7			
아동, 청소년, 성인, 노인		남자	여자	남자	여자		
	6~8(세)	0.7	0.6	0.9	0.7		
	9~11	0.9	0.8	1.1	0.9		
	12~14	1.2	1.0	1.5	1.2		
	15~18	1.4	1.0	1.7	1.2		
	19~29	1.3	1.0	1.5	1.2		
	30~49	1.3	1.0	1.5	1.2		
	50~64	1.3	1.0	1.5	1.2		
	65~74	1.3	1.0	1.5	1.2		
	75 이상	1.3	1.0	1.5	1.2		
임신부			+0.3		+0.4		
수유부			+0.4		+0.4		

▶ 2010년 한국인의 니아신 영양섭취기준

(mg NE/일)

연령		평균필요량		권장섭취량		충분섭취량	상한섭취량	
							니코틴산	니코틴아미드
영아	0~5(개월)					2	–	–
	6~11					3	–	–
유아	1~2(세)	5		6			10	180
	3~5	5		7			10	250
아동, 청소년, 성인, 노인		남자	여자	남자	여자		남 · 여	남 · 여
	6~8(세)	7	7	9	9		15	350
	9~11	9	9	11	11		20	500
	12~14	11	11	15	14		25	700
	15~18	13	11	17	14		30	800
	19~29	12	11	16	14		35	1,000
	30~49	12	11	16	14		35	1,000
	50~64	12	11	16	14		35	1,000
	65~74	12	11	16	14		35	1,000
	75 이상	12	11	16	14		35	1,000
임신부			+3		+4		35	1,000
수유부			+3		+5		35	1,000

▶ **2010년 한국인의 비타민 B_6 영양섭취기준**

(mg/일)

연령		평균필요량		권장섭취량		충분섭취량	상한섭취량
영아	0~5(개월)					0.1	
	6~11					0.3	
유아	1~2(세)	0.5		0.6			25
	3~5	0.6		0.7			35
아동, 청소년, 성인, 노인		남자	여자	남자	여자		남 · 여
	6~8(세)	0.7	0.7	0.9	0.9		45
	9~11	0.9	0.9	1.1	1.1		60
	12~14	1.3	1.2	1.5	1.4		80
	15~18	1.3	1.2	1.5	1.4		90
	19~29	1.3	1.2	1.5	1.4		100
	30~49	1.3	1.2	1.5	1.4		100
	50~64	1.3	1.2	1.5	1.4		100
	65~74	1.3	1.2	1.5	1.4		100
	75 이상	1.3	1.2	1.5	1.4		100
임신부			+0.6		+0.8		100
수유부			+0.6		+0.8		100

▶ **2010년 한국인의 엽산 영양섭취기준**

(㎍ DFE/일)

연령		평균필요량	권장섭취량[1]	충분섭취량	상한섭취량[2]
영아	0~5(개월)			65	
	6~11			80	
유아	1~2(세)	120	150		300
	3~5	150	180		400
아동, 청소년, 성인, 노인		남 · 여	남 · 여		남 · 여
	6~8(세)	180	220		500
	9~11	250	300		600
	12~14	320	400		800
	15~18	320	400		900
	19~29	320	400		1,000
	30~49	320	400		1,000
	50~64	320	400		1,000
	65~74	320	400		1,000
	75 이상	320	400		1,000
임신부		+200	+200		1,000
수유부		+130	+150		1,000

1) 가임기 여성의 경우 400㎍/일의 엽산보충제 섭취를 권장함.
2) 상한섭취량은 보충제 또는 강화식품의 형태로 섭취한 ㎍/일에 해당됨.

▶ 2010년 한국인의 비타민 B_{12} 영양섭취기준

(㎍/일)

연령		평균필요량		권장섭취량		충분섭취량	상한섭취량
영아	0~5(개월)					0.3	
	6~11					0.5	
유아	1~2(세)	0.8		0.9			
	3~5	0.9		1.1			
아동, 청소년, 성인, 노인		남자	여자	남자	여자		
	6~8(세)	1.1	1.2	1.3	1.5		
	9~11	1.5	1.6	1.7	1.9		
	12~14	1.9	2.0	2.3	2.4		
	15~18	2.2	2.0	2.7	2.4		
	19~29	2.0	2.0	2.4	2.4		
	30~49	2.0	2.0	2.4	2.4		
	50~64	2.0	2.0	2.4	2.4		
	65~74	2.0	2.0	2.4	2.4		
	75 이상	2.0	2.0	2.4	2.4		
임신부			+0.2		+0.2		
수유부			+0.3		+0.4		

▶ 2010년 한국인의 판토텐산 영양섭취기준

(mg/일)

연령		평균필요량	권장섭취량	충분섭취량		상한섭취량
영아	0~5(개월)			1.7		
	6~11			1.8		
유아	1~2(세)			2		
	3~5			3		
아동, 청소년, 성인, 노인				남자	여자	
	6~8(세)			3	3	
	9~11			4	4	
	12~14			5	5	
	15~18			6	6	
	19~29			5	5	
	30~49			5	5	
	50~64			5	5	
	65~74			5	5	
	75 이상			5	5	
임신부					+1	
수유부					+2	

▶ 2010년 한국인의 비오틴 영양섭취기준

(㎍/일)

연령		평균필요량	권장섭취량	충분섭취량	상한섭취량
영아	0~5(개월)			5	
	6~11			7	
유아	1~2(세)			9	
	3~5			11	
아동, 청소년, 성인, 노인				남 · 여	
	6~8(세)			15	
	9~11			20	
	12~14			25	
	15~18			30	
	19~29			30	
	30~49			30	
	50~64			30	
	65~74			30	
	75 이상			30	
임신부				+0	
수유부				+5	

▶ 2010년 한국인의 칼슘 영양섭취기준

(mg/일)

연령		평균필요량		권장섭취량		충분섭취량	상한섭취량
영아	0~5(개월)					200	
	6~11					300	
유아	1~2(세)	390		500			2,500
	3~5	470		600			2,500
아동, 청소년, 성인, 노인		남자	여자	남자	여자		남 · 여
	6~8(세)	580	580	700	700		2,500
	9~11	670	670	800	800		2,500
	12~14	800	740	1,000	900		2,500
	15~18	750	660	900	800		2,500
	19~29	620	530	750	650		2,500
	30~49	600	510	750	650		2,500
	50~64	570	590	700	700		2,500
	65~74	560	570	700	700		2,500
	75 이상	560	570	700	700		2,500
임신부			+230		+280		2,500
수유부			+310		+370		2,500

▶ 2010년 한국인의 인 영양섭취기준

(mg/일)

연령		평균필요량		권장섭취량		충분섭취량	상한섭취량
영아	0~5(개월)					100	
	6~11					300	
유아	1~2(세)	350		500			3,000
	3~5	390		500			3,000
아동, 청소년, 성인, 노인		남자	여자	남자	여자		남·여
	6~8(세)	550	450	700	600		3,000
	9~11	810	700	1,000	900		3,500
	12~14	860	680	1,000	900		3,500
	15~18	790	580	1,000	800		3,500
	19~29	580	580	700	700		3,500
	30~49	580	580	700	700		3,500
	50~64	580	580	700	700		3,500
	65~74	580	580	700	700		3,500
	75 이상	580	580	700	700		3,000
임신부			+0		+0		3,000
수유부			+0		+0		3,500

▶ 2010년 한국인의 나트륨과 염소 영양섭취기준

(g/일)

연령		평균필요량	권장섭취량	충분섭취량		목표섭취량 (나트륨)
				나트륨	염소	
영아	0~5(개월)			0.12	0.18	
	6~11			0.37	0.56	
유아	1~2(세)			0.7	1.1	
	3~5			0.9	1.4	
아동, 청소년, 성인, 노인				남·여	남·여	남·여
	6~8(세)			1.2	1.8	
	9~11			1.3	2.0	2.0
	12~14			1.5	2.3	2.0
	15~18			1.5	2.3	2.0
	19~29			1.5	2.3	2.0
	30~49			1.5	2.3	2.0
	50~64			1.4	2.1	2.0
	65~74			1.2	1.9	2.0
	75 이상			1.1	1.6	2.0
임신부				+0	+0	2.0
수유부				+0	+0	2.0

▶ **2010년 한국인의 칼륨 영양섭취기준**

(g/일)

연령		평균필요량	권장섭취량	충분섭취량	상한섭취량
영아	0~5(개월) 6~11			0.4 0.7	
유아	1~2(세) 3~5			1.7 2.3	
아동, 청소년, 성인, 노인				남 · 여	
	6~8(세)			2.8	
	9~11			3.2	
	12~14			3.5	
	15~18			3.5	
	19~29			3.5	
	30~49			3.5	
	50~64			3.5	
	65~74			3.5	
	75 이상			3.5	
임신부				+0	
수유부				+0.4	

▶ **2010년 한국인의 마그네슘 영양섭취기준**

(mg/일)

연령		평균필요량		권장섭취량		충분섭취량	상한섭취량[1)]
영아	0~5(개월) 6~11					30 55	
유아	1~2(세) 3~5	60 85		75 100			65 90
아동, 청소년, 성인, 노인		남자	여자	남자	여자		남 · 여
	6~8(세)	125	125	150	150		130
	9~11	175	175	210	210		180
	12~14	250	240	300	290		250
	15~18	335	285	400	340		350
	19~29	285	235	340	280		350
	30~49	295	235	350	280		350
	50~64	295	235	350	280		350
	65~74	295	235	350	280		350
	75 이상	295	235	350	280		350
임신부			+33		+40		350
수유부			+0		+0		350

1) 식품 외 급원의 마그네슘 섭취량에만 해당됨.

▶ 2010년 한국인의 철 영양섭취기준

(mg/일)

연령		평균필요량		권장섭취량		충분섭취량	상한섭취량
영아	0~5(개월)					0.3	40
	6~11	5.0		6			40
유아	1~2(세)	4.8		6			40
	3~5	5.4		7			40
아동, 청소년, 성인, 노인		남자	여자	남자	여자		남 · 여
	6~8(세)	6.3	6.3	8	8		40
	9~11	8.5	8.0	11	10		40
	12~14	11.0	10.0	14	13		40
	15~18	11.8	12.9	15	17		45
	19~29	7.7	10.8	10	14		45
	30~49	7.4	10.5	10	14		45
	50~64	7.1	6.1	9	8		45
	65~74	6.9	5.8	9	8		45
	75 이상	6.9	5.8	9	8		45
임신부			+7.8		+10		45
수유부			+0		+0		45

▶ 2010년 한국인의 아연 영양섭취기준

(mg/일)

연령		평균필요량		권장섭취량		충분섭취량	상한섭취량
영아	0~5(개월)					1.7	
	6~11	2.3		2.8			
유아	1~2(세)	2.4		3			6
	3~5	3.2		4			9
아동, 청소년, 성인, 노인		남자	여자	남자	여자		남 · 여
	6~8(세)	4.5	4.4	5	5		13
	9~11	6.4	6.2	8	7		18
	12~14	6.6	6.2	8	7		25
	15~18	8.2	7.2	10	9		30
	19~29	8.1	7.0	10	8		35
	30~49	7.9	6.8	9	8		35
	50~64	7.5	6.3	9	8		35
	65~74	7.2	6.0	9	7		35
	75 이상	7.1	6.0	9	7		35
임신부			+2.0		+2.5		35
수유부			+4.0		+5.0		35

▶ 2010년 한국인의 구리 영양섭취기준

(mg/일)

연령		평균필요량	권장섭취량	충분섭취량	상한섭취량
영아	0~5(개월)			230	
	6~11			300	
유아	1~2(세)	220	290		1.5
	3~5	250	330		2
아동, 청소년, 성인, 노인		남 · 여	남 · 여		남 · 여
	6~8(세)	330	430		3
	9~11	440	570		5
	12~14	570	740		7
	15~18	670	870		8
	19~29	600	800		10
	30~49	600	800		10
	50~64	600	800		10
	65~74	600	800		10
	75 이상	600	800		10
임신부		+100	+130		10
수유부		+350	+450		10

▶ 2010년 한국인의 불소 영양섭취기준

(mg/일)

연령		평균필요량	권장섭취량	충분섭취량		상한섭취량
영아	0~5(개월)			0.01		0.6
	6~11			0.5		0.9
유아	1~2(세)			0.6		1.2
	3~5			0.8		1.7
아동, 청소년, 성인, 노인				남자	여자	남 · 여
	6~8(세)			1.0	1.0	2.5
	9~11			2.0	2.0	10.0
	12~14			2.5	2.5	10.0
	15~18			3.0	2.5	10.0
	19~29			3.5	3.0	10.0
	30~49			3.0	2.5	10.0
	50~64			3.0	2.5	10.0
	65~74			3.0	2.5	10.0
	75 이상			3.0	2.5	10.0
임신부					+0	10.0
수유부					+0	10.0

▶ 2010년 한국인의 망간 영양섭취기준

(mg/일)

연령		평균필요량	권장섭취량	충분섭취량		상한섭취량
영아	0~5(개월)			0.01		
	6~11			0.8		
유아	1~2(세)			1.4		2.0
	3~5			2.0		3.0
아동, 청소년, 성인, 노인				남자	여자	남 · 여
	6~8(세)			2.5	2.5	4.0
	9~11			3.0	3.0	5.0
	12~14			4.0	3.5	7.0
	15~18			4.0	3.5	9.0
	19~29			4.0	3.5	11.0
	30~49			4.0	3.5	11.0
	50~64			4.0	3.5	11.0
	65~74			4.0	3.5	11.0
	75 이상			4.0	3.5	11.0
임신부					+0	11.0
수유부					+0	11.0

▶ 2010년 한국인의 요오드 영양섭취기준

(㎍/일)

연령		평균필요량	권장섭취량	충분섭취량	상한섭취량
영아	0~5(개월)			130	250
	6~11			170	250
유아	1~2(세)	55	80		300
	3~5	65	90		300
아동, 청소년, 성인, 노인		남 · 여	남 · 여		남 · 여
	6~8(세)	75	100		500
	9~11	85	110		700
	12~14	90	130		1,700
	15~18	95	130		1,900
	19~29	95	150		2,400
	30~49	95	150		2,400
	50~64	95	150		2,400
	65~74	95	150		2,400
	75 이상	95	150		2,400
임신부		+65	+90		—
수유부		+130	+180		—

▶ 2010년 한국인의 셀레늄 영양섭취기준

(㎍/일)

연령		평균필요량	권장섭취량	충분섭취량	상한섭취량
영아	0~5(개월)			8.5	40
	6~11			11	60
유아	1~2(세)	17	20		85
	3~5	19	25		120
아동, 청소년, 성인, 노인		남 · 여	남 · 여		남 · 여
	6~8(세)	25	30		150
	9~11	33	40		200
	12~14	43	50		300
	15~18	50	60		300
	19~29	45	55		400
	30~49	45	55		400
	50~64	45	55		400
	65~74	45	55		400
	75 이상	45	55		400
임신부		+3	+4		400
수유부		+8	+10		400

▶ 2010년 한국인의 몰리브덴 영양섭취기준

(㎍/일)

연령		평균필요량	권장섭취량	충분섭취량	상한섭취량
영아	0~5(개월)				
	6~11				
유아	1~2(세)				100
	3~5				150
아동, 청소년, 성인, 노인					남 · 여
	6~8(세)				200
	9~11				300
	12~14				400
	15~18				500
	19~29				600
	30~49				600
	50~64				600
	65~74				600
	75 이상				600
임신부					600
수유부					600

찾아보기

ㄱ

가교결합 51
간식 92, 93, 169, 170
갈락토오스 125
감칠맛 180
격자결손 80, 91
결합조직 49
고령기 173
고차구조 18
고형영양 169
골 개조 64
골 첨가 69
골 흡수 68, 69
골아세포 67
골지체 8
공융집 85
과포화 73, 78
구강 건조감 91
구리 151
구연산회로 31
구취 97
국민건강영양조사 161
균체내 다당 89
균체외 다당 85, 88
글루코오스 124, 127
글루코오스 대사 127
글리세롤 16
글리세린 16
글리코겐 16, 31, 125, 127
글리코시드 결합 14
기계적 소화 110
기질 특이성 26
기질금속프로테아제 54
기질준위인산화 27
기초대사량 118, 173
껌성 182

ㄴ

나트륨 114, 149
내당능 127
내독소 98, 104
내산성 90, 91, 95
니아신 141

ㄷ

다당 생성능 90
다당류 125
다섯 가지 기본 맛 180
단당류 124
단맛 180
단백가 130
단백질 18, 112, 113, 129, 135
단백질 구조 19
단백질 부족 134
단백질 합성 40
단백질의 역할 116, 132
단백질의 영양가 130
단백질의 작용 133
단순지질 16, 136
단위포 56
당 분해균 84
당질 14, 111, 113, 124, 128, 129
당질 대사 30
당질의 작용 127
대비효과 181
대사 26
대용 감미료 96
덱스트란 85, 88
동물성 단백질 132
동적 평형 104
디메틸설파이드 97

ㄹ

락토오스 125
레반 85
리보솜 RNA 116
리소좀 8
리포다당 102, 104

ㅁ

마그네슘 114, 148
말토오스 125
맛의 사면체설 180
맛의 상호작용 181
망간 152
메틸멀캅탄 97
모노글리세리드 25
몰리브덴 152
무기질 21, 112, 113, 145
무기질의 작용 146
물 9, 152
물리적 소화 110
물의 작용 153
뮤신 80
뮤탄 85
미토콘드리아 7

ㅂ

발효성 당질 90
백악아세포 55
백악질 55 55
법랑아세포 55
법랑질 55
변조효과 181
복합지질 16, 17, 136
부갑상선호르몬 69
불소 57, 91
불소이온 79
불용성 글루칸 85
불포화지방산 17, 137
불화물 94
불화인회석 58
비 당 분해균 84
비열 10
비자극성 타액 76
비타민 20, 112, 143
비타민 A 114, 141
비타민 B_1 114, 140
비타민 B_{12} 141
비타민 B_2 140
비타민 C 114, 141
비타민 D 142
비타민 E 142
비타민 K 142
비타민 결핍증 140
비타민의 작용 140
비헴철 113

ㅅ

사량체 25
사춘기 170
산 11
산 생성 90

산 생성균 84
산 생성능 90
산소 운반 25
산탈회설 72
산화적인산화 27
삼투압 77
상승효과 181
상아아세포
상아질 55
상아질 인단백질 60
생체 구성성분 13
생체기능 146
생체막 17
생체방어 100, 104
생체방어 반응 105
석회화 63, 67, 78
설유두 97
설태 97
성인기 171
세정작용 76, 86
세포 6
세포골격 8
세포막 6
세포분화 9
세포성 면역 101
세포소기관 6
셀레늄 151
셀룰로오스 16, 126
소수성 17
소와열구 91
소포체 7
소화 23, 24
소화작용 110
수분 통로 85
수산화인회석 49, 56
수소 결합 10
수소이온 농도 11
수용성 글루칸 85
수용성 비타민 140
수유기 172
수크로오스 125
수화층 56, 58
스테롤 16, 136
스테판 곡선 86, 87
식감 182
식괴 174
식물성 단백질 132
식사구성안 163
식사방법 172
식사섭취기준 118
식이섬유 126, 127, 155
식이섬유의 작용 155
식품 성분표 177
식품구성 자전거 164
식품군 179
식품군 상징색 165
식품의 물성 182
식품의 에너지 함량 119
신맛 180
신호물질 8
쓴맛 180

ㅇ

아데노신3인산 26
아멜로게닌 59
아멜로플라스틴 60
아미노산 18
아미노산 보충 효과 133
아미노산 종류 19
아미노산스코어 130
아밀로오스 16, 125
아밀로펙틴 16, 125
아세틸 CoA 31
아연 151
알칼리 11
알파화 125
억제효과 181
에나멜린 59
에너지 대사 29
에너지 필요 추정량 119, 120
에너지 환산계수 120
엘라스틴 51
연하 175
연하곤란 175
염기 11
염증반응 100, 104
엽산 141
영아기 169
영양 성분 표시 171
영양공급법 174
영양성 부종 134
영양소 13
영양소 소화 110, 111
영양소 흡수 110, 112
영양소의 역할 115
올리고당 15
완충 단백질 72
완충능 44
완충작용 12, 76, 78, 86
외독소 98
요오드 151
용해소체 8
우식 129
우식 감수성 91
우식 예방법 94
유기산 90
유당불내증 128
유아기 169
유즙영양 169
유치 형성부전 135
윤활작용 76
이당류 125
이산화탄소 32
이산화탄소 분압 78
인 114, 147
인지질이중층 17
임계 pH 86, 90
임신기 172
잉여 단백질 처리 133
잉여 당질 127

ㅈ

자극성 타액 76
자연면역 100
자율신경계 45
자일리톨 126
재석회화 72, 73, 78, 80, 91
재흡수 70, 77
저작 174
저작성 182
적혈구 25
전분 125
전자전달계 33
접착성 단백질 53
정백 식품 108
정제 식품 108
정크 푸드 170
중성지방 24
중심체 8
중탄산이온 78
지단백 25
지방 에너지 비율 122
지방 합성 37
지방산 25, 136
지방산 산화 35
지용성 비타민 140, 141
지질 16, 112, 113, 136
지질의 작용 138
짠맛 180

ㅊ

철 113, 150
체액성 면역 100
촉매작용 26
총 에너지 소비량 120
치석 105
치석 형성 78
치아 48, 91
치아 석회화 65

치아맹출 지연 135
치아불소증 57
치아우식 84, 88
치아의 무기성분 55
치은 48
치은연상 치태 84
치은연하 치태 84
치은염 84
치은조직 파괴 103
치조골 흡수 103, 104
치주염 85
치주질환 98
치태 72, 84, 85
치태 형성능 90
친수성 17

ㅋ

카일로마이크론 25
칼륨 114, 150
칼빈딘 72
칼슘 113, 146
칼슘 농도 62
칼슘결합단백질 116
칼시토닌 70
코돈 41
코르티솔 82
콜라겐 49, 50
크롬 152
킬레이트 작용 74

ㅌ

타액 76, 91
탄수화물 14, 124
탈 아미노반응 38
탈 탄산반응 38
탈회 72, 73, 80, 91
텍스처 182
트랜스지방산 138
트리글리세리드 24
튼튼이 마크 96

ㅍ

파골세포 67, 68, 70
파단응력 182
패스트 푸드 170
펙틴 126
펠리클 85
펩티드 80
펩티드 결합 18
펩티드 사슬 42
포화지방산 16, 137
표적기관 69
표적세포 45
프로테오글리칸 51, 52
프룩토오스 124
피루브산 31
필수아미노산 130
필수지방산 17, 138

ㅎ

하우쉽 소와 68
학령기 170
한식 반상 169
항균인자 81
항균작용 76
항상성 44, 69
해당과정 30
핵 6
핵 형성설 63
헤모글로빈 25
헴철 113
혈구 25
혈당치 45, 127
혈장 25
혈청 칼슘 농도 70
협막 98
호르몬계 45
홀존 51
화학세균설 72
화학적 소화 111
환원력 32
활성 산소 분해효소 98
활성형 비타민 D 71
황화수소 97
획득면역 100
획득피막 85
효소 26, 81, 181
휘발성 황화합물 97
흡수 23, 24
흡착이온층 56, 58

기타

1인 1회 분량 163
3대 타액선 76
ascorbic acid 141
ATP 26
Atwater 120
Ca 113
Ca 146
CaBP 116
calciferol 142
Calcium Bindling Protein 116
Ca와 P의 비율 56
cellulose 126
cobalamin 141
Cr 152
CT 70
Cu 151
disaccharide 125
Fe 113
Fe 150
folic acid 141
fructose 124
galactose 125
glucose 124
glycogen 125
homeostasis 44
Howship' s lacuna 68
I 151
I형 콜라겐 54, 63, 72
K 114, 150
Keyes의 3원 88
lactose 125
lipopolysaccharide 102
LPS 102
maltose 125
menaquinone 142
Mg 114, 148
MMP 54
Mn 152
Mo 152
monosaccharide 124
n-3계 지방산 137
n-6계 지방산 137
Na 114, 149
Newbrun의 4원 88
niacin 141
P 114, 147
pectin 126
phylloquinone 142
polysaccaride 125
PTH 69
retinol 141
riboflavin 140
rRNA 116
Se 151
starch 125
sucrose 125
thiamin 140
tocopherol 142
Zn 151
β 산화 35

역자와의
협의로
인지생략

| **치과영양학** -영양과 대사- |

발행일 2012년 2월 10일 초판 인쇄
2012년 2월 20일 초판 발행

원저자 高橋信博, 江指隆年 外

역 자 이영애 · 은정화

발행인 김 시 동
발행처 정 문 각
서울특별시 마포구 백범로 104번지
(지번주소 : 서울특별시 마포구 대흥동 210-1 봉화빌딩 4층)
출판등록 1990년 10월 25일 9-246호
책임편집 강병열
표지그림 천눈이
전 화 02) 713-0421~3
팩 스 02) 704-6265
전자우편 jungmunk@unitel.co.kr
홈페이지 www.jungmunkag.co.kr

정 가 **25,000원**

ISBN 978-89-7742-496-8 93510